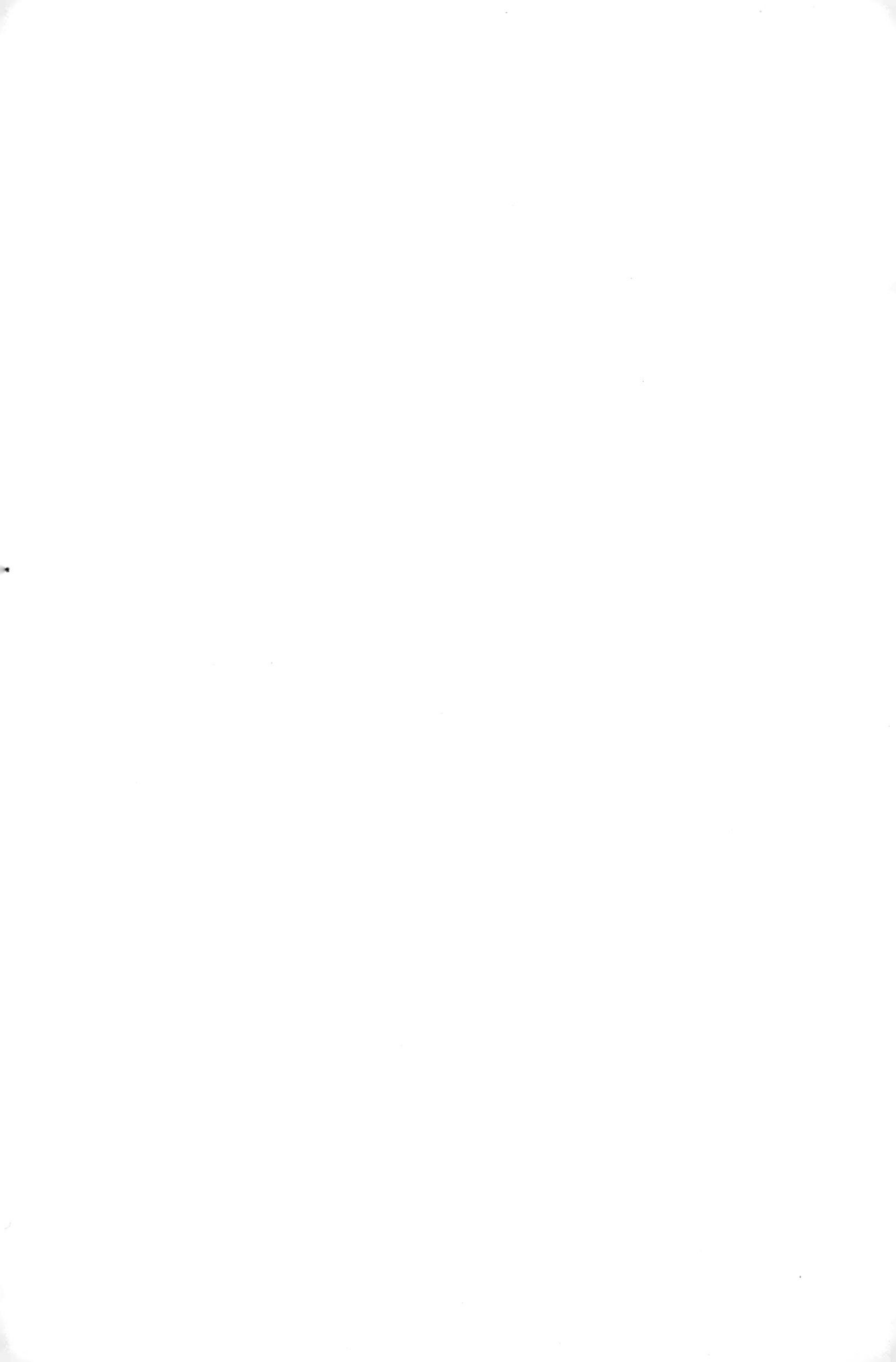

生命倫理コロッキウム 4
Bioethics Colloquium

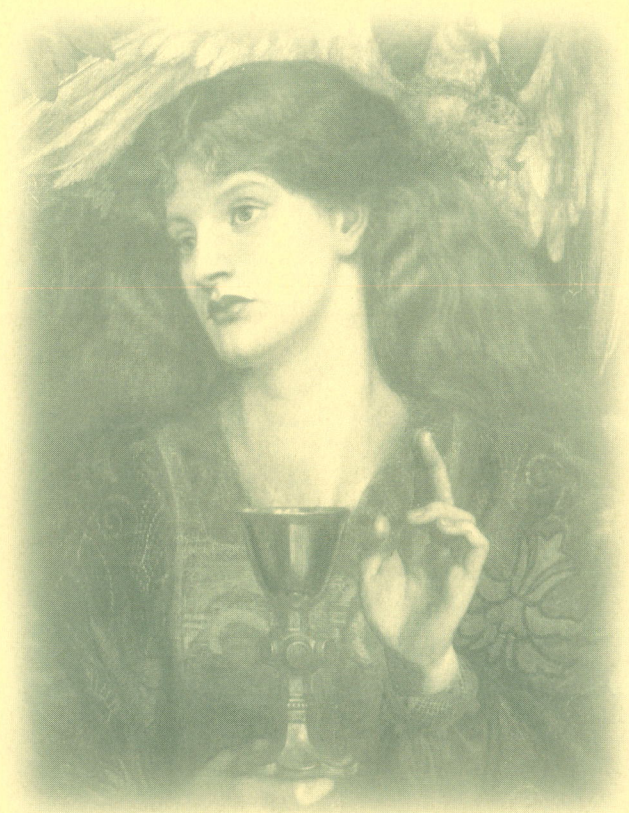

終末期医療と
生命倫理

飯田亘之
甲斐克則 編

はしがき

　1冊の本が誕生するには，紆余曲折が付きものである．本書もまた例外ではない．本書の企画趣旨を説明するため，はじめに，本書誕生の経緯を記しておきたい．

　2004年1月26日，飯田亘之教授から，日本医学哲学・倫理学会の「生命倫理コロッキウム」シリーズの一環として，安楽死に関する本を出したいので，唄孝一先生ともども編者になってくれるようにとの依頼を受けた（飯田教授の本書「あとがき」参照）．唄先生の肝煎りとあっては，断るわけにはいかず，喜んでお引き受けすることになった．同年2月13日に東京の山の上ホテルで唄先生もご同席のうえ第1回目の編集会議を開いて，問題点を絞るという意味からも『安楽死と生命倫理』という題名にして編集作業を進めることになった．実務的な編集作業は，飯田教授と甲斐が担当することになった．その後，早速，同年2月25日には飯田教授と学士会館で詳細な打合せを行い，同年5月12日には，飯田教授から執筆要領等の案が送られてきた．執筆陣も，法学，生命倫理学，医学の各分野から然るべき方々を選定して，執筆依頼をすることになった．総合的な観点から安楽死の生命倫理上の問題を検討し，問題提起をする書を刊行するというわれわれの計画は，順調に滑り出し，1年後には刊行できるのではないかと思われた．

　ところが，その後，いくつかの苦難に遭遇した．第1は，北海道の羽幌町で起きた人工呼吸器取外し事件や富山県の射水市民病院で起きた人工呼吸器取外し事件等の，いわゆる尊厳死として議論されている事件が発生し，さらには川崎協同病院事件第1審判決（2005年3月）が出されたりして（その後，2007年2月には第2審判決が出された：いずれも本書後掲資料に収録），社会の関心もわれわれの関心も，広く終末期医療全般を視野に入れた生命倫理の内容にすべきではないかという点に移っ

ていった．厚生労働省が2006年に「終末期医療の決定プロセスに関するガイドライン」策定に着手し，2007年5月にそれを公表したことや，日本救急医学会も独自の「救急医療における終末期医療に関する提言（ガイドライン）」（2007年9月）を公表したこと等も，それに輪をかけた．まさに終末期医療全体をめぐる問題こそ，生命倫理の問題として問われているのではないか，と思われるようになったのである．こうして，飯田教授と相談の結果，書名も『終末期医療と生命倫理』に変更し，心苦しい思いで各執筆者にもその旨の連絡を差し上げた．

第2に，当初の編者のお1人である唄孝一先生が体調不良を理由として，途中で編者を辞退されたことが挙げられる（飯田教授の本書「あとがき」参照）．われわれは，極力お引止めをしたが，唄先生の決意は固く，やむなくこれを受け入れ，以後は2人で編集作業を進めた．「もっと早く進めればよかった」と編集作業の遅れについて責任を感じた次第である．しかし，ありがたいことに，唄先生は，機会あるごとに編集の進捗状況を気にかけてくださった．

第3に，執筆予定者のうち数名の方々は，多忙な事情が重なり，途中で執筆を断念されたことが挙げられる．これも，偏えに編者の責任である．すべての原稿が出揃えば，本書はもっと読み応えのあるものになっていたものと思われる．しかし，これ以上の遅延は，各方面にご迷惑をおかけするし，本書収録の諸論稿でも十分に問題提起ができると判断したので，意を決して刊行に踏み切った．

以上のような苦難を経て誕生した本書は，前半が論文編，後半が資料編となっている．読者のためにその概略を示してこう．

第1章の甲斐克則論文「終末期医療における病者の自己決定の意義と法的限界」は，終末期医療における病者の自己決定に焦点を当て，安楽死，自殺幇助，尊厳死の各場面について，国内外の最新動向を踏まえて刑法的観点から病者の自己決定の意義と法的限界を明らかにする．執筆を断念された方々の分を補う意味で，やや長めに書かれている．第2章

の秋葉悦子論文「積極的安楽死違法論再構築の試み」は，その副題が示すように，「人間の尊厳」は「死への自己決定権」ではなく「生命の価値」を導くことを刑法的および生命倫理学的観点から主張する．そこには，「人間の尊厳」に根ざした奥深い論理展開を読みとることができるであろう．

第3章の松島英介ほか論文「わが国の医療現場における『尊厳死』の現状」は，精神神経内科の専門家として緩和医療の問題についての数年来の実態調査に基づき，がんの告知をめぐるコミュニケーションのあり方について臨床現場から問題提起をしている．これにより，患者が終末期医療において何を望んでいるかを知ることができる．

第4章の加藤尚武論文「終末期医療のガイドライン」は，日本を代表する哲学者・倫理学者が，日本医師会のとりまとめた諸報告書を批判的に比較検討したものである．著者ならではの鋭い分析から，なお解決すべき課題を見いだすことができる．また，第5章の飯田亘之論文「『安楽死の意図は患者の死亡，鎮静の意図は苦痛緩和』という二極分化的思考の問題点」は，倫理学の観点から終末期医療の問題について長年にわたりヨーロッパ諸国やオーストラリアの動向をフォローされた著者ならではの筆致で二重結果論を検討し，鎮静について考察を加えている．第6章は，フランス国家倫理諮問委員会の「『生命の終わり，生命を終わらせること，安楽死』に関する見解」（2000年）を飯田教授も加わって苦心して訳されたものであり，「生きる」ことと「死ぬ」ことをめぐるフランスの議論がここに圧縮されている．

後半は，資料編であり，日本の関連判例（東海大学病院事件判決，川崎協同病院事件第1審および第2審判決），厚生労働省「終末期医療の決定プロセスに関するガイドライン」，フランスの「『病者の権利および生命の末期に関する2005年4月22日の法律370号』による改正を経た，法典の関連する規定」，および同法の解説，ヘルガ・クーゼほかの論文「オーストラリアの医療における意思決定」の部分翻訳，A・ファン・

デル・ヘイデほかの論文「ヨーロッパ6カ国における終末期の意思決定：記述的研究」（要約），J・ビルセンほかの論文「余命短縮という副作用の可能性を持つ症状軽減に使用される薬剤：ヨーロッパ6カ国における終末期ケア」（要約），G・ミッチネージほかの論文「持続的な深い鎮静：ヨーロッパ6カ国における医師の経験」（要約），A・ファン・デル・ヘイデほか「安楽死施行下のオランダにおける終末期医療」（要約），クライブ・シール「英国開業医による終末期の決定の全国調査」が収録されている．これらの資料は，本書の特徴を示すものであり，これにより，読者は，日本とヨーロッパの最新の正確な動向を知ることができるであろう．

　いま，私ども編者は，ようやく日の目をみた本書を謙虚な気持ちで世に送り出し，多くの読者に終末期医療の問題をともに考えていただきたいと切に思う次第である．終末期医療の問題は，誰にとっても避けて通れない，そして容易に答えが見つからない難問だからである．

　最後に，ご多忙ななか，本書のために貴重な論稿をお寄せくださった執筆者の方々，資料の翻訳・要約・解説にご協力いただいた方々，遅延した本書の刊行まで辛抱して見守っていただいた日本医学哲学・倫理学会の関係者の方々，そして刊行にご尽力いただいた太陽出版の籠宮良治社長に，心より謝意を表したい．

　2008年4月　木々の若葉の勢いにエネルギーをもらいつつ

甲斐克則

目　次

はしがき

I　終末期医療における病者の自己決定の意義と法的限界 ……13
1．序（13）
2．安楽死と病者の自己決定（15）
3．自殺幇助と病者の「死ぬ権利」
　　――ダイアン・プリティ事件を素材に――（25）
4．尊厳死と病者の自己決定（31）
　（1）日本の問題状況（31）
　（2）ドイツにおける尊厳死問題の議論状況（33）
　（3）尊厳死と病者の自己決定（39）
　（4）「物語としての生と身体」論と家族の役割（42）
　（5）司法の動向（46）
　（6）尊厳死問題の法的・倫理的ルール化（49）
5．結　語（54）

[甲斐克則]

II　積極的安楽死違法論再構築の試み
　―「人間の尊厳」は「死への自己決定権」ではなく「生命の価値」を導く―…68
（I）人間の尊厳原則から死への自己決定権を導くことはできない（70）
　　1．「死への自己決定」は「自律的人格の決断」ではない（70）
　　2．共同体における人格：完全な自律は行為を通して完成される（73）
（II）生命の価値―「人間の尊厳」が逆に支持するもの―（74）
　　1．国際法の最高原理としての「生命の価値」（74）
　　2．存在論による根拠づけ（76）
　　3．「共同体における人格」観による根拠づけ（78）

4．主観論に対する反論（79）
　（Ⅲ）刑法解釈論上の疑義─緊急避難の法理による正当化はできない（80）
　（Ⅳ）積極的安楽死合法化立法の現実的帰結と代替案（82）
　　　1．「斜面の滑落」（82）
　　　2．緩和ケアの確立と人間的な医療の提供（83）

〔秋葉悦子〕

Ⅲ　わが国の医療現場における「尊厳死」の現状
　　─告知の問題─ ……………………………………………………94
　1．はじめに（94）
　2．わが国の一般病院における尊厳死問題の調査結果（98）
　　（1）研究方法（98）
　　（2）研究結果（98）
　　（3）考察（102）
　　（4）まとめ（105）
　3．告知について（106）
　　（1）がん告知の現状（106）
　　（2）がんの告知の困難さ（108）
　　（3）がん告知後の心理的反応（109）
　　（4）告知の仕方（悪い知らせの伝え方）（110）
　　（5）告知後の対応（113）
　　（6）予後告知（115）
　　（7）おわりに（116）

〔松島英介・野口海・松下年子・小林未果・松田彩子〕

Ⅳ　終末期医療のガイドライン
　　──日本医師会のとりまとめた諸報告書の比較検討 ………119
　1．ふたたび，みたび終末期医療について（119）

2．終末期の定義の変更
　　──平成 4（1992）年報告書から平成16（2004）年報告書へ（120）
3．終末期の余命による定義への批判
　　──「平成18（2006）年報告」（122）
4．cureからcareへの転換点以後が終末期
　　──「平成18（2006）年報告」（123）
5．平成20（2008）年「終末期医療に関するガイドラインについて」（126）
6．報告書の目的（127）
7．東海大学事件判決（129）
　　人工呼吸器を外し患者が死亡した最近の主な例（130）
8．射水市の市民病院の事件の論点（131）
9．「終末期医療をめぐる法的諸問題について」の構成（134）
10．患者本人の意思表示（135）

　　　　　　　　　　　　　　　　　　　　　　　　　　　　［加藤尚武］

V 「安楽死の意図は患者の死亡，鎮静の意図は苦痛緩和」という二極分化的思考の問題点 ……………………………………138

序（138）

（Ⅰ）「安楽死の意図は患者の死亡，鎮静の意図は苦痛緩和」という言説の持つ問題（140）

　　1-1　「安楽死の意図は患者の死亡，鎮静の意図は苦痛緩和」（140）

　　1-2　無用，あるいは弊害をもたらす「意図」（143）

　　（1）再び登場してきた「意図」（143）

　　（2）二重結果論（143）

　　　二重結果論，その概要（143）

　　　二重結果論の根本的な考え方と問題点（144）

　　（3）意図の誘惑（144）

　　　奇妙な詭弁（144）

　　　　二様の解釈が可能な例（145）

　　　「様々な意図の解釈，記述」から「選択されたもの」へ（145）

　　２．「安楽死の意図は患者の死亡，鎮静の意図は苦痛緩和」という言説の実践上の難点（147）

　　　「２年前，喉頭がんの診断を受けた59歳の男性」の事例（147）

（Ⅱ）持続的な深い鎮静および終末期鎮静等のもたらすもの
　　　――新たな対応策検討のための基礎的考察（150）

　　１．浅い鎮静（150）

　　２．深い鎮静（151）

　　　（１）深い鎮静（151）

　　　（２）持続的な深い鎮静および終末期鎮静等のもたらすもの（151）

　　３．因果の観点からみた消極的安楽死と積極的安楽死（155）

　　４．積極的安楽死は生命尊重に否定的影響をもたらすか（157）

（Ⅲ）おわりに（158）

[飯田亘之]

Ⅵ　フランス国家倫理諮問委員会：「生命の終わり，生命を終わらせること，安楽死」に関する見解

Avis sur fin de vie, arrêt de vie, euthanasie (du CCNE, No.63, 27 Janvier 2000)

……………………………………………………………………168

１．今日において「生きる」ことと「死ぬ」こと（169）

２．今日において「よりよく生きる」こと（172）

　　２－１．緩和ケアの発達（173）

　　２－２．死に逝く人々に寄り添うこと(L'accompagnement des mourants)（175）

　　２－３．治療への妄執の拒否（176）

３．限界状況：安楽死論争（180）

　　３－１．議論の枠組み（180）

　　３－２．問題に直面して提示されたいくつかの見地（181）

4．連帯的参加（engagement solidaire）と安楽死の例外（exception）（186）

  参考文献（192）

  意見聴取をした専門家（194）

  補遺（195）

［片桐茂博・石川悦久・飯田亘之］

資 料

終末期医療に関する判例 ……………………………………209

  1．東海大学病院事件判決

    （横浜地方裁判所平成7年3月28日）（209）

  2．川崎協同病院事件第1審判決

    （横浜地方裁判所平成17年3月25日）（214）

  3．川崎協同病院事件第2審判決

    （東京高等裁判所平成19年2月28日）（217）

［甲斐克則］

厚生労働省「終末期医療の決定プロセスのあり方に関する検討会」
「終末期医療の決定プロセスに関するガイドライン」（平成19年(2007年)5月）…221

「病者の権利および生命の末期に関する2005年4月22日の法律370
号」による改正を経た，法典の関連する規定 ……………………223

  公衆衛生法典（Code de la santé publique, CSP）（223）

  社会施策・家族法典（Code de l'action sociale et des familles）（230）

［本田まり訳］

解説「病者の権利および生命の末期に関する2005年4月22日の法律」
　　フランス ……………………………………………………232
　　　　はじめに（232）
　　　　Ⅰ　立法の背景および目的（232）
　　　　Ⅱ　立法の内容（235）
　　　　　　1．病者の意思（236）
　　　　　　2．末期状態にある病者の意思表示（237）
　　　　おわりに（237）

　　　　　　　　　　　　　　　　　　　　　　　　　　［本田まり］

オーストラリアの医療における終末期の意思決定
　　ヘルガ・クーゼ他 ……………………………………………240

　　　　　　　　　　　　　　　　　　　　　［村瀬智之・飯田亘之］

ヨーロッパ6カ国における終末期の意思決定：記述的研究（要約）
　　A・ファン・デル・ヘイデ他 ………………………………257

　　　　　　　　　　　　　　　　　　　　　［石川悦久・飯田亘之］

余命短縮という副作用の可能性を持つ症状軽減に使用される薬剤：
ヨーロッパ6カ国における終末期ケア（要約）
　　J・ビルセン他 ………………………………………………264

　　　　　　　　　　　　　　　　　　　　　［石川悦久・飯田亘之］

持続的な深い鎮静：ヨーロッパ6カ国における医師の経験（要約）
　　G・ミッチネージ他 …………………………………………267

　　　　　　　　　　　　　　　　　　　　　［石川悦久・飯田亘之］

安楽死法施行下のオランダにおける終末期医療(要約)
　A・ファン・デル・ヘイデ他 …………………………………270
　　　　　　　　　　　　　　　　　　　　［石川悦久・飯田亘之］

英国開業医による終末期の決定の全国調査
　クライブ・シール ……………………………………………274
　　　　　　　　　　　　　　　　　　　　　　　　［石川悦久］

　あとがき

I 終末期医療における病者の自己決定の意義と法的限界

1．序

【1】近年，延命医療技術が様々な形で進歩してきて，終末期医療においても多様な問題が出現している．何より，これまでであれば助からなかったであろう生命を人工呼吸器や人工栄養補給チューブの使用等により救うことが可能になった．その意味では，われわれが近代医療の恩恵を受けていることは間違いない．しかしながら，反面で，本人の意思に反して人工的に延命させられているという事態も生じてきた．この問題は，深刻な形で日常生活にいろいろな問題を投げかけているように思われるし，とりわけ高齢化社会を迎えて，他人事ではなく自分の問題として考えざるをえない(1)．また，なかには非常に同情を誘う事件も多々ある．例えば，介護疲れから病気の伴侶を殺害したという非常に気の毒な事件，親子間でも相当な高齢になってしまうということから高齢者となった子どもが介護疲れからさらに高齢者である親を殺害したという事件，難病といわれるALSの息子（成人）の人工呼吸器を母親が自宅で取り外して死亡させた事件，さらには患者の人工呼吸器を主治医が自己の判断で取り外した事件等も生じている．さらに，例えば，がんの末期に激痛が走り，耐えがたい状況で，いかに苦痛を取りながら最期を迎えられるだろうかという日常的に直面しやすい深刻な安楽死の問題もある．

いったい終末期医療において病者の自己決定（権）はいかなる法的意義を有し，その法的限界はどこにあるのか．そもそも生命という法益は，どのような本質的性格を有するのか．そして，それらが終末期医療の場合にどのように反映するのか．刑法では，やはり人を殺すと殺人罪という確固たる規範（刑法199条ないし202条）があるわけで，この現実問題を法的にどう考えていけばよいのかという深刻な問題が立ちはだかって

いる．こういう状況の中で自分のことは自分で決めようという「自己決定権」の考えがどこまで尊重されるであろうか．あるいは，人間の自由はどこまで尊重されるであろうか．こうした問題に正面から答えなければならない．

【2】この問題は，ここ数年，様々な場面で各国において議論されている．これまでに筆者は，安楽死および尊厳死の問題に関して，長年にわたりこのような問題意識から著書・論文を公にしてきた(2)．その基本的視座は，2つある．第1は，1人の人間は，個人とはいえ，単に個として孤立的に存在するものではなく，同時に社会的存在であり，個的存在と社会的存在とは不可分の関係にある以上，生命もそのような存在を担う法益である，という点である(3)．第2は，自己決定（権）は重要だが，万能ではない，という点である(4)．この視点は，法的観点のみならず，生命倫理の観点からも重要ではないかと考える．しかし，生命という法益に関わるだけに法学の分野でも議論は錯綜しているし，他方，法学と生命倫理の間でも議論が噛み合わない場合もあるが，本稿では，法学と生命倫理における共通の基盤を提供したい．

　法学，とくに刑法学においては，当該行為が犯罪となるか否かという観点から，当該行為の正当化（違法性阻却）ないし免責（責任阻却）について議論を展開するため，社会的インパクトが強い反面，個別の病者・患者や家族に対するケアないしサポート（精神面も含む）をどのようにするか，あるいは意思決定のプロセスにおいてどのような配慮をなすべきかという繊細な問題，さらには医療制度に関する問題に言及しないことが多い．ところが，そういったところに真の問題がある場合が多い．しかし，それらは，生命倫理ないし医療倫理の守備範囲である．法律が，あまりに繊細な部分にまで介入するのは，むしろ弊害が増える懸念もある．したがって，法律と生命倫理とは，相互に補完しつつこれらの難問に立ち向かわなければならないと考える．現在，様々なガイドラ

インが公表されつつあるが，このような観点から位置づける必要がある．

【3】誰もが直面する死であるが，こと生命に関わると，誰かが代わることができない，という宿命がある．したがって，「自分らしく最期を迎える」とは言うが，安楽死や尊厳死の問題を考えるときには，「いかに自分らしく最期を生きるか」という問題だと筆者は捉えている．法的に言うと，生存権を十分に保障したうえで最期を考えるということでなければならない．最期を良く生きることを考えずに，死ぬことばかり，あるいは死なせることばかりを考えるのは，前提を取り違えた議論である．このような問題意識から，以下，本稿では，病者の自己決定（権）の意義と限界に焦点を当てつつ，まず，安楽死の中でもとりわけ議論が分かれる積極的安楽死の問題について論じ，次に，自殺および自殺幇助の問題について論じ，最後に，最も難解な尊厳死の問題について論じることにする．

2．安楽死と病者の自己決定

【1】まず，「安楽死」の定義をすると，「安楽死とは，死期が切迫した病者の激しい肉体的苦痛を病者の要求に基づいて緩和・除去し，病者に安らかな死を迎えさせる行為である(5)」といえる．この中には3つの要件が入っている．

第1は，死期の切迫である．これは，後述の尊厳死と違うところでもある．尊厳死の場合には寝たきりで何年間も意識がないままベッドに寝ている状態，とりわけ集中治療室にいる状態が典型例だが，安楽死の場合には死期が切迫しているという前提がある．典型例として余命1週間とか10日程度だが，もちろんこれにも若干の幅はある．

第2は，病者の激しい肉体的苦痛の存在である．ここで留意すべきは，あえて肉体的苦痛に限定している点である．人間の苦痛には，もうひと

つ精神的苦痛がある．精神的苦痛は，これ自体判断が難しいということもあるし，身体レベルでは不治であるということを医学的に認定しやすい部分があるが，精神レベルの場合には立ち直ることが不可能と断定し難い状況がある．したがって，精神的苦痛というものをここに入れるべきではないと考える．オランダの安楽死等審査法では精神的苦痛自体を積極的安楽死の許容要件に入れているが，これは問題がある．人生には精神的に苦しい場面はいろいろあるわけだが，それで安楽死が許されるとなると，いくら命があっても足りないということになる．したがって，精神的苦痛だけ単独で安楽死の要件として取り上げるわけにはいかないと思われる．もちろん，両者が併存する場合はある．肉体的苦痛と精神的苦痛の両方が並存することは否定できないし，それを認めることは特に問題はないであろう．

　第3は，病者の要求に基づいてその苦痛を緩和・除去するという点である．「患者」と言わずに「病者」と言っているのは，病院に行く人は患者だが，自宅で最期を迎える人も存在するので，一括して「病者」と呼んでいるからである．この第3の要件も非常に重要である．本人の要求がなかったならばどうなるであろうか．かつてマスコミ報道ではときどき，患者の要求がないにもかかわらず，「安楽死」という見出しで報道することがあったが，これは誤解を招く．確かに，英米では，安楽死を「任意的安楽死（voluntary euthanasia）」と「非任意的安楽死（involuntary euthanasia）」に分けつつも，なお「安楽死」の範疇で議論をする傾向もあるが，しかし，後者は，正確には「慈悲殺人」（mercy killing）という範疇の内容と解すべきである．病者が「痛い，苦しい，痛みを取ってくれ」などと訴えるのでついつい生命を奪う場合は典型的な安楽死だが，そうではなくて，本人は何も言わないのだけれども「見ていて気の毒だから」とか，「顔つきから判断しておそらく苦しんでいるに違いない」と，同情でついつい生命を奪うというのが慈悲殺人である．慈悲殺人は，行為者が医師であったり，看護師であったり，近親者

であったりする．日本の刑法では199条が普通殺人罪を規定しているが，慈悲殺人は，まさにこの199条にあたる．同意があった場合には，同じ殺人罪でも刑が軽い同意殺人罪（刑法202条）である．これを区別しておかないと，慈悲殺人も安楽死だということになり，なまじ情の深い人がそばにいると，寝たきりの人をもひっくるめて，自分の主観だけで苦しいに違いないとの思い込みで病者の生命を奪いかねないことになる．したがって，両者に一線を画しておく必要がある．

【2】なぜ最初にこのように意義とか定義にこだわるかというと，人類には苦い経験があるからである．周知のように，ナチス・ドイツの時代にヒトラーが「T4計画」といわれる秘密指令による政策を採った．最初は典型的な安楽死を念頭に置いていた部分もあるが，段々とエスカレートしていった．ナチス登場前の時代，すなわち第一次世界大戦でドイツは敗戦し，経済的に大変苦しい状況になり，何とか経済を建て直そうというその時代に，寝たきりの人々だとか重度の精神障害の人々に対して，「生存の価値なき生命」というものが存在すれば，財政上それだけでコストがかかるので何とかしてそういう人々の生命を絶てばコストが削減されるという思想的背景があった．それを実践したのがヒトラーであった．かなりの医師がヒトラーの命令に逆らえずに，次々と大量虐殺という道に進んで行った．これがユダヤ人大虐殺を含む「生存の価値なき生命の毀滅」という大惨事（ジェノサイド）であった．

しかし，この考えはヒトラーが最初に考えたわけではないことに注意する必要がある．1920年にカール・ビンディングという大刑法学者が，精神医学者アルフレッド・ホッヘとともに，何を思ったのか，前述のような状況にある治る見込みのない患者を殺害しても刑法上許されるのではないか，という問題提起をしたのである．このときに使った言葉が「生存の価値なき生命の毀滅」であった．当時は，まだワイマール時代であった．こういう問題は，ナチスのような突出した時代に突然出てく

るのではなくて，ある意味では平穏な時代にも，どこかに考えとして潜在的にあるということを認識すべきである．しかし，これを実践すると悲劇を招くということは，人類が経験した「反面教師」というべき体験である．その人類史上の苦い体験を安楽死論議の前提に据え置くべきである．

　それでは，安楽死はタブーかというと，現代社会ではそういうわけにもいかない．ドイツでも，ナチス問題を真摯に意識しつつ，いろいろな反省を加えながら，それとは一線を画して，どうしても本人が苦痛に苛まれて耐えがたいといった一定の場合には患者の自己決定権を尊重して，安楽死を一定の範囲で認めようという動きが1970年代後半から出てきた．この傾向は，ドイツだけではなく，他の諸外国でも概ね同様である(8)．

【3】しかし，安楽死問題は複雑であり，内容的にいくつかのバリエーションがある．1954年にドイツのカール・エンギッシュが試みた以下の分類(9)が今も参考になる．

　第1は，「純粋な安楽死」と言われるもので，これは，典型的な安楽死と言うよりも，むしろ緩和ケアと言うべきかもしれない．この場合，苦痛があれば本人の希望に応じて順次苦痛除去薬ないし苦痛緩和剤（鎮痛剤）を投与していくが，死期には影響を及ぼさない．この純粋な安楽死は，一般的に適法である．生命倫理の観点からも，特に問題はないように思われる．それは，まさに緩和ケアそのものである．これが許されなければ，医療現場ではおよそ鎮痛剤の投与はできないということになる．

　第2は，「間接的安楽死」とか「治療型安楽死」と言われるもので，積極的な行為ではあるが苦痛緩和・除去の付随的結果として死期が早まるという形態である．苦痛が出てくるごとにそれを抑制する薬剤の量が増えるので，凄い痛みが出た場合，当初の何倍かの量を投与せざるをえない事態を迎えることがある．鎮痛剤の代表であるモルヒネなどは麻薬

であり，副作用が強く，量が増えると生命に影響を及ぼすという宿命がある．これをうまく使えば鎮痛効果があるので，最近になって「ペインクリニクス（鎮和医療）」がようやく普及してきたが，それでもなおこういう安楽死の形態はありうる．

　しかし，この行為は，最初から患者を殺そうと思ってそういう薬を与えるわけではなく，最後の鎮痛薬（「最後の一服」）投与の付随的結果として患者が死ぬことがあるというものである．この間接的安楽死は，結論として，世界的に一般に適法である，倫理的にも「二重結果の理論」により許容されている．この場合は，薬の使用の最初の段階からその後の事態の推移がある程度分かっていて（もちろん，インフォームド・コンセントが前提ではあるが），苦痛をとっていくわけであり，「それでもかまわないからこの苦痛を取ってくれ」ということを患者が訴えれば，患者に対して，「こういう副作用がある」ということを十分説明して，「それでもいいから何とか苦痛を取ってくれ」という希望を受けて最終的に患者が死亡したという場合には，緩和ケアの一環として，この行為は適法である．理論的に簡潔に言えば，間接的安楽死の適法性の根拠自体は，「被害者の承諾」あるいは「緊急避難の法理の準用」などが組み合わさって違法性が阻却され，したがって適法である(9)．その意味では，この場合，病者の自己決定は尊重される．しかし，医療現場では，がんの告知の希望患者が増えたとはいえ，まだ病院によって対応が違うので，その周辺に難しい問題は残っているし，緩和ケアの中で意識混濁状態での意思の確認をどうするかという問題も残っている．

　第3は，「消極的安楽死」であり，患者の意思に応じて延命措置を差し控え，それを使う場合よりも死期が早まる場合である．例えば，リンゲルとか通常使う栄養補給を「止めてくれ」と患者が言った場合が典型である．これらを使っていた場合よりは死期が若干早まるといった場合，これは，一般にどの国でも適法である．生命倫理の観点からも，特に問題はないように思われる．本人の意思に反した延命の強制はできないと

いわねばならない．この論理は，後述の尊厳死の問題に通じる．(10)

【4】第4に，最も問題となるのが，「積極的（直接的）安楽死」である．これは，「間接的安楽死」という言葉に対して本来ならば「直接的安楽死」という言葉が適切であるが，通常は「積極的安楽死」と呼ばれる．例えば，塩化カリウムや筋弛緩剤といったような，もともと鎮痛薬とは質的に違う致死の薬剤を投与して患者を死なせる場合である．古くからよく議論される安楽死というのは，この積極的安楽死が典型例である．(11)このようなケースは昔からあったが，しかし，これを病院でやってよいのかという問題，あるいは家庭でやってよいのかという問題，これは非常に深刻な問題である．そして，この場合に病者の自己決定がどのような意味を有するか，が問われることになる．

積極的安楽死も正当化できるという代表的な考えは，自己決定権を強調する見解である．すなわち，「自律的生存（自己決定をなしうる主体）の可能性がないことおよび死の意思の真実性を担保する客観的な条件を考慮して，本人の自己の生命に対する処分権を許容しよう」とするのである．(12)自己決定権を強調するならば，間接的安楽死との差異を設けるべきでないという論理も，確かに成り立ちうる．

しかし，総じて人間は，苦しい状況になると，弱気になり，通常は感じないプレッシャーを感じて弱音を吐いたりする傾向がある．「もう死にたい」という言葉を鵜呑みにするわけにはいかない．病気になった場合，患者の内心は非常に複雑で流動的である．特に高齢化社会では，高齢患者が家族に遠慮したり，あるいは家族構成も様変わりしている部分があるので，「家族に迷惑をかけてはいけない」，「自分が死んだ方が家族のためになるのではないか」ということを優先的に考えて，ついつい「死にたいので毒の入った薬でもくれ」と言ってしまった場合に，「本人が希望した」ということで家族がこの言葉を録音してこれを証拠として安楽死させたというのであれば，問題の大きなすり替えであろう．

また，仮に死ぬ意思が真摯なものであっても，刑法202条が同意殺人罪を規定しているのは，生命が個人的法益とはいえ，単なるパターナリズムによる処罰という側面よりも，むしろ個的存在であると同時に社会的存在ないし類的存在でもある人間の生命の重さに起因する不可処分性を示しているといえる[13]．人間の生命はその人1人のものであることは間違いないが，こと処分権の有無という点では，1人だけで処分可能なものかというと，そうでもない部分があるのではないか．そうかと言って，生命は国家とか社会に直接帰属すると考えるべきでもないし，生命の神聖性を過度に強調すべきでもない[14]．近時，身体の自己所有論を根本から批判して「共生」という観点から私見を支持する見解が出されているのは，その意味で重要である[15]．生命は個人の法益であっても自由に処分できないものである，と考える．この考えからすると，本人が望んだから何をやってもよい，というわけにはいかない．

　かくして，せいぜい苦痛を取りながら順次最期を迎えるというのが適法な緩和医療の限界ではなかろうか．最後の場面であれば塩化カリウムあるいは筋弛緩剤を使用してよいというわけにはいかない．ましてや，「自殺の権利」（後述）あるいは「死にたい患者がいれば殺害してよい」ということを法律が正面から認めるわけにはいかない．憲法上，「生きる権利」は存在しても「殺害されることを請求する権利」は存在しない．そもそも，直接的殺害による苦痛除去ということ自体，前提である生命を奪うものだけに規範論理的に矛盾している．「自己決定権は重要だが，万能ではない」ことを自覚する必要がある．ドイツやイギリスでも議論状況は同様である[16]．

　その他，人道主義の観点から，あるいは仏教の「惻隠の情」ないし「惻隠の心」から正当化しようとする考え[17]もかつてはあったが，その基準の曖昧さは正当化根拠として問題があるため，現在，支持者は少ない．

　それでは，積極的安楽死がつねに犯罪となるのかというと，必ずしもそうではない．家族が思い余って病者の命を奪った場合，あるいは長年

の親しい医師が良心的葛藤からやむなく積極的安楽死を行った場合，たとえ違法ではあっても，刑法上，その緊急状態での期待不可能性（適法行為を期待することがきわめて困難な心理的状態）あるいは義務衝突（専門職としての生命維持義務と個人的な良心に基づく患者の自己決定尊重義務）という観点から，きわめて例外的ながら責任を阻却するという場合がありうると考えるべきである．もっとも，この場合に「最後の出口（final exit）論」という観点から違法性阻却を説く見解もあるが(18)，特殊事情を一般化して正当化論に持ち込むのは問題であり，これはむしろ刑法理論としては責任阻却事由として位置づけるべきであろう．責任阻却説は真の問題解決にならないとの批判もあるが(19)，正当化を一律に認めることの弊害の方が大きいように思われる．ましてや，オランダやベルギー(20)のように積極的安楽死を合法化することは，「堤防決壊」ないし「滑りやすい坂道（slippery slope）」に至る懸念が大きいので，なおのこと問題である．

【5】他方，判例は，かつて名古屋高判昭和37年12月22日（高刑集15巻9号674頁）において，安楽死の適法化要件として，「（1）病者が現代医学の知識と技術からみて不治の病に冒され，しかもその死が目前に迫っていること，（2）病者の苦痛が甚だしく，何人も真にこれを見るに忍びない程度のものなること，（3）もっぱら病者の死苦の緩和の目的でなされたこと，（4）病者の意識がなお明瞭であって意思を表明できる場合には，本人の真摯な嘱託又は承諾のあること，（5）医師の手によることを本則とし，これにより得ない場合には医師によりえない［と］首肯するに足る特別な事情があること，（6）その方法が倫理的にも妥当なものとして容認しうるものなること」を挙げ，これが長年指導的役割を果たしていた．しかし，とりわけ（6）の要件が曖昧であったことから，いわゆる東海大学病院「安楽死」事件（本件自体は安楽死の事案ではなかった）において横浜地判平成7年3月28日（判例タイムズ

377号148頁，判例時報1503号28頁）は，この6要件をやや修正し，医師による末期患者に対する致死行為が積極的安楽死として許容されるための要件として，「①患者が耐えがたい肉体的苦痛に苦しんでいること，②患者は死が避けられず，その死期が迫っていること，③患者の肉体的苦痛を除去・緩和するために方法を尽くし他に代替手段がないこと，④生命の短縮を承諾する患者の明示の意思表示があること」を呈示した．これを肯定する見解も多いが，①②は妥当だとしても，③の要件は，「他に代替手段がない」という判断がどういう基準でなされるのか，不明である．モルヒネ等を用いた緩和医療（ペインコントロール）をあまりやっていない病院だと，致死薬である筋弛緩剤や塩化カリウムを安易に用いることになりかねない．患者を著しく不安定な前提条件に置いてはならない．④も，「真摯な」という要件が消えているのが気にかかる．要件列挙に基づく正当化論も，やはり課題を残す[21]．以上のことを詰めて考えると，実質的には間接的安楽死が正当化の限界であることに帰着する．

かくして，積極的安楽死については違法であると解される．しかし，あらゆる場合に積極的安楽死を処罰すべきかというと，必ずしもそうではなくて，刑法上，責任阻却が考えられる．すなわち，適法行為を行う期待可能性がなかったとか，医師であれば患者を救いたいという職業上の義務と，「苦痛を取ってくれ」という患者の訴えに従おうとする良心的義務の葛藤，つまり義務衝突が極限状況では起こりうるわけで，このような場合には，ごく例外的ながら責任を問わないことがありうると考える[22]．

【6】以上のように安楽死を大きく4つに分けたが，最後にもうひとつ，アメリカの議論に見られる「医師による自殺幇助（physician assisted suicide＝PAS）」という形態がある．アメリカのミシガン州では，積極的安楽死が駄目なら専門の医師が患者のベッドのすぐそばに致

命薬を持って行き，患者がスイッチを押すと，一酸化炭素が含まれた点滴液が流れて患者が自動的に死ぬという器械を作って提供した事件（ジャック・キヴォーキアン医師事件）が起き，1996年3月8日に陪審評決で無罪となった．また，オレゴン州の「尊厳死法」（1994年）のように「医師による自殺幇助」を合法化した州もある．しかし，ワシントン州やニューヨーク州では，自殺幇助罪の違憲性をめぐる裁判が提起されたが，合憲判断が下され，医師による自殺幇助合法化を目指す立法化は実現しておらず，全体としてはその適法性に関して，正当にも疑問が持たれている[23]．

なお，オレゴン州では，連邦薬物規制法（CSA）に関して2001年11月7日にジョン・アシュクロフト（John Ashcroft）司法長官が出した，医師による自殺幇助のために薬物を使用することは連邦薬物規制法（CSA）に違反する旨のディレクティヴに対して，翌11月7日，オレゴン州が司法長官らを相手に同ディレクティヴの差止め訴訟を提起して争ったが，同州連邦地裁は，2002年4月17日，連邦法の解釈問題として，正当な医療行為の内容・目的については各州の判断に委ねられるべきだという理由から，原告の訴えを認め，同ディレクティヴの効力を否定する差止め命令を出した[24]．その後，2006年1月17日に，連邦最高裁は，オレゴン州法について合憲判決を下したが[25]，それは，州の問題は州で解決することを容認するにとどまるものであり，医師による自殺幇助を一般的に適法と認めたものではないし，決してそれは「自殺の権利」を認める論理を展開しているわけではないのである．医師による自殺幇助の容認は，やはり行き過ぎであろう．PASの評価をめぐり，世界中で評価が揺れ動いているが，少なくとも医師による積極的な自殺幇助は，法的に正当化困難と思われる．

3．自殺幇助と病者の「死ぬ権利」
――ダイアン・プリティ事件を素材に――

【1】つぎに，そもそも病者に自殺幇助を利用しての「死ぬ権利」があるか，という問題について検討してみよう．ドイツでも議論があるが，ここでは素材として，難病患者の「死ぬ権利」を否定したイギリスのダイアン・プリティ事件ヨーロッパ人権裁判所判決を取り上げることにする．

事実の概要は，こうである．申立人ダイアン・プリティ（Diane Pretty, 43歳の女性）は，中枢神経内の運動神経の進行性の神経退化疾患（progressive neuro-degenerative disease）である運動ニューロン疾患（motor neurone disease＝MND）に罹患している．その疾患は，身体の随意筋を冒す進行性の筋肉（特に手足および呼吸をコントロールしている筋肉）の衰弱をもたらし，その結果，死に至る．話したり飲み込んだりすることをコントロールする筋肉も衰弱するため，レスピレーターに接続することもできず，肺炎になったりする．その疾患の進行を防止する治療は何もない．ダイアンの病状は，1999年11月にMNDと診断されて以来，急速に悪化し，なお進行している．彼女は，首から下が麻痺しており，ほとんどはっきり話すことができず，チューブを通して食事を得ている．彼女の生存の期待はほとんどなく，せいぜい数週間から数カ月と予測されている．しかしながら，彼女の知性および意思決定能力は損なわれていない．その疾患の最終段階はきわめて苦しく，かつ尊厳に欠ける．彼女は，もしその疾患がそのコースを辿れば，苦痛および尊厳のない状態に耐えなければならないことに怯えて悩んでいるので，どのようにしていつ死ぬかをコントロールし，かつそれによってその苦痛および尊厳のない状態から免れることができるよう強く望んでいる．

ところが，イギリス法においては，自殺行為は犯罪ではないが，自殺

帮助は犯罪である（自殺法《the Suicide Act 1961》2条1項）．そこで，彼女が夫の手を借りて自殺ができるようにするために，ダイアンの弁護士は，公訴局長官（Director of Public Prosecutions＝DPP）に，彼女に代わって書かれた2001年7月27日付の書簡において，申立人の夫が彼女の願望に従って自殺幇助をしても訴追しないよう求めたが，2001年8月8日付の書簡において，公訴局長官は，そのような約束をすることを拒否した．それで，2001年8月20日，ダイアンは，公訴局長官の決定についての司法審査および次のような救済の申立をした．①2001年8月8日付の公訴局長官の決定を取り消す命令．②その決定が違法であり，かつ公訴局長官が，求められた保障を与えることによって違法に行為することはない，という確認判決．③公訴局長官に，求められた保障を与えることを要求する強制命令．もしくは④1961年の自殺法2条は，ヨーロッパ人権条約（以下，条約と記す）2条，3条，8条，9条および14条と矛盾する，という確認判決．しかし，2001年10月17日，貴族院合議法廷は申立を却下し，公訴局長官は訴追を行わないという保証を与える権限を有さず，自殺法2条1項は条約と矛盾しない，という判決を下した．

　そこで，ダイアンは，2001年12月24日，連合王国に対する，連合王国自体による人権および基本的自由の保護のために，条約34条に基づいてヨーロッパ人権裁判所（以下，人権裁判所と記す）に申立を行った．すなわち，彼女の夫が彼女の自殺を幇助した場合に公訴局長官が訴追免除を拒否すること，および自殺幇助禁止は，条約2条，3条，8条，9条，および14条に基づく諸権利の侵害である，というのがその主張内容である．

【2】しかし，人権裁判所は，主に以下の理由から全員一致でこの申立を棄却した．重要部分をみておこう．

　まず，2条違反の認定について．「条約2条は，生活の質（quality of life）を持って生きるという問題，および人が自己の人生の中で何を行

うべきかを選択することとは関係がない」（§39），と述べる．条約2条は，歪曲して解釈しないかぎり，死ぬ権利を授けるものとして解釈されえないし，個人に対して生きるより死ぬことを選ぶ権利を授けるという意味での自己決定権を創出するものでもない（§39），というわけである．かくして，条約2条からはいっさい死ぬ権利を引き出すことはできず，条約2条違反はなかった（§40，§42），と説く．

　つぎに，3条違反の申立について．条約3条の「処遇」の類型にあたる「虐待」とは，「激しさが最低限度まで達しており，実際の身体的損傷ないし激しい身体的・精神的苦痛を伴うものである」（§52），とし，処遇が，人としての尊厳に対する尊重の欠如を示すことで，または人としての尊厳を傷つけることで，個人を辱め，あるいは品位を貶めるものである場合，さらには個人のモラルならびに身体的抵抗力を破壊する可能性のある恐怖・怒り・劣等といった感覚を呼び起こすものである場合，このような処遇は，屈辱的なものとみなされ，条約3条の禁止にあてはまる，と説く．自然に発生した疾患から生まれる苦痛は，身体的なものであれ精神的なものであれ，こうした苦痛もしくはリスクの存在が，その処遇によって悪化させられる場合には，条約3条によってカバーされるが，本件においては，被告である国家が申立人に何の虐待も加えておらず，また，申立人が国家医療当局から十分な治療と受けていないという不平の訴えも存在しない（§52，§53）．公訴局長官の拒絶的態度ならびに刑法による自殺幇助禁止が非人道的かつ屈辱的な処遇を示すものだという申立人の主張は，処遇概念の拡張である．条約2条は，殺人あるいは人の死をもたらす行為を禁止するものであり，自己の死を許容するか手伝うように国家に要求する権利を個人に与えるものではないし，条約3条の下では何ら国家の積極的義務は生じず，自殺幇助の他の形式のために適法な機会を提供するよう要求する義務も生じない．したがって，条約3条の違反はいっさい存在しなかった（§54，§55，§56）．

　さらに，8条（特に1項）違反の申立について．条約8条は，人格的

発展の権利，他の人間ならびに外界との関係を構築・発展する権利をも保護している．個人的自律の概念は，条約8条の保障を解釈するうえでその基礎をなす重要な原理である（§61）．自己自身で選択して人生を送る能力は，身体的・道徳的害悪あるいは当該個人にとって危険な性質を持つものと認識される活動を追求する機会をも内容とする（§62）．医療処置の領域においては，特別な処置への同意を拒絶することは，必然的に致命的な結果をもたらすであろう．延命効果を持つかもしれない治療に同意するのを断ることで，死の選択を行使するよう求める人がいるかもしれない（§63）．本件では，申立人は退行的疾患のひどい作用に悩まされており，このような疾患は，彼女の状態を悪化させる原因となり，肉体的・精神的苦痛を増悪させるであろう．彼女は，夫の手助けによって生命を終結させるという選択をすることで，その苦痛を緩和することを望んでいる．人生の終末期の過ごし方を彼女が選ぶことは，生きる行為であり，彼女は，このことも尊重されねばならないと求める権利を有している（§64）．「まさに条約の本質は，人間の尊厳と人間の自由の尊重である」．条約において保護されている生命の神聖さという原理をいかなる方法でも否定しないように，当裁判所は，生活の質という諸概念が重要性を帯びるということが，条約8条に基づくと考えている．「より長い人生への期待と結びつく，ますます発展する医療の先端領域では，多くの人々にとって，高齢ないしは進行した肉体的・心理的衰えの状況において生き長らえることを強いられるべきではないということは関心事である．こうした衰えは，強く抱かれた自己ならびに人格の同一性という考えと矛盾する」（§65）．

【3】さて，本判決をどのように評価すべきであろうか．本件は，運動ニューロン疾患（MND）に罹患している患者（申立人）が夫の手を借りて自殺ができるようにするために，弁護士を通じて英国公訴局長官に対し，夫が彼女の願望に従って自殺幇助をしても訴追しないよう求め

た稀有な事件であり，しかもいわば「死ぬ権利」を正面から求めてヨーロッパ人権裁判所で争った注目すべき事件でもある．本判決は，入念な分析を行いつつも，最終的に申立人の主張を退けたが，その法的位置づけを正確にしておく必要がある．

第1に，条約2条は，「すべての者の生命に対する権利は，法によって守られなければならない」旨を規定するが，本判決が，同条が「死ぬ権利」を授けるという意味での自己決定権を創出するものではない，と説いているのは，議論の前提として正当であると思われる．そして，ヨーロッパ人権裁判所がこのことを宣言したことは，ヨーロッパにおける今後の立法論を含む議論にも大きな影響を与えるものと思われる．申請者は，自殺幇助を受けることを認めることは条約2条と矛盾しない，さもなければ，自殺幇助が違法でない国はこの規定に違反していることになってしまう，と主張した．さらに，同条は「生きる権利」だけでなく，「生き続けるか否かを選択する権利」をも保護している，とも主張した．確かに，自殺法2条1項により自殺関与を処罰する（14年以下の拘禁刑）イギリスと異なり，ドイツやフランスのように自殺関与行為を不可罰にしている国もあるが，しかし，例えば，ドイツにおいても，自殺者を眼前にして放置すれば，場合によっては救助不履行罪（刑法323ｃ条）が適用されることもあり，その意味では自殺関与行為を完全に適法としているわけではない．そもそも，前述のように，1人の人間は，個人とはいえ，単に個として孤立的に存在しているわけではなく，同時に社会的存在でもあり，個的存在と社会的存在とは不可分の関係にある．生命は，そのような存在を担う法益であり，各個人は，その生命という法益の享有者であることから，生命を放棄する権利は認められない[28]．したがって，「死ぬ権利」を一般的に認めることは，生命の不可処分性に抵触するといえよう．問題は，本件のように，不治の難病患者の場合にもそれが妥当するか，である．

そこで，第2に，条約3条との関係について検討すると，条約3条は，

「何人も，拷問又は非人道的な若しくは屈辱的な処遇若しくは刑罰を受けない」，と規定し，申立人は，自己が受けた苦痛は条約3条の屈辱的な取扱いに当たる，と主張した．確かに，申立人は，呼吸と嚥下を制御していた筋肉が，呼吸器系不全と肺炎を起こすほど弱まっていたのであるが，人権裁判所の判例法においては，条約3条に基づいて国家はその市民に対して，そのような治療を加えることを差し控える消極的義務のみならず，こうした処遇から人々を保護する積極的義務を負っている，ということが確立されていた．本件において，このような義務とは，そうでなければ彼女が耐えなければならなかったであろう苦痛から彼女を保護する措置を講ずることであった．申立人は，条約3条において，屈辱的な処遇から保護されるという彼女の権利と競合する共同体の利益とのバランスをとる余地はなかった，と主張した．しかし，本判決は，国家は拷問または非人道的もしくは屈辱的な処遇または刑罰を科してはならないという消極的義務ならともかく，申立人により主張された積極的義務については否定した．⁽²⁹⁾「自殺の権利」行使を認めないことが同条にいう「虐待」に当たると判断するのは無理がある以上，これも妥当な判断である．また，たとえ条約3条が関わっていたとしても，それは法的に強制力のある「死ぬ権利」を与えてはいなかったことから，積極的義務の範囲を判断する際，自殺法2条の維持のために国家に当然に与えられる評価の幅に考慮を払うのは適切であったといえるし，さらに，ヨーロッパ評議会各国の間では，オランダ（その後ベルギー）を除くすべての国で，自殺幇助と同意殺人が違法であるという一般的コンセンサスがあった点も重要である．申立人は，条約に基づく「死ぬ権利」を承認しないことは，自殺幇助を許容する国々を条約違反の立場に置くであろうと主張したが，本判決は，適切にも，本件においてはその審査が管轄外である，と一線を画している．

第3に，条約8条との関係についてである．同条は，「1．何人も私的生活ならびに家族の生活を尊重する権利を有する」，「2．公権力によ

るこの権利の行使に対する介入はあってはならない」，と規定する．申立人は，自己決定権は全体として一本の糸のごとく条約を貫いているが，その権利が最も明白に認められ保障されているのは，条約8条においてであり，公訴局長官の拒絶と国家による自殺幇助の包括的禁止は条約8条に違反する，と主張した．これに対して，政府は，私的生活に関する権利は「死ぬ権利」を伴うものではないので，条約8条における権利は無関係である，と主張した．すなわち，同条は，人生の過ごし方を包含するが，人生からの決別の仕方を包含するわけではない．さもなければ，申し立てられた権利は，その権利の基礎となっているまさにその利益を消滅させることになるであろう，と．人権裁判所は，後者の主張を認めが，この論理も，妥当なものである．

【4】以上のように，本件は，難病患者が「死ぬ権利」を求めてヨーロッパ人権裁判所まで争った興味深い事件であるが，これに対して同裁判所がその主張を明確に退けた点で妥当と思われるが，今後のこの種の事案処理および立法論に関してヨーロッパ諸国での影響は大きいものといえる．[30] この判決を乗り越えるべく，様々な主張が今後も展開されるであろうが，おそらく，本判決の基本的スタンスは，当分の間，変更されるとは思われない．

4．尊厳死と病者の自己決定

【1】（1）**日本の問題状況**　最後に，尊厳死と病者の自己決定について論じることにする．まず，筆者なりに定義をしておくと，尊厳死（自然死）とは，「新たな延命技術の開発により患者が医療の客体にされること（「死の管理化」）に抵抗すべく，人工延命治療を拒否し，医師が患者を死にゆくにまかせることを許容すること」である．

最近（特に2004年以降），日本においても，尊厳死問題がにわかに動

き始めた．それは，かつての東海大学病院事件当時の問題関心を上回っているように思われる．厚生労働省「終末期医療に関する調査等検討会報告書——今後の終末期医療の在り方について」(2004年7月)では，大病院対象のアンケート分析が中心ながら，終末期医療，特に延命治療のあり方について一定の方向性を打ち出した．また，2004年に北海道羽幌町の道立羽幌病院で患者(90歳)の人工呼吸器を家族の同意を得ただけで取り外して患者を死亡させたという事件が2005年になって書類送検され(最終的には行為と結果との因果関係がないということで2007年5月に不起訴処分になった)，福山市内の病院で家族の意思を尊重して医師が患者の人工呼吸器を取り外して死亡させたという事件，さらに富山県の射水市民病院において主治医が単独で家族の同意を得て(一部は家族の同意を得ずに)患者の人工呼吸器を取り外して死亡させたという事件が捜査の対象となっている．この間にあって，日本尊厳死協会によるリビング・ウィルを中心とした立法化要請の動きや，2005年には自民党と公明党が「尊厳死」の容認に向けた与党協議機関(会長，丹羽雅哉元厚相)を新設して活動をし，さらに超党派の議員での立法化の動きが続いている．後述のように，司法の場では，2005年3月25日には，人工延命治療の中止の許容性について川崎協同病院事件第1審判決(横浜地判平成17年3月25日判例タイムズ1185号114頁)が終末期医療における患者の自己決定権について実に興味深い論理を展開している．もっとも，第2審判決(東京高判平成19年2月28日判例タイムズ1237号153頁)は，自己決定権アプローチにも治療義務論的アプローチにも批判的である．

このような状況下で，2007年5月に，厚生労働省「終末期医療の決定プロセスのあり方に関する検討会」(樋口範雄座長)は，「終末期医療の決定プロセスに関するガイドライン」を公表した．日本緩和医療学会(2004年9月)，日本救急医学会(2007年9月)，日本医師会(2008年2月)等，医学界のガイドラインの策定も行われている．以上の動向において，尊厳死問題における病者の自己決定はどのように扱われているで

あろうか．家族の意思はどのように位置づけるべきであろうか．あるいは，「最善の利益モデル」はどのように位置づけるべきであろうか．以下では，海外，とりわけ自己決定アプローチを採るドイツの最近の動向に注目しつつ，以下に論じてみたい．

【2】（2）ドイツにおける**尊厳死問題の議論状況**　　ドイツで大きなインパクトを与えたケンプテン事件連邦通常裁判所判決（1994年9月13日BGHSt.40, 257）は，末期とはいえない意思決定能力のないアルツハイマー病の患者（70歳）から人工栄養補給を打ち切った刑事事件であり，民法1904条（世話人による同意には家庭裁判所の許可を必要とする規定）の適用を認めると同時に，厳格な要件の下での推定的同意による打切りの正当化の余地も認めた．その後，フランクフルト・アム・マイン上級地方裁判所判決（1998年7月15日MedR 1998, S.519ff.）は，不可逆的昏睡状態患者（85歳）の経管栄養補給打切りの許可を求めた民事事件で，本人に同意能力がない場合に世話人の同意が後見裁判所の許可を必要とするかにつき，ドイツ民法1904条の類推適用を認めた．また，ミュンヘン地方裁判所判決（1999年2月18日MedR 2000, S.89ff.）は，脳梗塞に罹患した重度の脳組織精神症候群の患者から栄養補給チューブを打ち切るよう世話人（＝息子）が許可を求めた民事事件において，ドイツ民法1904条の直接適用ないし類推適用を否定し，延命措置に関する決定は世話人に委ねることのできない事柄であり，それゆえ後見裁判所の決定を必要とする事柄ではない，と判示した．

その後，さらに重要な判例として，2003年3月17日のリューベック事件連邦通常裁判所決定（BGHZ 154）は，失外套症候群に罹患した患者の世話人に指定された息子が患者の事前指示に基づいて「ゾンデ送管による栄養補給」中止を求めた民事事件に関して，区裁判所およびラント裁判所の決定を破棄し，区裁判所への差戻しの決定を下した．その柱となる論拠は，（i）「人間の尊厳」からの帰結として，患者に同意能力が

なく不可逆的な経過を辿りはじめた場合は,「患者の事前指示」の意思表示に基づいて延命措置を中止すべきである,(ⅱ)世話人は,医師や看護スタッフに対して,自己の法的責任および民法1901条の基準に従って患者の意思を表現し,認めさせなければならないが,医師から生命維持処置の申出がある場合には家庭裁判所の許可がなければこれを拒否でできない,というものであった[38]. 世話人の権限については,なお不明確な部分を残すとはいえ,患者の事前指示が法的に拘束力を有することは,判例によっても認められているといってよい. 後述の川崎協同病院事件第2審判決の無理解な論理とは対照的である点に注目されたい.

【3】これらの一連の判例に触発されて,ドイツ連邦医師会を中心に医学界にも変化が出てくる.

ドイツ連邦医師会は,古く1979年に「臨死介助の指針」(Bundesärztekammer, Richtlinien für die Sterbehilfe)を出していた. それによれば,臨死介助は,不可逆的な過程の途上にあり,近いうちに死に至る不治の疾病に罹患している患者の場合にのみ許容されるのであり,事前の書面を手掛かりに患者の推定的意思を顧慮しようとするものであった. そして,その後の状況および議論の変遷に対応すべく,1993年には,「医師による死の看取りのためのドイツ連邦医師会の指針」(Richtlinien der Bundesärztekammer für die ärztliche Sterbebegleitung)が出された. それによれば,「死にゆく人(Sterbender)」とは,ひとつまたはいくつかの生命機能が不可逆的に不全し,死の到来が近いうちに予想されている患者であるという前提のもと,延命処置の中止は,死の到来の引き延ばしが死にゆく人の苦痛の過酷な引き延ばしであり,原疾患の不可逆的な過程に影響を与えることはもはや不可能である場合に許容されるというものであった.「死にゆくことの看取り(Sterbebegleitung)」(「死にゆくことに寄り添っての介助」という訳語もある)という言葉がこのころから使われ始めている点に留意する必要

がある．

　そして，前述のケンプテン事件判決の影響を受けて，1998年には，「医師による死にゆくことの看取りのためのドイツ連邦医師会の諸原則」（Grundsätze der Bundesärztekammer zur ärztlichen Sterbebegleitung）が出された．それによれば，臨死介助は，不治の疾病に罹患しているが死への過程がまだ始まっていない患者でも，生命維持処置が苦痛を引き延ばすにすぎない場合には許容される．具体的には，①臨死介助は，患者の意思に合致しなければならない，②患者の指示（Patientenverfügung）は，医師の活動の「本質的な援助」であり，治療を必要とする具体的な状況に言及し，患者により撤回された示唆がないかぎり，拘束力を有する，という内容のものであった．これは，かなり支持を得ていたようである．しかし，前述のリューベック事件決定の影響を受けて，これに修正を加え，2004年に，「医師による死にゆくことの看取りのためのドイツ連邦医師会の諸原則」の改定版を出した．それにより，①患者の指示を定義し（「意思表示無能力となった場合に将来の治療についての承諾能力ある患者の文書または口頭の意思表示」），患者の指示で述べられた意思が医師を拘束する，②栄養および液体の補給は必ずしも基本看護に含まれない，という具合に変更された．

　【4】この動向に触発されて，公的ルール策定の動きも始まった．2002年のドイツ連邦議会審議会答申「最終報告書」『現代医療の倫理と法』（Ethik und Recht der Modernen Medizin）は，「死にゆくことの看取りと臨死介助」について問題提起をしていたが，[39] 2004年9月13日に『患者の指示に関する中間報告』（Zwischenbericht der Enquete-Kommission Ethik und Recht der modernen Medizin, Patientenverfügungen）を出した．[40]『中間報告』とあるが，同審議会の解散により，実質的には『最終報告』である．そこでは，入念な検討と事前指示に関するいくつかの提言（少数意見付）が行われている．とりわけ患者

の事前指示の射程範囲を，基本疾病が不可逆的であり，医学的な治療にもかかわらず死に至る事案に限定し，基本看護を患者指示によって除外することはできない，と提言している点を看過してはならない．しかも，有効条件として，書面主義を堅持すべきだとしている．かなり厳格な立場を打ち出したといえよう．提言実施のための法整備（特に民法1901b条に患者による事前指示のための規定創設）を提唱している．

　他方，2004年6月10日，司法大臣ツィプリース（Zypries）が設置した「末期における患者の自主性」を検討する作業部会が「報告書」(Patientenautonomie am Lebensende－Ethische, rechtliche und medizinische Aspekte zur Bewertung von Patientenverfügungen. Bericht der Arbeitgruppe "Patientenautonomie am Lebensende" vom 10. Juni 2004)[41]を出している．そこでは，終末期医療における自己決定権の尊重が説かれ，とりわけ推定的意思の尊重にウェイトが置かれている．これを受けて，2004年11月1日に患者の事前の指示に関する司法省第3次世話法改正法参事官草案が作成されたが，棚上げになり，2005年2月末に撤回された．

【5】さらに重要なのが，2005年6月2日に首相直属の国家倫理評議会（Nationaler Ethikrat）が出した「患者の指示――自己決定のひとつの道具立て」(Patientenverfügung－Ein Instrument der Selbstbestimmung) という報告書である[42]．本文では入念な検討が行われているが，ここでは紙数の関係で，最後にまとめられた勧告14のポイント（立法提言も含む）を簡潔に紹介しておくことにする．立法化には疑問点もあるが，論理は，日本の議論においても実に参考になる．

1．議論が積極的臨死介助の禁止に疑問を投げかけるものであってはならない．
2．決定能力を有する者は，将来に決定能力を失う場合に備えて，患

者の指示により，将来採られる医学的処置（生命維持処置を含む）についてそれを受けるか否かを決定する権利を有する．患者の指示の要件および射程範囲は，法律によって規定されなければならない．
3．患者の指示は，患者と医師，看護師，介護師，代理人もしくは近親者との間の法律関係に影響を及ぼすので，民法典の中に規定されるべきである．刑法においても補充的規制が望ましい．
4．立法者は，ある人が明確かつ十分に具体的にある医学的処置に関して決定した患者の指示が医師・看護師・介護師に対して拘束力を有することを明確にすべきである．
5．患者の指示の射程範囲と拘束力を疾病の特定の段階に限定すべきではない．
6．患者の指示の規律を行うと同時に，世話人および任意代理人の権限を法律上明確化すべきである．立法者は，本人が指名した代理人や裁判所が選任した世話人が患者の指示で定められた治療のあり方を，医師・看護師・介護師に対して，場合によっては近親者に対しても貫徹しなければならない，と命じるべきである．
7．患者が明確かつ十分に具体的に懸案の状況に関して自己決定した患者の指示は，たとえ世話人や代理人の視点から見れば患者の福祉に反している場合であっても，世話人や代理人に対して拘束力がある．
8．代理人や世話人が患者の指示を濫用している根拠が存在する場合には，後見裁判所の管轄を準備すべきである．さらに，立法者は，患者の指示の承認と解釈にあたり，世話人，医師，看護師もしくは介護師，および近親者の間に意見の相違が生じる場合には，世話人の決定について後見裁判所の許可を必要とすると規定すべきである．
9．当該患者の指示が存在しない場合，代理人と世話人の権限をそれぞれ区別して規定すべきである．
　　上記の場合，世話人は，被世話人の推定的意思に沿った被世話

の福祉に拘束されるべきである．世話人は，被世話人にとって死亡や相当程度重大かつ長期的な被害の危険と結び付く決定についてはすべて後見裁判所の許可を得なければならないようにすべきである．

　これに対して，任意代理人の決定権限は，委任状とそれによって与えられた裁量の余地に従うべきである．後見裁判所は，任意代理人が与えられた裁量の余地を越えていることに根拠がある場合にかぎり，管轄が認められるべきである．

10. 立法者は，書面またはそれに比肩しうる確実な証拠記録（ビデオテープ等）を患者の指示の有効要件とすべきである．この要件に合致しない表明は，推定的意思の探求にあたって斟酌されるべきものとする．
11. 患者の指示の有効性は，専門的知識に基づいた相談の先行に関わらしめるべきではない．
12. 患者の指示に現実性をもたせるべきである．
13. 立法者は，とりわけ認知症患者の増加を顧慮して，決定能力を有しない人が生きる意欲の徴候を示したときは，治療行為を拒絶する患者の指示の拘束力が取り消されることを明確にしなければならない．ただし，以下の場合には，このかぎりではない．
    a）医療に関する決定を行う状態が患者の指示の中に十分に具体的に記述されている場合．
    b）患者の指示が上述の生きる意欲の徴候に言及し，それが決定要素として重要性を有することを否定している場合．
    c）患者の指示が書面で作成され，またはそれに比肩しうる方法で確実に記録されている場合．および，
    d）患者の指示の作成に先立って適切な相談が行われている場合．
14. 患者の指示の有無は，養護施設の入所の要件にされてはならない．患者の指示は，決して経済的な目的で濫用されてはならない．

【6】以上の法曹界,医学界および政界の動きに触発されて,2006年には,ドイツ刑法学会でも,刑法改正を含む新たな「死にゆくことの看取り法対案(Alternativ-Entwurf Sterbebegleitung)」がハインツ・シェヒ(Heinz Schöch)やトルステン・ヴェレル(Torsten Verrel)ら24名の学者から提言された(43)。1986年の「臨死介助法対案(Alternativentwurf eines Gesetz über Sterbehilfe)(44)」に次ぐ立法化の提言ではあるが,賛否両論があり,連邦医師会の上記ガイドラインで柔軟に対応するのが趨勢のようである.

いずれにせよ,ドイツでは,可能なかぎり患者の意思を探求するのが趨勢であり,患者の事前指示が重視されている点を確認できる.

【7】(3)**尊厳死と病者の自己決定**　それでは,日本においてはどのように尊厳死と病者の自己決定の問題を考えればよいであろうか.

前述のように,筆者自身は,尊厳死(自然死)とは,「新たな延命技術の開発により患者が医療の客体にされること(「死の管理化」)に抵抗すべく,人工延命治療を拒否し,医師が患者を死にゆくにまかせることを許容すること」である,と定義しているが,患者・病者の自己決定を重視する考えには批判も多い.例えば,拙著に対して優れた書評をされた法哲学者の河見誠教授は,この中の「死の管理化」に着目され,「患者の明確な治療拒否の意思表示がない限り尊厳死が認められないとすれば,医療によりもたらされる死の管理化への抵抗は,不十分なものに留まることにならないだろうか」,「また逆に,個人の『自己決定』を強調しすぎる場合,意思による『死の管理化』の問題が生じうる,ということも考える必要があるのではないだろうか」(45),と説かれる.本稿との関係においても重要な指摘なるがゆえに,この点に関しては,誤解を解くべく,以下の点を再度確認しておきたい(46).

第1に,終末期医療にかかわらず,生命の発生の諸問題を含めて生命と法に関する諸問題において,筆者は,基本的に自己決定万能主義に警

鐘を鳴らしてきた．安楽死を例にとると，まず，その前提となる嘱託・同意殺人の可罰根拠については，「1人の人間は，個人とはいえ，単に個として孤立的に存在するものではない．同時に社会的存在である．個的存在と社会的存在とは不可分の関係にある．生命は，そのような存在を担う法価値である．そして，各個人は，その生命という法益の享受者なのである．……個としての存在が同時に社会的紐帯を有するところに人間の人間たる所以がる．それゆえ，法は，その社会の根幹を形成する個々の人間の生命の放棄を許容しえないのである[47]」，と説き，これを踏まえて，とりわけ積極的安楽死について，自己決定権を強調して正当化を論じる見解を批判的に検討して，そのような見解は「結局，法自体が人間の社会的存在としての側面を危殆化せしめることになる」し，また，「殺害による苦痛除去は，規範論理的に矛盾である[48]」，と説いている．このように，自己決定権を過度に強調する見解に対して，筆者は批判的立場であることを確認しておきたい．近時，宗岡嗣郎教授が「生命の自己所有と生命への自己決定」の問題を「共生」および「自由の法理」の根源まで掘り下げて批判的に検討して，私の立場を擁護しておられるのは[49]，正鵠を射ている．「自己決定権は重要だが，万能ではない[50]」という命題をここで再度確認したい．

第2に，自己決定権の問題を尊厳死の問題に当てはめて考えるとき，自己決定（権）の内容は，論者によって許容範囲に幅があり多様である．積極的な生命終結行為を自己決定権のみを根拠に許容する見解は，前述のように問題である．これに対して，尊厳死の場合は，「延命拒否（権）」という意味での自己決定（権）に本質がある．「人間の尊厳」の内容をカントに倣って「人間を手段としてのみ使ってはならない」という脈絡で理解すると[51]，そこには自ずと，合理的根拠のない強制を拒否する権利を保障する内容が含まれざるをえないように思われる．人工延命器具を中心とした侵襲的介入に対して，患者が拒否権を持たない以上，生死を病院に管理されきってしまうことになるのではなかろうか．筆者が主張

しているのは，その意味における自己決定権の尊重である．最高裁が輸血拒否権を認めたのも（最判平成12年2月29日民集54巻2号582頁），この脈絡で理解すべきである．したがって，「個人の『自己決定』を強調しすぎる場合，意思による『死の管理化』の問題が生じうる」という批判は，必ずしも説得力を持っているとは思われない．

第3に，「患者の明確な治療拒否の意思表示がない限り尊厳死が認められないとすれば，医療によりもたらされる死の管理化への抵抗は，不十分なものに留まることにならないだろうか」，という点も，若干の誤解があるように思われる．私見は，「患者の明確な治療拒否の意思表示がない限り尊厳死が認められない」というリジッドな見解ではない点を再確認しておきたい．筆者は，患者の延命拒否の意思を，①明確な場合，②十分に明確でない場合，③不明確な場合，という具合に3段階に分け，とりわけアメリカのニュージャージー州のコンロイ事件上告審判決（In re Conroy, 486 A. 2d 1209（1985））の3つのテストを意識しつつ，①の場合は当然にその意思を尊重してよく，②の場合も事前の意思表明に一定の合理的根拠があればこれを尊重してよいとし，③の場合は患者が単なる客体に貶められているような場合（例えば，臓器提供のためにだけ延命されているとか，実験の客体にされている場合）を除き，基本的に延命治療の中止は認められない，という見解を展開している．このうち，最も争いになるのは，②の場合であろう．この場合，私見によれば，コンロイ事件判決の説く制限的・客観的テスト（患者の治療拒否を推定せしめるある程度信頼に値する証拠があるとき，および患者の生存保持の負担が生存利益より明らかに重いと決定者が判断するとき，人工延命措置の差控え・撤去（抜去）を認める）をパスする場合が延命治療打切りの許容性の限界だと考えるので，この場合に許容範囲が限定されすぎている点に批判が向けられているものと思われる．すなわち，「もしそうだとすれば，尊厳死問題が生じてきた根幹にある，『1分1秒でも』可能な限り延命をすべきだという近代医療の『延命至上主義』それ自体

に対しては，正面からの問い直しが展開されていないことにならないだろうか」，と．

　このような批判の根底には，②の場合には（そして③の場合にも同様に）治療義務の限界をもっと緩やかに設定して広く延命治療の打切りを認めてよいし，そのためには患者の意思に厳格に固執する必要はない，とする考えがあるように思われる．確かに，このような考えは，ある意味では，現実的な解決策となり，医療現場にも歓迎されるかもしれない．しかし，他方で，それは，安易に第三者の判断を優先する方向に舵を切ることになりはしなかという危惧の念がある．そして，その立場は，例えば，1993年のイギリスのトニー・ブランド事件貴族院判決（Airedale NHS Trust v. Bland，［1993］1 All ER 821）に代表されるように，患者の意思に固執せずにむしろ「最善の利益（best interests）」判断で対応する考えに接近するように思われる．それがあらゆる場合に不当だとは思わないが，「最善の利益」テストの論理構造を明確に示さないと，安易な「他者決定」に途を譲ることになるのではないかと危惧する．

【8】（4）「物語としての生と身体」論と家族の役割　　以上と関連して，「物語としての生と身体」論の意義と問題性，さらには家族の役割について触れておきたい．

　河見教授は，「身体の尊重を，『1分1秒でも』身体的生命を延長することを求める『身体の絶対化』には結び付かせるべきではないだろう．それは身体を『肉体』として人工的制御のもとに置こうとすることであり，むしろ身体をモノ化，手段化し，侮辱的に破壊してしまう恐れがある」，と適切にも説かれる．この点に異論はない．問題は，その先にある．河見教授は，続けて，「人間として『死の過程』に突入しているにもかかわらず，『1分1秒でも』長く『肉体』を生かそうとすることは，『肉体』のみに身体の尊重，ひいては人間の尊厳性を矮小化しており，『肉体』に収まりきらない言わば『からだ』としての身体の存在性を無

視しているのではないか．その意味で，死の過程において『肉体としての生命』の尊重を無条件に貫くことは『人間としての生命』の尊重につながらず，むしろ人間の尊厳の尊重に反する恐れがあるということになろう[57]」，と説かれる．

確かに，「死の過程において『肉体としての生命』の尊重を無条件に貫くこと」は，問題がある．コンロイ事件判決（前出）が呈示した3つのテストのうちの純客観的テストを，代行判断の枠組みにおいてではなく，むしろ患者が単なる客体に貶められているような場合（例えば，臓器提供のためにだけ延命されているとか，実験の客体にされている場合）に採用して，治療義務の限界として人工延命治療を中止すべきだと考えているのである[58]．まさにこのような場合には，「人間を手段としてのみ扱ってはならない」というカントの命題に照らしても，「人間の尊厳」に反すると考えられる．しかし，むしろ問題とすべきは，河見教授が，「人が『死の過程』に入っているのを無理に引き戻そうとすることは，生命それ自体の尊厳に反する」との観点から，「身体がもはや生きようとしておらず，人間として『死の過程』に入っているときには，延命治療はむしろ原則的に行うべきでない」とされ，その「死の過程」とは「『人間として』の末期状態であり，人格的苦悩すらもはや不可能な状態（例えば遷延性植物状態や継続的激痛に苛まされ思考すら不可能に近い状態など）であることに加えて，身体全体として機能停止の段階に入りつつある状態である[59]」，とされている点である．はたして，この立論は，妥当であろうか．

確かに，遷延性植物状態患者は，尊厳死論議の対象の典型であるが，しかし，これも医学的には幅があり，救急医は絶望的でない以上，可能なかぎり救命措置をとるという．「死の過程」に入っているかどうかは，きわめて微妙であり，河見教授の見解だと，このような可能性も閉ざされてしまいはしないだろうか．ましてや，本人の意思から離れて，そのような判断を医師が下せるであろうか．また，「継続的激痛に苛まされ

思考すら不可能に近い状態」の患者をその範疇に入れてよいかも，疑問である．

【9】河見教授は，ここで，「単に生命を引き延ばすに過ぎないことが明らかな積極的延命治療（主因たる病気の治療のための治療や，蘇生術など）は，患者の明確な要望の意思表示がない限り原則的に行うべきでないし，反対に基本看護（必要な程度の水分や栄養補給）や疼痛緩和治療等は，患者の明確な拒否の意思表示がない限り原則的に行うべきであろう」としつつ，両者の間の「グレイゾーン」においては「延命治療一辺倒で対処することでは済まされない」として，「どう対処すべきかについての『対話空間』を当事者（患者，家族，医療者など）に開くこと」を提唱される．すなわち，「患者の明確な意思表示がある場合には，それを最大限尊重するべきであろうが，明確な意思表示がない場合でも，『当該患者にふさわしい』扱いであるかどうかという基準で他の当事者（まず第1位は家族などの近親者であり，それを医療者などがサポートする形になろう）が判断する余地が開かれる．何が『当該患者にふさわしい』か，というのは，家族の独断でも，医療上の判断であってもならず，……『患者の物語としての生』に基づくものでなければならない」[60]，と．

この「対話空間」への参加を基軸とした「物語としての生と身体」論は，確かに，魅力的なものである．そして，「たとえ遷延性植物状態になったとしても身体全体として『生きよう』とする方向に向かっているならば，身体はなおその個人の人間としての生を切り開こうとしていると思われる．もはや意識や意思や思考が停止してしまっているとしても，過去においてその人が形成してきた人生の物語は存在する」[61]という主張には，共感を覚える．「他者との新たな関係性」の展開可能性，あるいは「『からだ』を通してのコミュニケーションの可能性」を重視するこの立場は，結論において，存在論を志向する筆者の主張と重なる部分が

多い．しかし，「微妙に異なる帰結をもたらす」部分こそが重要である．それは，「延命治療に関する具体的な意思表示が過去に見られず，現在の意思が確認できない場合でも，その人生の物語から推測して，治療拒絶という生き方を選ぶであろうと確言しうるならば，家族など近親者による推定的意思判断を認めることが可能であろう」とされる点である．

　患者の現実の意思表示がない場合に，家族の意思による患者の意思の推定を広く認めようとする見解は，近時，刑法学者の佐伯仁志教授によっても唱えられている．もっとも，佐伯教授の見解は，「家族の意思と患者の意思が合致しない可能性が高いことを医師が特に知っている場合や，家族の判断が著しく不合理で患者の意思と合致しない可能性が高いと思われる場合のような，例外的場合を除いて，原則として家族の意思から患者の意思を推定することが許される」という限定が付いており，しかも，「問題は，家族の意思による推定を広く認めることが理想的かどうかではなく，認めない場合と比較してどちらが望ましいかである」，とされる点で，河見教授の見解と若干基本的スタンスが異なる．河見教授においては，「人格共同展開」の人間関係を構築してきた者として家族が位置づけられているので，より比重が重い．確かに，これは，傾聴に値する．しかし，2005年にアメリカ・フロリダ州で15年間も植物状態を続けたテレサ・シャイボさんの人工栄養補給チューブ取外しをめぐる問題で，取外しをシャイボさん本人が望んでいたという夫とそれを否定するシャイボさんの母親の意見が食い違い，政治家が介入するという問題にまで発展したケース等を考慮すると，安易に家族の判断を優先することもできない．また，後述の川崎協同病院事件が示すように，医療者がサポートするにせよ，医師が生命に関する自己の価値観を患者側に押し付けるような懸念もある．したがって，筆者は，濫用を警戒する「猜疑心」ある刑法学者としての性かもしれないが，「物語」を他者が改竄する懸念ないし「暗雲」を指摘しつつ，この問題に取り組まざるをえないと考える次第である．それは，決して「意思の絶対化」を主張するも

のではない．意思決定の一定の場合に，家族も重要な役割を果たすことを否定はできない．近時，法哲学者の山崎康仕教授が，自己決定権に一定の意義を認めつつも，「個人主義的な自己決定権を補完する，集合的なまたは集団的な自己決定権」を提唱されているのは(66)，あるいは私見と軌を一にするところがあるかもしれない．

【10】（5）司法の動向　では，この問題に司法はどのように対応しているのであろうか．最近，いわゆる川崎協同病院事件第1審判決（横浜地判平成17年3月25日判例タイムズ1185号114頁）は，東海大学病院「安楽死」事件判決（横浜地判平成7年3月28日（前出））以来10年ぶりにこの問題に言及した(67)．争点は，本件抜管行為が，治療不可能で回復の見込みがなく死が不可避な末期状態において，治療を中止すべく被害者の意思を推定するに足りる家族の強い意思表示を受けて，被害者に自然の死を迎えさせるために治療行為の中止としてなされたものであり，東海大学病院事件判決の説示に照らしても実質的違法性ないし可罰的違法性がないかどうか，であった．横浜地裁第4刑事部は，次のような論理を展開してこの主張を否定し，被告人を懲役3年執行猶予5年に処する判決を下した（被告人控訴）．

① 治療中止は，患者の自己決定の尊重と医学的判断に基づく治療義務の限界を根拠として認められる．これは，生命の尊貴さを前提としつつ，自己の生き方の最後の選択としての死の迎え方・死に方の問題である．実行可能な医療行為のすべてを行うことが望ましいとは必ずしもいえない．
② 終末期における患者の自己決定の尊重は，自殺や死ぬ権利を認めるというものではなく，あくまでも人間の尊厳，幸福追求権の発露として，各人が人間存在としての自己の生き方，生き様を自分で決め，それを実行してことを貫徹し，全うする結果，最後の生き方，

すなわち死の迎え方を自分で決めることができるということのいわば反射的なものである．
③　自己決定には，回復の見込みがなく死が目前に迫っていること，それを患者が正確に理解し判断能力を保持しているということが不可欠の前提である．回復不能でその死期が切迫していることについては，医学的に行うべき治療や検査等を尽くし，他の医師の意見等も徴して確定的な診断がなされるべきであって，あくまでも「疑わしきは生命の利益に」という原則の下に慎重な判断をすべきである．
④　自己決定の前提として十分な情報（病状，考えられる治療・対処法，死期の見通し等）が提供され，それについての十分な説明がなされていること，患者の任意かつ真意に基づいた意思の表明がなされていることが必要である．
⑤　病状の進行，容体の悪化等から，患者本人の任意な自己決定及びその意思の表明や真意の直接の確認ができない場合には，前記自己決定の趣旨にできるだけ沿い，これを尊重できるように，患者の真意を探求していくほかない．
⑥　その真意探求に当たっては，本人の事前の意思が記録化されているもの（リビング・ウイル等）や同居している家族等，患者の生き方・考え方等を良く知る者による患者の意思の推測等もその確認の有力な手がかりとなる．その探求にもかかわらず真意が不明であれば，「疑わしきは生命の利益に」医師は患者の生命保護を優先させ，医学的に最も適応した諸措置を継続すべきである．
⑦　医師が可能な限りの適切な治療を尽くし医学的に有効な治療が限界に達している状況に至れば，患者が望んでいる場合であっても，それが医学的にみて有害あるいは意味がないと判断される治療については，医師においてその治療を続ける義務，あるいは，それを行う義務は法的にはない．
⑧　この際の医師の判断はあくまでも医学的な治療の有効性等に限ら

れるべきである．医師があるべき死の迎え方を患者に助言することはもちろん許されるが，それはあくまでも参考意見に止めるべきであって，本人の死に方に関する価値判断を医師が患者に代わって行うことは，相当でない．

　これらの枠組みのうち，⑦の治療義務限界論については，なお不明確な部分があり，問題があると思われるが，自己決定権アプローチの部分は，私見に近いものであり，妥当なものと思われる．特に，④で自己決定について患者の任意かつ真意に基づいた意思の表明がなされていることを原則としつつ，⑤で病状の進行，容体の悪化等から，患者本人の任意な自己決定及びその意思の表明や真意の直接の確認ができない場合には，前記自己決定の趣旨にできるだけ沿い，これを尊重できるように，患者の真意を探求していくほかない，としている点，そして，⑥でその真意探求に当たっては，本人の事前の意思が記録化されているもの（リビング・ウイル等）や同居している家族等，患者の生き方・考え方等を良く知る者による患者の意思の推測等もその確認の有力な手がかりとなる，としている点は重要である．さらには，その探求にもかかわらず真意が不明であれば，「疑わしきは生命の利益に」医師は患者の生命保護を優先させ，医学的に最も適応した諸措置を継続すべきである，としている点も看過してはならない．これらは，筆者の考えからも支持できる内容である．ただ，「患者の真意の探求」に際して家族等による「患者の意思の推測」について，前述の河見教授の理解と私とでは，前述のように許容度が異なるように思われる．

　ところが，第2審判決（東京高判平成19年2月28日判例タイムズ1237号153頁[68]）は，自己決定権アプローチには批判的であり，現実的な意思の確認といってもフィクションにならざるをえないとの立場から，刑法解釈論上無理があるとし，治療義務の限界というアプローチにも批判的である（本件は上告中）．筆者自身は，第2審判決の自己決定権アプロ

ーチ批判の論理に疑問を覚える．これまでの学説の努力をまったく考慮せず，しかもそれでいて，「尊厳死の問題を解決するには，尊厳死を許容する法律の制定ないしこれに代わり得るガイドラインの策定が必要である」とルール化を説くが，何ら論理も示さずに「ルールを皆で作れ」というのは，無責任と思われる．ともかく，われわれは，その批判を克服する理論的努力をさらに積み重ねる必要がある．そして，自己の生を最期まで自分らしく生きることを保障する重要な砦として患者の延命拒否権を位置づけ，川崎協同病院事件第１審判決も説くように，可能なかぎり「患者の真意の探求」の途を模索すべきだと考える．

【11】（6）尊厳死問題の法的・倫理的ルール化　　最後に，ルール化について述べておこう．まず，尊厳死問題を考えるうえで重要な基本的視点を確認しておく必要がある[69]．

第１に，「疑わしきは生命の利益に（in dubio pro vita）」という基本的視点は不可欠である．この原則は，生命の尊重および平等性の保障を与えるものであり，人工延命治療を最初から施さない場合，あるいは中止する場合，そこに合理的な疑念が存在する以上，生命に不利益に解釈してはならないことを意味する．「疑わしきは生命の利益に」の原則は，具体的には，例えば，本人の意思を何ら確認することなく，医師が一方的に当該延命治療について「無意味」とか「無益」という価値判断を押し付けてはならないことを意味する．

第２に，「人間の尊厳」を保障することである．これは，生存権の保障と生命の平等性の保障を当然含むほか，患者を医療技術の単なる客体に貶めること（人間を手段としてのみ用いること）を避けるよう要請する．もちろん，過剰な延命が「人間の尊厳」を侵害する場合とはどのような場合かをより具体的に呈示する必要がある．少なくとも，移植用の臓器確保のためにだけ，あるいは人体実験のためにのみ延命する場合は，それに該当するといえよう．

第3に，対象の明確化が必要である．典型例とされるいわゆる植物状態患者の病状も多様であり，遷延性植物状態（PVS）の段階からそこに至らない程度のものまであるのでその慎重な把握が必要であるし，がんの末期患者の病状も多様であるのでその慎重な把握も必要である．また，慢性疾患や認知症の場合もあるし，救急患者の場合もある．さらには，筋萎縮性側索硬化症（ALS）のような難病患者の場合もある．治療中止が患者の自己決定権に由来するとはいえ，その権利は「死ぬ権利」を認めたものではなく，死の迎え方ないし死に至る過程についての選択権を認めたにすぎない点，および差控え・打切り対象となる延命治療の内容も，人工呼吸器，人工栄養補給，化学療法等多様であることを再確認する必要がある．ちなみに，重大な侵襲を伴わない水分や栄養分の補給については，前述のようにドイツでも争いがある．すべてを差控え・打切りの対象にしてよいとする見解もあるが，本人が栄養分・水分のすべてについて拒否をしていない以上，最低限それらは（特に水分は水浮腫のような例外を除き）補給することが「人間の尊厳」に適した段階的な治療解除であると思われる．

　第4に，患者の意思の確認が重要である．厳密には，それも，いくつかの場合分けが必要である．そこで，つぎに，その場合分けをしつつ，「患者の事前指示」について検討する．

【12】まず，「患者の事前指示」のように，患者の延命拒否の意思が明確な場合は，患者が延命治療当時に直接意思表示ができかつ延命拒否の意思表示をしていた場合と同様，患者の意思を尊重して，かりに患者が死亡しても，法的に民事・刑事の責任を負わないであろう．より厳密には，延命治療当時には直接意思表示ができなかったが，一定期間内の事前の明確な意思表示がある場合，原則としてその意思が継続しているとみることができ，基本的にその意思に拘束力があると解釈してもよいと思われる．リビング・ウィルやアドバンス・ディレクティヴないし事前

の指示は，そのかぎりで尊重してよいと考える．ドイツの連邦議会審議会答申および国家倫理評議会の報告書は，そのかぎりで妥当な方向性を示している．

しかし，「患者の事前指示」やリビング・ウィルの拘束力については，かねてより，その場面に直面した場合と事前の健常時の判断状況とでは（情報を含め）格差があるという観点から，その後の意思の変更可能性に関する疑念がある．当然ながら，この点については，事前の意思表示の撤回を保障することが重要である．同時に，延命治療の差控え・中止の決断を迫られる場面とはいかなるものかを広く情報提供しておくことも重要だと思われる．また，ドイツの議論では，書面に固執する傾向が強いが，アメリカの議論に見られる「明白かつ説得力ある証拠（clear and convincing evidence）」（複数人の証言に基づくもの）があれば，口頭でも認めるべきではないかと考える．

とはいえ，現実には患者の意思が必ずしも十分に明確でない場合やまったく明確でない場合が多いという現実がある．前者の場合には，前述のアメリカの判例理論のような「代行判断（substituted judgment）」ないしドイツの議論に見られる推定的同意を考えざるをえない．問題は，どのような場合に誰が代行判断をすることが許されるか，である．ドイツの判例理論では，必ずしも明確でない．これに対して，前述のアメリカのコンロイ事件上告審判決では，代行判断の際の代行決定方式として，（a）主観的テスト（代行決定者が患者の願望を十分に知ったうえで明確な証拠に基づいて決定する），（b）制限的・客観的テスト（患者の治療拒否を推定せしめるある程度信頼に値する証拠があるとき，および患者の生命保持の負担が生存利益より明らかに重いと決定者が判断するとき，差控え・撤去〔抜去〕を認める），そして，（c）純客観的テスト（患者の生の負担が生存利益より明らかに重く，治療実施がインヒューマンなものになる場合，主観的証拠なしで差控え・撤去〔抜去〕を認める）というテストが呈示された．主観的テストは患者本人の意思と同視

してよいであろうし，制限的客観的テストも患者の意思の手がかりを探りつつ客観的状況を加味して判断するというものであるから，客観面の状況把握をきめ細かく行う体制が整えば考慮に値すると思われる．しかし，純客観的テストは，すでに代行判断の枠組みを超えるものであり，例えば，遷延性植物状態の患者を単なる人体実験の客体としてのみ延命するとか，臓器確保のためにだけ延命する場合が考えられるが，むしろこのような過剰な延命措置の場合には「人間の尊厳」に反するという論理で延命治療を打ち切るべきであると思われる．以上の点に留意すれば，これは，日本でも導入可能なテストであると思われる．

　患者の意思がまったく不明確な場合には，なお「代行判断」を採用できるか，疑問である．アメリカでは，家族の意思だけで代行判断を認めたケースもあるが，問題である．家族の判断は複数人にわたることもあり，確認しにくいケースもある．正確な情報提供ないし説明が誰に対してなされたかも，重要な要因となる．また，仮に正確な情報が家族に伝わっていて，家族が判断を迫られた場合，家族が本人に代わって本当にこの種の問題について判断できるか，あるいはその判断が適法性を導けるかは，もう少し慎重に議論する必要がある．近時，前述のように，家族の意思による推定を認めることを支持する有力説も出はじめたが，家族の有り様が多様なだけに，疑問がある．それが認められるのは，患者本人の延命拒否の意思の合理的な推定が可能な場合に限定されるべきものと思われる．

　この点について，前述の川崎協同病院事件第1審判決が，患者の自己決定権（延命拒否権）を尊重しつつ，「病状の進行，容体の悪化等から，患者本人の任意な自己決定及びその意思の表明や真意の直接の確認ができない場合には，前記自己決定の趣旨にできるだけ沿い，これを尊重できるように，患者の真意を探求していくほかない」とし，しかも，「その真意探求に当たっては，本人の事前の意思が記録化されているもの（リビング・ウィル等）や同居している家族等，患者の生き方・考え方

等を良く知る者による患者の意思の推測等もその確認の有力な手がかりとなる」とした点は評価できる．そして，その探求にもかかわらず真意が不明であれば，「疑わしきは生命の利益に」の原則に則り，患者の生命保護を優先させるべきである．

【13】残る課題は，ルール化の方法である．患者の事前指示（アドバンス・ディレクティヴ）ないしリビング・ウィル（書面による生前の意思表示）については，患者の意思を尊重するにせよ，立法というハードな方式（ハードロー）ではなく，選択肢としては，書面に限らず多様な方式を採用するガイドライン方式（ソフトロー）のような柔軟な対応をする方が妥当ではないかと思われる．なぜなら，立法化は，技術的にかなりの困難を伴い，必ずや拡張解釈が繰り返されるだろうからである．もちろん，ガイドラインの場合でも，患者の意思の確認には慎重さが要求され，意思確認を繰り返し行う必要がある．

以上の観点から，私は，暫定的ながら，「あらゆる病態に共通の人工延命治療差控え・中止の基本的ガイドライン」と「病態ごとの人工延命治療差控え・中止の基本的ガイドライン」から成る「尊厳死問題ガイドライン要綱私案[70]」を提言したことがある．そして，公的ガイドライン策定の動向も，厚生労働省「終末期医療の決定プロセスのあり方に関する検討会」（樋口範雄座長）が2006年に厚生労働省「終末期医療に関するガイドライン」（たたき台）を出した後，2007年5月には，周知のように，「終末期医療の決定プロセスに関するガイドライン[71]」を公表した．これについて若干のコメントを述べておく．膠着状態にある喫緊の問題について，手続面という限定ではあれ，チーム医療を基軸として患者の意思の尊重を中心に各界の議論を集約して公的ガイドラインを策定したことは，評価できる．しかし，患者の意思が不明確な場合の取扱いや倫理委員会の質の確保の問題，さらには病態ごとの扱いといった繊細な部分の関連学会のガイドラインとの整合性等，細部では課題が多い[72]．これ

を出発点として，さらに洗練したガイドラインが策定されることを期待する．

【14】その他，厚生労働省厚生科学研究「がん医療における緩和医療及び精神腫瘍学のあり方と普及に関する研究班」「苦痛緩和のための鎮静に関するガイドライン」(2004年)，日本医師会「終末期医療に関するガイドライン」(2008年)[73]，日本救急医学会・救急医療における終末期医療のあり方に関する特別委員会「救急医療における終末期医療に関する提言（ガイドライン）」(2007年) 等，関連医学界の動きも活発になってきた．とりわけ日本救急医学会のガイドラインは，本人の意思が確認できない場合，家族の意思だけでも人工延命治療の差控え・中止を認めるという内容が盛り込まれているが，果たして法的にそれが許されるであろうか，なお疑問も残る．ということは，患者本人が明確な意思表示または何らかの手がかりとなる意思表示をしていない以上，現段階では問題点の解決にはならないということであろうか．さらに検討を要するが，詳細は別途論じてみたい．さらに，今後の課題として，成年後見人制度を絡ませる場合には，立法論議が出てくるであろう．フランスの尊厳死法（2005年）[74]の今後の運用等もフォローする必要がある．オープンな議論を踏まえて，具体的提言を深化させていきたい．

5．結　語

以上，終末期医療における病者の自己決定の意義と限界について論じてきた．「自己決定は重要だが，万能ではない」という命題は，ある程度論証できたのではないかと思われるが，なお論証が不十分なところがあることも否めない．特に，自己決定の視点では賄いきれない場面（例えば，意思決定能力が減退した成人や子どもの場合）で，医師の裁量ないし「最善の利益」テストの持つ意味については，もう少し論じたかっ

たが，本稿では，紙数の関係で断念せざるをえない．

　いずれにせよ，この種の領域では，法の役割ないし守備範囲は限定されざるをえない．法律（特に刑法）は，基本的に踏み外してはならない外枠を規律するところに意義がある．むしろ，医療現場では，適正な生命倫理ないし医療倫理を踏まえた対応こそ，患者および患者を支える家族等の支えとなるように思われる．法律と生命倫理・医療倫理は，その意味で，相互補完的にこの問題に連携して取り組む必要がある．同時に，今後の実践的重要課題としては，医療現場でのコミュニケーション・スキルの向上，終末期医療体制・緩和医療体制の整備を忘れてはならない．法的・倫理的な規範的ルールだけでは，対応が不十分であることを強調して擱筆する．

注

（1）甲斐克則『尊厳死と刑法［医事刑法研究　第2巻］』（2004・成文堂）の随所参照．本書の書評として，伊東研祐・ジュリスト1285号（2005）7頁，秋葉悦子・年報医事法学20（2005）176頁以下がある．

（2）甲斐克則『安楽死と刑法［医事刑法研究　第1巻］』（2003・成文堂）（本書の書評として，町野朔・法学教室275号（2003）75頁，佐久間修・現代刑事法5巻1号（2004）84頁以下，井田良・年報医事法学19（2004）208頁以下，石井トク・Quality Nursing vol.10 no.1（2004）88頁がある．），同・前出注（1）『尊厳死と刑法』，同『医事刑法への旅Ⅰ』（2004・現代法律出版），同『医事刑法への旅Ⅰ（新版）』（2006・イウス出版）等（他の論文は後出）参照．

（3）甲斐・前出注（2）『安楽死と刑法』25頁．

（4）甲斐・前出注（2）『安楽死と刑法』5頁．

（5）甲斐・前出注（2）『安楽死と刑法』2頁．

（6）小俣一郎『ナチス　もう一つの大罪──「安楽死」とドイツ精神医学』（1995・人文書院）参照．また，Ernst Klee,》Euthanasie《 im NS-Staat.

Die 》Vernichtung lebensunwerten Lebens《. 3. Aufl. 1983は貴重な研究書であり，邦訳として，エルンスト・クレー（松下正明訳）『第三帝国と安楽死―生きるに値しない生命の抹殺―』（1999・批評社）がある．
（7）Karl Binding und Alfred Hoche, Die Freigabe der Vernichtung lebensunwerten Lebens. Ihr Maß und ihre Form. 2. Aufl. 1922. 初版は1920年である．
（8）世界の安楽死論議の最新の情報を提供する文献として，Marc Groenhuijsen／Floris van Laanen (ed.), Euthanasia and Comparative Perspective. 2006,（Wolf Legal Publishers. The Netherlands）がある．本書は，2006年7月にオランダのユトレヒトで開催された第17回比較法国際会議の刑法部会の記録であり，12カ国の報告論文が掲載されている．筆者もKatsunori Kai, Euthanasia in Japanese Law（pp. 187-194）として寄稿している．
（9）詳細については，甲斐・前出注（1）『安楽死と刑法』34頁以下参照．
（10）甲斐・前出注（2）『安楽死と刑法』42頁以下参照．
（11）例えば，森鴎外『高瀬舟』参照．
（12）福田雅章『日本の社会文化構造と人権』（2002・明石書店）327頁．
（13）詳細については甲斐・前出注（2）『安楽死と刑法』38頁以下参照．この主張は，同書所収の初出論文（1981年）以来の筆者の主張である．
（14）この点について根本から鋭い問題提起をしているのが，ヘルガ・クーゼ（飯田亘之・石川悦久・小野谷加奈恵・片桐茂博・水野俊誠訳）『生命の神聖性説批判』（2006・東信堂）である．
（15）宗岡嗣郎「自由の法理――共生の現実の中で――」三島淑臣教授古稀祝賀『自由と正義の法理念』（2003・成文堂）43頁以下，特に46-49頁参照．なお，最近の重要文献として，山崎康仕「『死の迎え方』と自己決定権」法の理論26号（2007）83頁以下があり，「個人主義的な自己決定権を補完する，集合的なまたは集団的な自己決定権」を提唱する（101頁以下）．
（16）甲斐・前出注（2）『安楽死と刑法』65頁以下，115頁以下参照．

（17）小野清一郎「安楽死の問題」同著『刑罰の本質について，その他』（1955・有斐閣）211頁．
（18）井田良・年報医事法学19号（2004）208頁以下（これは甲斐・前出注（２）『安楽死と刑法』の書評である），同『刑法総論の理論構造』（2005・成文堂）210頁注13，同「終末期医療と刑法」ジュリスト1339号（2007）40頁．
（19）加藤久雄『ポストゲノム社会における医事刑法入門［新訂補正版］』（2005・東京法令）465頁．なお，495頁および503頁参照．加藤教授自身は，積極的安楽死適法論ではないようである．さらに，町野朔「違法論としての安楽死・尊厳死──複合的な視点──」現代刑事法２巻６号（2000）39頁参照．
（20）オランダの安楽死論議の詳細については，山下邦也『オランダの安楽死』（2006・成文堂），ペーター・タック（甲斐克則訳）『オランダ医事刑法の展開──安楽死・中絶・臓器移植──』（2008・慶應義塾大学出版会）の第１章，第２章，第３章参照．なお，ペーター・タック（甲斐克則訳）「オランダにおける緩和的鎮静と安楽死」ジュリスト1308号（2006）102頁以下は，同書第２章に一部修正のうえ収録されるが，「緩和的鎮静に関するガイドライン」（2005年）により，日本でいう間接的安楽死の問題を克服した点が興味深い．
（21）詳細については，甲斐・前出注（２）『安楽死と刑法』157頁以下参照．
（22）詳細については，甲斐・前出注（２）『安楽死と刑法』41頁以下参照．
（23）詳細については，甲斐・前出注（２）『医事刑法への旅Ⅰ（新版）』208頁以下参照．
（24）State of Oregon v. Ashcroft, 192 F. Supp. 2d. 1077.
（25）GONZALES, ATTORNEY GENERAL, ET AL. V. OREGON ET AL. 546 U.S Ⅰ（2006）.
（26）詳細については，甲斐・前出注（２）『安楽死と刑法』65頁以下および同・前出注（２）『医事刑法への旅Ⅰ（新版）』213頁以下参照．

(27) Case of Pretty v. The United Kingdom, 29 July 2002 Reports of Judgements and Decisions 2002 Ⅲ. 本件および本判決については，児玉聡「ダイアン・プリティ裁判：積極的安楽死を求める英国のMND患者」日本生命倫理学会ニューズレター22号（2002）をはじめ，同氏のホームページ http://plaza.umin.ac.jp/~kodama/bioethics/pretty.html 掲載の諸論稿および同ホームページの関連リンク参照．また，詳細については，甲斐克則「自殺幇助と患者の『死ぬ権利』：難病患者の「死ぬ権利」を否定した事例――Pretty判決――」戸波江二ほか編『ヨーロッパ人権裁判所判決』（2008信山社・近刊）参照．なお，中井亜弓「身体的理由により自殺できない患者に対する積極的臨死介助の許容性について――ドイツにおける議論の検討を中心として――」法学政治学論究63号（2004）63頁以下，特に82－83頁の注（7）も，本判決に言及する．

(28) この点については，甲斐・前出注（2）『安楽死と刑法』25頁参照．

(29) その理由は，ヨーロッパ人権裁判所の判例法によれば，積極的義務が生じるような場合，それらは絶対的なものではなく，むしろ当局に対して不可能あるいは不均衡な負担を課さないような仕方で解釈されるべきである，というものである．従来，積極的義務は，以下の3つの状況において発生すると判断されてきた．すなわち，①国家が，自由を奪われた人の健康を保護する義務を負う場合，②国家が，その法域内で自由を奪われた人々が私人の手によって拷問や他の禁じられた処遇にさらされないことを確実にする措置を講ずることが求められる場合，③国家が，個人との関係で，他者の手による彼に対する非人道的もしくは屈辱的な処遇を課すという結果になる措置を講ずることを計画する場合，である．しかし，本判決は，この状況のどれもが申立人のケースとは関連がなかった，と判断した．というのは，彼女は，誰かから虐待されていたわけではなく，治療がなされていないことに不満を述べていたわけではなく，また国家の措置が彼女に対して講じられていたわけでもなかったからである．

(30) もちろん，申立人の主張を擁護する声も根強くある．児玉聡「ピータ

ー・シンガー『Mr Bとダイアン・プリティ：コメント』，ジョン・キーオン「Mr Bの事件：自殺のすべり坂か？」http://www.ethics.bun.kyoto-u.ac.jp/~fine/newsletter/n14b2.html 参照．なお，類似の事件として，オリバー・レスリー・バーク事件（Oliver Leslie Burke v General Medical Council；Ms B v. An NHS Hospital Trust. High Count of Justice Family Division Prinpal Registry Friday 22nd March, 2002）があるが，紙幅の関係で割愛する．別途取り上げたい．

(31) 東海大学病院事件当時の議論については，甲斐・前出注（2）157頁以下参照．

(32) これらの事件を中心に近年の状況を詳細にフォローした報道のまとめとして，北日本新聞編集局編『いのちの回廊』（2006・北日本新聞）参照．なお，あまり目立たないが，筋萎縮性側索硬化症（ALS）の患者に対する母親による人工呼吸器の取外しに関する刑事判例（有罪例）として，横浜地判平成17・2・14（判例集未登載）がある（山本輝之「家人による在宅患者の人工呼吸器の取外し」宇都木伸＝町野朔＝平林勝政＝甲斐克則編『医事法判例百選』（2006・有斐閣）198−199頁参照）．

(33) 最近の立法提言として，日本尊厳死協会東海支部編著『私が決める尊厳死──「不治かつ末期」の具体的提案』（2007・中日新聞社）がある．

(34) 本判決の詳細については，甲斐克則「終末期医療・尊厳死と医師の刑事責任──川崎協同病院事件第一審判決に寄せて──」ジュリスト1293号（2005）98頁以下参照．

(35) 本判決の詳細については，甲斐・前出注（1）『尊厳死と刑法』233頁以下参照．なお，以下のドイツの議論については，甲斐克則「ドイツにおける終末期医療をめぐる法的・倫理的論議の最近の動向」年報医事法学22（2007）213頁以下および同「尊厳死問題と法的・倫理的ルール化」『生命医療・法と倫理』（2007・早稲田大学）Vol.2 1頁以下で論じたものである．

(36) 詳細については，甲斐・前出注（1）『尊厳死と刑法』254頁以下参照．

(37) 詳細については，甲斐・前出注（1）『尊厳死と刑法』255頁参照．

(38) 詳細については，武藤眞朗「人工栄養補給の停止と患者の意思」東洋法学49巻1号（2005）1頁以下，特に12頁以下参照．

(39) Deutscher Bundes Referat Öffentlichkeit (Hrsg.), Enquete-Kommission. Recht und Ethik der modernen Medizin. Schlussbericht, 2002, SS. 428-437.

(40) この邦訳として，ドイツ連邦議会審議会中間答申（山本達監訳・松田純・宮島光志・馬淵浩二訳）『人間らしい死と自己決定――終末期における事前指示――』（2006・知泉書館）がある．以下，この中間答申については，同訳書による．同書では，ドイツにおける終末期医療と自己決定の問題が詳細に論じられており，また，ヨーロッパ諸国の動向も紹介されている．

(41) http://www.bmj.bund.de/media/archive/695.pdf.

(42) 詳細については，カタリナ・ガウヘル「患者の自己決定権と臨死介助の規制――自己決定の手段としての患者指示に関するドイツ国家倫理評議会の報告（翻訳と解説）――」生命と医療・法と倫理 Vol.1（2006・早稲田大学）36頁以下参照．

(43) GA 2005, S.553ff. 邦訳として，ドイツ語圏対案教授陣著（吉田敏雄訳）「対案 臨死介護（1）（2）（3・完）」北海学園大学 法学研究42巻1号（2006）317頁以下，42巻2号121頁以下，42巻3号99頁以下がある．ただし，「臨死介護」という訳語には疑問がある．

(44) 詳細については，甲斐・前出注（2）『安楽死と刑法』80頁以下参照．

(45) 河見誠「人間の尊厳と死の管理化――甲斐克則『尊厳死と刑法』を読んで――」法の理論24号（2005）160-161頁．なお，私見に言及するものとして，ホセ・ヨンパルト＝秋葉悦子『人間の尊厳と生命倫理・生命法』（2006・成文堂）93頁，秋葉・前出注（1）176頁以下，町野・前出注（2）75頁，伊東・前出注（1）7頁参照．

(46) 甲斐克則「尊厳死問題における患者の自己決定のアポリア――河見誠助教授の批判に答える――」法の理論24号（2005）173頁以下．

(47) 甲斐・前出注（2）『安楽死と刑法』25頁.
(48) 甲斐・前出注（2）『安楽死と刑法』41頁.
(49) 宗岡・前出注（15）43頁以下，特に46頁以下参照.
(50) 甲斐・前出注（2）『安楽死と刑法』5頁.
(51) 「人間の尊厳」の詳細については，甲斐克則『被験者保護と刑法』（2005・成文堂）1頁以下および11頁以下，同「人体構成体の取扱いと『人間の尊厳』」法の理論26号（2007）3頁以下等において論じておいたので参照されたい.
(52) この輸血拒否事例および最高裁判例については，甲斐・前出注（2）『医事刑法への旅Ⅰ（新版）』53頁以下，特に57頁以下参照.
(53) 甲斐・前出注（1）『尊厳死と刑法』92頁以下，209頁以下，286頁以下参照.
(54) 河見・前出注（45）163頁.
(55) トニー・ブランド事件上院判決を含めたこの問題の詳細については，甲斐・前出注（1）『尊厳死と刑法』271頁以下参照. なお，秋葉・前出注（45）『人間の尊厳と生命倫理・生命法』81頁以下は，主観的基準による解決の問題点を指摘し，「尊厳死問題の真の解決は，本来は『先端医療技術の適正な使用』という客観的な基準によって図られるべきである」，と説かれる（91頁）. 趣旨は理解できるが，主観的基準と客観的基準の二者択一という図式で割り切れるかは，疑問がある.
(56) 河見・前出注（45）165頁.
(57) 河見・前出注（45）165頁.
(58) 甲斐・前出注（1）『尊厳死と刑法』211頁参照. なお，甲斐・前出注（34）103頁参照.
(59) 河見・前出注（45）166頁.
(60) 河見・前出注（45）166－167頁.
(61) 河見・前出注（45）167頁.
(62) 河見・前出注（45）168頁.

(63) 佐伯仁志「末期医療と患者の意思・家族の意思」樋口範雄編著『ケース・スタディ 生命倫理と法』（2004・ジュリスト増刊）86頁以下．

(64) 佐伯・前出注（63）90-91頁．

(65) 本件の詳細については，佐藤雄一郎「PVS患者の治療中止と政治的介入との関係をめぐって——アメリカ合衆国・フロリダ州の一事例から——」生命倫理15巻1号（2005）135頁以下，谷直之「シャイボ事件——アメリカ合衆国における尊厳死をめぐる新展開——」同志社法学57巻6号（2006）355頁以下，同「尊厳死に関する一考察——アメリカ合衆国の議論を素材として——」刑法雑誌46巻3号（2007）25頁以下等参照．

(66) 山崎・前出注（15）101頁以下．

(67) 事案は，以下のとおりである．被告人（川崎協同病院の呼吸器内科部長）は，昭和60年ころから主治医として担当していた患者Iが，平成10年11月2日から気管支喘息重積発作に伴う低酸素性能損傷で意識が回復しないまま入院し，治療中の患者Iについて，延命を続けることでその肉体が細菌に冒されるなどして汚れていく前に，Iにとって異物である気道確保のために鼻から気管内に挿入されているチューブを取り去ってできるかぎり自然なかたちで息を引き取らせて看取りたいとの気持ちをいだき，同月16日午後6時ころ，同病院南2階病棟228号室において，患者I（当時58歳）に対し，前記気管内チューブを抜き取り呼吸確保の措置を取らなければIが死亡することを認識しながら，あえてそのチューブを抜き取り，呼吸を確保する処置を取らずに死亡するのを待った．ところが，予期に反して，Iが「ぜいぜい」などと音を出しながら身体を海老のように反り返らせるなどして苦しそうに見える呼吸を繰り返し，鎮静剤を多量に投与してもその呼吸を鎮めることができなかったことから，そのような状態を在室していた幼児を含むその家族らに見せ続けることは好ましくないと考え，このうえは，筋弛緩剤で呼吸筋を弛緩させて窒息死させようと決意し，同日午後7時ころ，事情を知らない准看護婦（当時24歳）に命じて，注射器に詰められた非脱分極性筋弛緩薬である臭化パンクロニウム注射液（商品

名「ミオブロック注射液」）を，Ｉの中心静脈に注入させて，まもなくその呼吸を停止させ，同日午後7時11分ころ，同室において，Ｉを呼吸筋弛緩に基づく窒息により死亡させて殺害した．なお，家族の同意があったか否かについて，第1審はこれを否定し，第2審（後出）はこれを肯定した．なお，第1審判決の詳細な分析については，甲斐・前出注（34）98頁以下のほか，同「末期患者への治療の中止──川崎協同病院事件」判例セレクト2005（2006）33頁，辰井聡子「重篤な患者への治療の中止──川崎協同病院事件第1審判決──」平成17年度重要判例解説・ジュリスト1313号（2006）165頁以下，小林憲太郎「治療中止の許容性の限界──川崎協同病院事件──」刑事法ジャーナル2号（2006）84頁以下，加藤摩耶「末期医療における患者の死に直結しうる治療中止の許容要件──川崎協同病院事件（第1審判決）──」年報医事法学21号（2006）142頁以下参照．

(68) 第2審判決は，家族の同意があったとして，被告人を懲役1年6月執行猶予3年に処した．同判決については，町野朔「患者の自己決定権と医師の治療義務──川崎協同病院事件控訴審判決を契機として──」刑事法ジャーナル8号（2007）47頁以下が批判的に検討している．

(69) この基本的視点は，甲斐・前出注（34）98頁以下のほか，同「法律からみた尊厳死」医療情報センター編『尊厳死を考える』（2006・中央法規）77頁以下（同書には他に医学者，哲学者，マスコミ関係者も寄稿していて有益であるので併せて参照されたい），同「尊厳死・安楽死をめぐる法と倫理」麻酔55巻増刊号（2006）93頁以下，同「尊厳死問題と法的・倫理的ルール化」生命医療・法と倫理2巻（2007・早稲田大学）1頁以下においても示している．

(70) これは，甲斐・前出注（69）「法律からみた尊厳死」91−92頁，「尊厳死・安楽死をめぐる法と倫理」97−98頁，および同前出注（69）「尊厳死問題と法的・倫理的ルール化」7頁で示したものである．参考までにここに示しておく．

Ⅰ　あらゆる病態に共通の人工延命治療差控え・中止の基本的ガイドライ

ン
1) 尊厳死問題の中心となる人工延命治療の差控え・中断に際しては，原則として患者の現実の意思表明または事前の意思表明（2年以内のもの）を中心に考えるべきである．また，患者の延命拒否の意思を合理的に推定できる証拠があれば，患者の病状の推移を見極めて，予後が絶望的な場合にかぎり，人工延命治療の差控え・中断を認めることができる．

2) 患者の事前の意思表明については，書面（リビング・ウィルやアドバンス・ディレクティヴ）のみならず，多様な形式を採用すべきである．ただし，口頭の場合には，家族および担当医・看護師を含め，複数人の確認を要する．いずれの場合も，最終的には，病院の倫理委員会またはそれに準じる委員会で確認することを要する．

3) 人工延命治療の差控え・中断の対象患者および対象治療については，複数のスタッフが患者の病状を多角的に検討しつつ，個別的に慎重に判断すべきである．

4) 人工延命治療の差控え・中断に際しては，家族等の近親者に十分な情報提供と説明を行い，同意を得ておくことを要する．

5) 人工延命治療の差控え・中断に際しては，原則として最低限度水分の補給を維持しつつ，「人間の尊厳」を侵害しないよう段階的に解除することが望ましい．なお，栄養分については，病状に応じて判断する．

6) 以上の過程において，致死薬投与などの積極的な生命終結行為を行ってはならない．

7) 死亡結果については，中止手順を各施設が責任をもって都道府県の所轄部署に届け出るものとする．この手続を遵守している場合，医師法21条は，適用除外とする．

II 病態ごとの人工延命治療差控え・中止の基本的ガイドライン
患者の病状は，救急患者の場合，筋萎縮性側索硬化症（ALS）のよう

に慢性の難治性患者の場合，がん疾患で緩和ケアを受けている患者の場合，さらには高齢の認知症患者の場合など，多様であることから，それぞれの特性に応じて，上記Ⅰのガイドラインを遵守しつつ，4種類程度の人工延命治療差控え・中止の手順・ガイドラインを各専門医学会が中心となって作るものとする．これを遵守している場合，刑事司法的介入は控えるものとする．

(71) 厚生労働省「終末期医療の決定プロセスのあり方に関する検討会」(樋口範雄座長)「終末期医療の決定プロセスに関するガイドライン」(平成19年 (2007年) 5月)

1 終末期医療及びケアの在り方

① 医師等の医療従事者から適切な情報の提供と説明がなされ，それに基づいて患者が医療従事者と話し合いを行い，患者本人による決定を基本としたうえで，終末期医療を進めることが最も重要な原則である．

② 終末期医療における医療行為の開始・不開始，医療内容の変更，医療行為の中止等は，多専門職種の医療従事者から構成される医療・ケアチームによって，医学的妥当性と適切性を基に慎重に判断すべきである．

③ 医療・ケアチームにより可能な限り疼痛やその他の不快な症状を十分に緩和し，患者・家族の精神的・社会的な援助も含めた総合的な医療及びケアを行うことが必要である．

④ 生命を短縮させる意図をもつ積極的安楽死は，本ガイドラインでは対象としない．

2 終末期医療及びケアの方針の決定手続

終末期医療及びケアの方針決定は次によるものとする．

(1) 患者の意思の確認ができる場合

① 専門的な医学的検討を踏まえたうえでインフォームド・コンセントに基づく患者の意思決定を基本とし，多専門職種の医療従事者から構成される医療・ケアチームとして行う．

②治療方針の決定に際し，患者と医療従事者とが十分な話し合いを行い，患者が意思決定を行い，その合意内容を文書にまとめておくものとする．

上記の場合は，時間の経過，病状の変化，医学的評価の変更に応じて，また患者の意思が変化するものであることに留意して，その都度説明し患者の意思の再確認を行うことが必要である．

③このプロセスにおいて，患者が拒まない限り，決定内容を家族にも知らせることが望ましい．

（2）患者の意思の確認ができない場合

患者の意思確認ができない場合には，次のような手順により，医療・ケアチームの中で慎重な判断を行う必要がある．

①家族が患者の意思を推定できる場合には，その推定意思を尊重し，患者にとっての最善の治療方針をとることを基本とする．

②家族が患者の意思を推定できない場合には，患者にとって何が最善であるかについて家族と十分に話し合い，患者にとっての最善の治療方針をとることを基本とする．

③家族がいない場合及び家族が判断を医療・ケアチームに委ねる場合には，患者にとっての最善の治療方針をとることを基本とする．

（3）複数の専門家からなる委員会の設置

上記（1）及び（2）の場合において，治療方針の決定に際し，

・医療・ケアチームの中で病態等により医療内容の決定が困難な場合

・患者と医療従事者との話し合いの中で，妥当で適切な医療内容についての合意が得られない場合

・家族の中で意見がまとまらない場合や，医療従事者との話し合いの中で，妥当で適切な医療内容についての合意が得られない場合

等については，複数の専門家からなる委員会を別途設置し，治療方針等についての検討及び助言を行うことが必要である．

(72) さしあたりの筆者のコメントとして，読売新聞2007年4月10日付朝刊

報道, 産経新聞2007年4月10日付朝刊報道等参照.

(73) なお, これに先立ち, 日本医師会・第Ⅳ次生命倫理懇談会（高久史麿座長）は, 2006年2月に,「『ふたたび終末期医療について』の報告」と題する報告書を出しているが, 国内外の問題状況がよく整理されている. その他, 小林正＝秋葉悦子＝盛永審一郎『終末期医療をめぐる法的・倫理的規制のあり方への提言』（2007・富山第一銀行研究助成報告書）等, いくつかの提言も出されている.

(74) フランスの状況については, 本田まり「フランス尊厳死法」年報医事法学22号（2007）192頁以下および同・本書後掲資料参照. なお, 条文の邦訳は, 日本尊厳死協会『世界のリビング・ウィル』（2005）238頁以下にも掲載されている.

［甲斐克則］

Ⅱ 積極的安楽死違法論再構築の試み
――「人間の尊厳」は「死への自己決定権」ではなく「生命の価値」を導く――

（1）2003年に公刊された甲斐克則教授の著書『安楽死と刑法』は，間接的安楽死と消極的安楽死の合法性を認めつつ，積極的安楽死違法論を展開している．井田良教授は同書の書評の中で，同じ違法論に立たれつつ，以下のような疑問を提示されている．

「著者〔甲斐教授〕が，通説に対する批判において強調することは，『一人の人間は，個人とはいえ，単に個として孤立的に存在するものではなく，個としての存在が同時に社会的紐帯を有するところに人間の人間たる所以があることから，法はその社会の根幹を形成する個々の人間の生命の放棄を許容できない』ということである」．「しかし，問題は，このような一般論なのではなく，積極的安楽死が問題となるきわめて特殊な状況のもとで，『死への自己決定』を部分的に認める余地が排除されるかどうかなのではないだろうか」．「自己決定権による安楽死合法論は，患者本人が『耐え難い苦痛からの解放』を求めて『残りわずかな生命』を放棄しようとするとき，この『究極の選択』を尊重して，法は介入・干渉すべきではなく，刑法規範による義務づけを解除すべきことを主張する．この状況における『耐え難い苦痛からの解放』がおよそ法の承認する価値ないし利益でないと著者が主張するのであれば，著者がそこにおける生命という価値ないし利益〔論証されていない命題〕をアプリオリに絶対視しているからである．少なくとも安楽死合法論が『規範論理的に矛盾している』と決めつけうるかどうか私には疑問がある」．

以上のような井田教授の疑問に対し，積極的安楽死の違法評価を思いとどまる結論を明確に提示されているのが上田健二教授である．上田教授は，絶対的な生命保護の原則を承認する立場から積極的安楽死の違法性を原則的に認められながらも，例外的に積極的安楽死を許容せざるを

得ない場合があり得るとされる．すなわち，「乗り越えられないどうにもならない限界状況（ヤスパース）における自死への決断の前には生命保護義務は一歩後退することを認め，これに対する第三者の援助も，それが自律的人格たる本人の人間としての尊厳を実現することを目標とする限りで，刑法的に禁じられも命じられもしないとして許容する理論構成に優位が帰せられるべきである」．教授は，「いかなる普遍妥当な原則も存在しない窮迫状態事例の領域」においては規範の全般化は不可能であるとされ，アルトゥール・カウフマンの提唱する「法的に自由な領域」の理論を採用して，――カウフマン自身は「法的に自由な領域」の適用領域に含めていなかった――嘱託殺の違法評価を思いとどまるべきであるとする自説を展開されていたが，最近は一歩を進められ，「特殊安楽死の場合」は，その行為を「法的に自由な領域」に属すると見ることは妥当ではなく，目下，同意原理と緊急避難原理によって正当化の根拠づけを試みられているという．

　甲斐教授も上田教授も，今日の国際法上，例外のない絶対的な価値とされている「人間の尊厳」を根本原理に据えた問題解決を志向する立場をとられている点では一致している．それにもかかわらず反対の結論が導かれているのは何故か．井田教授の問いは，人間の尊厳原則から引き出される自律的人格の「死への自己決定」に生命以上の価値を認めることが法律学上可能であるかを問うもののように見える．

（2）人間の尊厳原則を度外視して，個人的自由主義原理を徹底して生命の処分権を各人に認めるところでは，死への自己決定が完全な自由意思に基づく限り，積極的安楽死のみならず，自殺関与行為及び嘱託殺一般の違法性を認めることも困難になる．しかし人間の尊厳の原則から出発すれば，私見では，死への自己決定に生命以上の客観的価値を認めることはできず，多くの場合は期待可能性の不存在を理由とした責任阻却が可能であるとしても，嘱託殺はもとより積極的安楽死の正当化は不

可能である(7). 問題は,「人間の尊厳」という概念に,現在大きな混乱が見られることである(8). 同じように人間の尊厳概念を基軸に据えながら上田教授が反対の結論に到達されているのも,前提とされている尊厳概念の理解が異なっているからである.

ここではまず,最近の生命倫理学の議論を参考に,人間の尊厳原則は「死への自己決定」の尊重を要請せず（Ⅰ）,反対に「生命の客観的価値」を導くこと（Ⅱ）,したがって自己決定権と緊急避難の法理による積極的安楽死の合法化は困難であること(9)（Ⅲ）の論証を試み,最後に,患者の自己決定権に基づく積極的安楽死の合法化を実現したオランダで生じている逆説的な医療実務の現状と,ヨーロッパ緩和ケア協会倫理対策委員会の提示する積極的安楽死合法化の代替案を概観する（Ⅳ）. なお,「死への自己決定」の問題は,上田教授の見解において明らかなとおり,自殺一般の問題と連続であるが,ここではできるだけ積極的安楽死に焦点を絞って論ずる.

（Ⅰ）人間の尊厳原則から死への自己決定権を導くことはできない

1.「死への自己決定」は「自律的人格の決断」ではない

（1）生命権の憲法上の絶対的優位性を承認しながら,たとえ例外的な窮迫状況に限定してであれ,「それが自律的人格たる本人の人間としての尊厳を実現することを目標とする限りで」自死への決断が生命権に優越し得ることを認める上田教授の見解は,死への自己決定の優位性の最終的な根拠を人間の尊厳原則に求めるものであるように見える. しかし,人間の尊厳原則から死への自己決定権を導くことは可能だろうか. 自己決定すること自体は価値的には中立であり,それが自律的人格の決定として道徳的価値を持つか否かは,その内容いかんにかかっている（殺人犯もまた自律的に殺人を決定しうる. しかし,その自律の行使は道徳的に善いものではないから,殺人の決定は道徳的価値を持つと言え

ない⁽¹⁰⁾）．そこでまず，悲劇的な病状にある患者の死への自己決定——単なる延命治療の差し控え・中断を選択する決定を超えて，医師に殺害を請求する決定（積極的安楽死を求める決定）——が人間の尊厳原則によって保障されるべき自律的人格の決定であるかが問われなければならない．しかし，この点については以下のような問題点を指摘し得る．

（2）第一に，窮迫状況下での自死への決定は，一般に，真に自律的・理性的なものか疑わしいという点である．実存分析の創始者であるヴィクトール・フランクルは，これについて次のように論じている．「われわれは人間が生命の清算を十分な客観性をもって行いうるかどうか疑わしいことだと考える．特にこのことは，ある状況がもはや逃れ道がなく自殺だけが唯一の逃れ道であるという主張にあてはまるのである．たとえこの主張が強い確信に基づくとはいえ，この確信には或る主観的なものがつきまとっている．何人もこの確信が客観的でもあり，正しいとは知りえないのである．或いは，次の瞬間の出来事によって正しくないことが立証されるかも判らないのである．そして彼は自殺してしまえばその瞬間を体験することはできないのである」．「自殺者の生命への倦怠は一つの感情であり，しかし感情は決して論証を示しているのではない，ということが特に指摘されなければならない．倫理的にみればかかる倦怠に耽ってよいかということが問題なのである（結局単なる生活感情それ自身は，道徳的な見地から見れば，有意味な生存を続けることに反対する何の論証にもならないのである⁽¹¹⁾）」．苦痛から免れるための自死の決断は，もちろん，道徳的に高く評価される，自己を超越する価値のために自己犠牲を捧げる行為（殉教等）とも同視し得ない．

このように，窮迫状況下にある者の意思は一般に，常に変更される可能性を含んでおり，その客観的な正しさが立証できないばかりでなく，とくに死を間近に控えた耐え難い肉体的苦痛に苛まれている状況下にある者の訴えは，しばしば「このような仕方では生きていたくない」すな

わち「他の仕方で生きたい」という反対の意思の表現であると言われている(12). 現に, ヨーロッパ緩和ケア協会倫理対策委員会の報告書 (2003年) によると, 積極的安楽死を要求する患者の意思は, 総合的な緩和ケアの提供によってしばしば変更されるという(13).

（3）第二に, この見解が生物学的生命と区別される人格的生命に人間の尊厳を認める, いわゆる二元論的生命観を前提にしている点である(14). しかしこのような二元論の立場に立つならば, 人格的生命とは区別される生物学的生命に襲いかかる耐え難い肉体的苦痛によって, 人間の尊厳が傷つけられる可能性はないはずである(15).

しかし最大の問題は, たとえ自己の生命についてであっても, 人格的生命の実現のために生物学的生命を犠牲にし得ることを認めるならば, 絶対的な尊重に値しない「尊厳でない」生物学的生命の存在を肯定することになる点である. それは, 自己決定し得る意識的人格だけを尊重し, それ以外の人間を切り捨てる点で, 生命の質による差別を許すものにほかならず, 「パーソン論(16)」と同じ平等原則違反を導く. 上田教授は, 人間の生命の尊貴性を「自己意識」に認め, そこに「人間の尊厳」の根拠も見出される(17)一方で, 別のところでは「生命の等価性原理」をも支持されるが, 両者の両立は不可能である(18).

（4）このように, 肉体的苦痛から免れるための自死の決定が, 自律的人格の判断として特別の尊重に値するとは言えないとすると, 死への自己決定はせいぜい一般的な自由の価値しか持たないであろう. したがって, それは一般的自由権の制約に服さなければならず, 他者の同等の要求のうちにその限界を見ることになる. 現実に, 患者の自死への権利は, それに対応する殺害義務を担うことになる医師の職業倫理と真っ向から対立するため, すでに世界医師会の「マドリッド宣言」(1978年) や「マルベリャ宣言」(1992年) にも示されたように, 医師職能集団の

強硬な反対に遭い，ほとんどのEU諸国では，医師による積極的安楽死は実現不可能なものとなっている(19)．

2．共同体における人格：完全な自律は行為を通して完成される

（1）カントの論ずる「人格の自律」は，肉体的な規定から独立した自由な自己立法者，完全理性，すなわち叡智的な理念による，抽象的，形式的な自律のことであった(20)．しかし，現実に存在する，肉に規定された個々の人格の理性は不完全であるから，個人の理性のみでこの完全理性の自律，普遍的な道徳律を認識することはできない（個人は個人的な因の原因となり得ても普遍的な因の原因とはなり得ない(21)）．個人の自己立法は結局のところ主観主義に陥らざるを得ない(22)．

実践理性によって，カントの形式的道徳律の実質的な内容に到達することを目指す新自然法論の知見によると，現実の人格は，個々の問題につき，他者とのコミュニケーションを通して具体的な解決を図る中で，そのつど個別的，具体的な道徳律を発見する(23)．完全な自由としての自律は行為を通して完成に至る．このことは，人格の共同体との関わり，すなわち，個々の人間は他者との道徳的関わりを通して人格の完成に至る社会的な存在であることを示している(24)．

（2）しかし他者と道徳的関係を築くためには，両者に共通の「価値」——存在と当為（道徳律）の中間にあるもの(25)，両者を橋渡しするもの(26)——を想定することが必要になる(27)．シェーラーは，個人の理性のみでは客観的価値を創造し得ないことを看取し，カント哲学の超越論的主観性から離れて，間主観性と悟性によって洞察し得る最小限の客観的・実質的価値から出発しようとした(28)．最近は，共同体全員に共通の価値観，価値意識によって支えられる「類倫理」（「理性倫理」以前の人類の倫理）から出発しようとするユルゲン・ハーバーマスの討議倫理学が注目を集めている．個人の理性（主観）にとって，このような客観的価値はアプリ

オリなものであり，それに基づく道徳律は他律にほかならないであろう．しかしパスカルのように，「自分を超えるものに服従するのが理性の最終ステップである」ところまで考慮すれば，このような個人の理性を超える価値を基盤とする道徳律に服従することこそが，人格的自律の最終的な要請であることになる．

では，安楽死問題を律する基準となる価値，議論の最初に据えられる価値は何であろうか．

（Ⅱ）生命の価値—「人間の尊厳」が逆に支持するもの—

1．国際法の最高原理としての「生命の価値」

（1）クルト・シュモラー（ウィーン大学刑法学教授）は，積極的安楽死問題の議論の規準点は，曖昧な，ことによると反対の結論しか導かない人間の尊厳原則ではなく，そこから引き出される人間の生命の客観的価値に直接照準を合わせるべきであると主張する．人間の尊厳原則は，第二次世界大戦後の国際法上の最高原則として，また最近は国際的な生命倫理の根本原理として，世界人権宣言をはじめとする種々の人権規約，条約，いくつかの国の憲法に掲げられている，個々の人権の「根源」である．人間の尊厳は人間性に帰属し，自意識や痛みを感じる能力などの他のいかなる特性にも依存しない．人間の尊厳が人類の一員である限りの人間にすでに属していることは，2004年のEU憲法草案第1条においても確認されたところである．

しかしシュモラーはさらに，国連憲章の前文が「人間の尊厳と価値」を並列して最高原理に掲げている点に注目し，これは，すべての人間の尊厳が等しく尊重されるべきであるというだけでなく，すべての人間の生命それ自体が同等に高い価値を持つとみなされるべきであることを明確に示したものであると指摘する．すなわち，人間の生命の価値は，人間の尊厳と並列される高い価値を認められていると同時に，人間の尊厳

原則によって間接的に支えられてもいる(32).シュモラーが参照文献に挙げているビドリンスキの説明では,「人間の尊厳の根拠づけは,生命保護の原則にまで延長され得る(33)」.殺人が禁じられる理由も,究極的には人間の尊厳原則から導かれる.シュモラーは以下のように説く.

「どの人間にもある尊厳は,一般に,人格を無価値なものとして扱おうとするどのような試みとも矛盾する.なぜならそうすることによって,人はその人を価値のない客体として扱うことになるからである.生命の法的保護を放棄するためのいかなる議論も当該生命が無価値であることを前提とするものであり,この原則とはおよそ相容れない.この原則は,残り少ない苦痛に満ちた生命でも,法益主体自らが無価値であると申し立てる生命でも(すなわち,その主観的な価値が否定された生命でも)すべて平等に,他の生命と同等の客観的・本質的・内在的価値が認められることを要求する(34)」.

人間の尊厳から引き出される生命の価値は,主観的評価によって失われることはない(35).したがってたとえ本人が死を望んでも,その生命の保護はなお法体系の義務であり続ける(36).

(2) 人間の尊厳原則が世界人権宣言に謳われるに至った歴史的経緯——ナチスによる人間の客体化への反省——を考えれば,人間の生命の客観的価値の承認は,これまでの歴史を通して人類の実践理性が把握し得た,現代世界の法規範の最低限の出発点と考えることができるかもしれない.それは,社会の構成員の平和的な共存を保障する法の役割からも演繹し得るであろうし(37),世界人権宣言それ自体も「共同体における人間の発展と繁栄」という人類共通の道徳的理想によって支えられている(38).人間は共同体存立の根源と目的であり(39),社会も法も人間の生命の客観的価値を前提にしなければ成り立たない.甲斐教授が,人間は「共同体に関係づけられた人格」であることを根拠に死ぬ権利を否定するゲルト・レレッケの見解を引用して,「自己の生命の利己的処分は法の構成原理

と矛盾する」とされているのも，このような趣旨に解される．

2．存在論による根拠づけ

（1）生命の客観的価値は，倫理学の領域では主に存在論の立場から，たとえば以下のように説明されてきた．

「人間の生命は，人間が人格であるから侵されてはならないのである．人格は，自己支配，人格的責任，真理と道徳的秩序のうちに生きる能力を意味する．人格は心理学的な性質のものではなく，実存的なものである．それは基本的に，年齢や身体，精神の状態，あるいは自然的素質に依拠するのではなく，どの人のうちにもある精神的霊魂に依拠する．人格の次元は，睡眠中におけるのと同様，無意識的なものでもありうる．しかしそれにもかかわらず，なお道徳的保護に値する．一般的には精神病者や精神薄弱者のように身体的，精神的な前提が欠けるために，人格の発現が見られないこともありうる．しかし文明人はそのような外被においても内包されている人格を尊重するがゆえに，未開人から区別される．人格はまた，胎児の場合のように隠されていることもありうる．しかし，固有の権利と共にすでにそこにある．人格の次元は，人間にその尊厳を与える．それを物から区別し，主体にする．物は実質（consistenza）を持つが固有の実質を持たない．効果を持つが責任を持たない．価値を持つが尊厳を持たない．その実質は物としての何かなのである——人がそれを所有し，それを用い，消尽するためにそれを壊す（言いかえると，生き物についてはそれを殺す）限りにおいて．人間を殺すことの禁止は，人間を物として扱うことの禁止の完成を表わす．人格として人間を尊重することは議論を許さない要求の一つである．人間の尊厳だけでなく，人類の繁栄と最終的にはその持続も，これに由来する．もしこの要求が疑われるなら野蛮に陥るだろう．しかし，仮に人間の生命と霊魂が，この尊重の砦なしに現代の国家と現代の技術に託されるなら，一体いかなる脅威が生じうるか想像すらなしえない」．

ここでは，人間はその精神的霊魂（anima spirituale）において尊厳であるとされている．霊魂は肉体の実体的形相として，肉体とは本質的に異なるものとして区別されるが，両者は実体的に結合したものとして捉えられているので（形相はそれのみで自存しない），心身二元論とは異なる(43)．すなわち，精神的霊魂は人間に内在する本質であるから，人間はその存在においてすでに尊厳であることになる．

　（２）人間の霊魂の特徴の一つはその超越性にある．霊（精神）は非質料的実体であるから，その存在において物質的次元（質料）を超える．知性による認識，意志による愛は，人間に固有のものであるが，人間は，真理，慈愛，普遍など，感覚器官（質料）ではとらえることのできない抽象的な観念（非質料）を持つことができ，本能的，感覚的，物質的，利己的でない人格的な愛を抱くことができる．人間の知性はすべての存在を認識しようとする自然的衝動を持ち，存在の全範囲に到達しようとする傾きを持つ．人間の意志は自らの欠陥を倫理的諸価値で補い，人格の倫理的完成へと向かう傾きを持つ．フランクルも，「存在の本質的な自己超越性」を指摘する．フランクルによれば，人間の精神が他の生物と質的に異なるのは，意識内在的な内容を超えて意識超越的な対象にまで進み出る能力においてである(44)．

　このような自己超越性は，その保持者に対し，それに伴う責任を要請する．ガブリエル・マルセルによると，人間には自らを「所有」の奴隷，すなわち有用性，機能の奴隷とする欲望と同時に，「存在」への憧憬，すなわち客体と機能の世界を超越する充溢，完全な生への憧憬がある．それは人間の精神的な生を構成する存在論的要求であるから，われわれは精神の超越性を認めることを選択しなければならない．このような選択こそが現代世界の中で人間を抑圧している隷属を克服するための第一歩だからである(45)．「存在そのものが存在を要求する」と説くハンス・ヨナスの大著『責任という原理——科学技術文明のための倫理学の試み—

—』を日本に紹介された加藤尚武教授は，「存在の声に耳を傾けることが，人間の歴史的責任である」という風にヨナスの哲学を総括されている[46]．

フランクルは，生命の意味は，「われわれが生命に責任をもって答える，という意味で答えられるべきものである[47]」と説いて，その一つの答えを提示している．それによると，生命の価値を「創造価値」と「体験価値」のほかに「態度価値」にも認めるとき，人間の実存は決して現実に無意味になり得ないことが明らかになる．人間の生命はその意味を極限まで保持しており，価値を実現化するという彼の義務は，人間をその存在の最後の瞬間まで離さない．フランクルは，態度価値が実現された例として，手術不能な重篤な脊髄腫瘍のために入院している一人の青年が，死の前日，当直の医師が彼に適時にモルヒネの注射をすることを委託されているのを知り，この医師が彼のために夜中に起きなくてもよいように，午後の回診の時に注射をしてくれるように頼んだという実例を挙げている[48]．

3．「共同体における人格」観による根拠づけ

（1）最近は，存在論によらずに，人格の共同体との関わりを重視する立場から，生命の客観的価値を肯定する見解も有力である．ハーバーマスは，カント流の個々人の理性と自己立法に代えて，人間が自己の人格を完成するために不可欠な他者との道徳的コミュニケーションを重視する立場から，次のように説く．「人間性（Menschheit）という理念は，われわれという視点をとることをわれわれに義務づける．われわれはこの視点から，お互いを共同体のメンバーとみなし，いかなる人格をも排除しない[49]」．そして，まだ義務や権利の主体ではなく，相互承認的なコミュニケーション行為をなしえない胎児の生命についても，彼らがこのような道徳的共同体に組み込まれているがゆえに価値を有することを認める[50]．

（2）共同体における連帯の価値をいっそう重んずる立場からは，自由にして依存的な存在である人間像，力の不均衡による強者の責任[51]，死にゆく者や出生前の人との「深い感情を共有する沈黙の言語によるコミュニケーション[53]」[52]に目が留められる．生きる望みを失った窮迫状態にある人に対しても何らかの働きかけが可能である．自らの生命の価値を見失った人に対しては，本人を孤独のうちに放置することではなく，本人がその意味を再発見できるような働きかけがなされなければならない．緩和ケア，ホスピス，精神科医療は，いずれも，共同体が彼らとの連帯を放棄してしまえば，今日のような発展はなかったであろう[54]．人間的で強靱な社会は弱者との連帯によってこそ築かれるのであり，弱者を閉め出す社会はかえって非人間的で脆弱な社会をつくる[55]．要するに，人格の自律の価値は，共同体自身が存在するために放棄することのできない価値と引き離すことはできないのである[56]．

以上のような倫理学の議論をそのまま法律学の議論に移し替えることはできないが，わが国の憲法の前文には「人間相互関係を支配する崇高な理想」が掲げられている．共同体の構成員全員について同等に生命の客観的価値を承認することは，そのような理想が要請する最低限の義務と言い得るのではないだろうか．わが国にはじめて自殺関与罪をもたらしたボアソナードが，その処罰根拠として，自殺が社会との関係を完全に断絶する点を挙げていた[57]のは，このような趣旨を含むものであったかもしれない．

4．主観論に対する反論

生命の客観的価値を認める以上の見解とは異なり，生命の価値を肯定しつつも，その主観的価値のみを認める見解も主張されている．その代表的な論者がロナルド・ドゥオーキンである．彼はその超リベラリズムの立場から，生命の価値は個人的価値観に委ねられるべきであると主張する[58]．また，最近はわが国においても，生命の存在価値を認めつつ存

の意義の主観化を図る試みが現れている[59]．

　これらの見解に対する反論は，すでにこれまでに述べたとおりであるが，主観的評価は客観的価値を乗り越えることはできない（自分の生命だけが他よりも価値があると考えても客観的価値は付与されないのと同様，一人だけの主観で客観的価値を否定することもできない）こと，主観的価値の押しつけは正面から不平等を導入するか功利主義に陥ること，生命の客観的価値を否定すれば，積極的安楽死のみならず嘱託殺全般の合法化に行き着かざるを得ないこと，特に後者の見解に対しては，実存をやめても存在をやめることはできないこと[60]，われわれの自己存在を可能にするのは主観超越的な力であること[61]を改めて強調しておきたい．さらに，個々人の価値観がますます多様化している現在，もし個人の主観を最高位に据えれば，価値観の違いによる個々人の衝突を避けるために人びとを孤立させること，分裂させることが必要になるだろう．コミュニケーションは断絶し，倫理的討議は促進できない．共同体の構成員全員にとっての最善の発見は困難になり，個々の人格の発展も社会の発展も期待できなくなるだろう．そもそも「われわれの善」は個々の人格を超越したものであるからこそ，不完全な個々の人格を完成させる目的となり得るのである．この意味でも，生命の価値を個人の倫理的責任に委ねることは，社会の発展にとっても，またそれを構成し，それに依存する個人の発展にとっても望ましくない．

（Ⅲ）刑法解釈論上の疑義―緊急避難の法理による正当化はできない

　（1）これまでのところで考察したとおり，「死への自己決定」は「人間の尊厳」原則から導き得ず，「人間の生命」が「人間の尊厳」と並ぶ高い価値を有するのであれば，積極的安楽死の正当化根拠として緊急避難の法理を適用することも難しくなる．

　2002年以降施行されているオランダの「嘱託に基づく生命の終焉と自

殺援助の審査法」も，わが国の東海大学病院安楽死事件判決（1995年）も，積極的安楽死の正当化根拠として緊急避難の法理を適用した．しかしオランダ刑法における緊急避難の規定（刑法40条）は，不可抗力によってやむを得ず行為に出た場合を不可罰とする旨を定めたものであり，日本の刑法に引き直せば，せいぜい責任阻却が認められるにとどまる．

　わが国で緊急避難（刑法37条）による正当化が認められるためには，①不正でない第三者の利益を侵害して，②自己または他人の優越利益を防御することが要求される．生命を犠牲にすることが許されるためには，防御される利益が生命以上の利益であることが要求されるが，人間の尊厳原則から生命権を凌駕する「死への自己決定権」を導き得ないことは，上述のとおりである．したがって，もし医師が末期患者の死の自己決定を優先してその患者を殺害した場合，①侵害される利益は生命であるが，②それによって防御される「死への自己決定」はせいぜい自由と同等の価値しか持たず，生命の価値に優越し得ない．「耐え難い苦痛からの解放」が利益であるという主張に対しては，たとえば生命の短縮と引き替えに「耐え難い苦痛から解放された生」がもたらされる間接的安楽死の場合(62)とは異なり，積極的安楽死の場合は「死」がもたらされるのみで確保される利益は存在しない(63)，と反論し得る．確かに耐え難い苦痛は終了するであろうが，それは，苦痛からの解放を享受すべき基体自体が（苦痛を抱えたまま）消滅することによるのであって，厳密には苦痛から解放されるのではない．そこでもたらされるものは単なる「死」にすぎず，それは法的に保護されるべき「利益」ではない．それ以外にも，ここでは患者の自己決定の利益のために侵害されるのはその患者本人の生命であって，「不正でない第三者の利益」は侵害されていないから，その意味でも緊急避難の要件を満たしていない．

　さらに東海大学病院安楽死事件判決は，医師の行為に対して直接に緊急避難の法理を適用したのではなく，患者の内心における葛藤に対して緊急避難の法理を適用して，患者の自死への決断を正当化しようとした

点で，また別の問題をはらむものであった．これに対してはすでに，被害者の同意の法理との混同である，「主観的緊急避難論」である等の批判があるが[64]，実存的決断に基づく人格内部の葛藤について，どちらが優先するかを判断するのは法の役割ではないであろう．仮に患者自身の決断の主観的正当性を認めるとしても，第三者にとっては，その生命はなお客観的な価値であり得る．したがって，本人の主観的評価に拘わらず，他者の生命を奪う行為についてはなお違法評価が可能であると言える．

（2）以上のように考える限り，患者の死への自己決定を尊重して殺害行為に出た者の違法性を阻却することは不可能である．そもそも人間の死は，そのいずれもが悲劇的で例外的な性格を有する．まして積極的安楽死の行われるような限界状態を，形式的な要件で一律に正当化しようとすること自体に無理があるように思われる．次に紹介するオランダの実例が示すとおり，それは法律の文言と実際の適用との間の不一致を促進しつつ，人々の良心の変質を促進する[65]．やはり個々の事例ごとに判断して，行為者が葛藤状態に陥って殺害行為に出たようなケースについては期待可能性の不存在を理由に責任阻却を認める方が，事態に即した解決を可能にするであろうと思われる[66]．

（Ⅳ）積極的安楽死合法化立法の現実的帰結と代替案

1．「斜面の滑落」

患者の要求に基づく医師による積極的安楽死の合法化が実現したオランダでは，患者の明示的な要求なしに医師の裁量によって多くの積極的安楽死が実施されている実態が報告され，問題視されている．1991年のオランダ政府の公式報告（レメリンク委員会報告）では1年間に2300件の積極的安楽死と400件の医師による自殺幇助が実施され，前者のうち1000件（約40％）が，患者の明瞭な要求なしにその生命を終了させたケ

ースであった．1995年に公表されたデータでは，1年間に実施された積極的安楽死は4500件，このうち患者の要求がなかったケースは900件（約20％）であった．以後2000年まで，1年間に実施される積極的安楽死は3800件，患者の要求がなかったケースはこのうち900件程度でほぼ一定しているという．1993年に公表された保健省の高官 H. M. Kuitert の見解によると，これは，オランダの医師たちの以下のような見識を反映したものである．すなわち，「すべての生命機能が不可逆的に小さくなり始め，患者の明示的な要求がなんら存在しない状況においてその生命を終了させることは，死のプロセスに伴う苦痛を考慮すれば不可避的であり，通常の職務として受け入れられなければならない」．

ところが最近ではさらに，フローニンゲン医科大学とオランダ司法当局との間で，新生児から12歳までの重病の児童を「苦痛から解放する」ために，「極度の厳格さをもって逐一医師らが従わなければならない手続き」を定めた積極的安楽死のプロトコールが交わされたという情報が伝えられている．

患者の自己決定権の尊重を前面に掲げて30年前に開始されたオランダの積極的安楽死合法化への歩みは，現実にはこれとは反対に，患者の苦痛が安楽死の要求を許すほど耐え難いものかどうかを判定する医師の権限を増す，換言すると，医師による「他者決定」と生命の客観的価値の否定を許す，逆説的な結果を生み出しているように見える．

2．緩和ケアの確立と人間的な医療の提供

（1）ヨーロッパ緩和ケア協会倫理対策委員会は，積極的安楽死と医師による自殺幇助に関する見解を2003年に公表し，これに反対する以下のような立場を表明している．

○　自発的・積極的安楽死と医師による自殺幇助の要求はしばしば総合的な緩和ケアの提供によって変更される．そのような要求をする個人は，緩和ケアのエキスパートにアクセスすべきである．

○ 「ターミナルセデーション」(終末期鎮静)は自発的・積極的安楽死と明確に区別されなければならない．前者は「耐え難い苦痛の軽減」をその成果としてもたらすが，後者は「即座の死」しかもたらさない殺害行為である．自発的・積極的安楽死の提供は緩和ケアの任務ではない．

○ 自発的・積極的安楽死がある社会で合法化されると，次のような可能性が生じる：弱者に対するプレッシャー；緩和ケアの発達の遅れまたは価値の低下；法律の要求と，医師及び他の医療従事者の個人的，職業的価値の衝突；臨床上の基準が，社会の他のグループを包含するまでに拡大する；非自発的，及び反自発的な医学的殺人の増加；社会における殺害の受容．

（2）声明は，消極的安楽死（延命治療の差し控え）と積極的安楽死の質的な相違を指摘し，両者を厳密に区別しようとしている点でも注目される[73]．声明は次のように言う．

「現代の医療システム内で，患者は，生命が不必要に引き延ばされ，或いは耐え難い苦痛のうちに死を迎えることを恐れているかもしれない．その結果として，積極的安楽死や医師による自殺幇助が選択肢として登場してくるかもしれない．代替策は，進歩した治療計画に役立ち，それによって患者の自律を増すようなアクションをとることである」．

ここで示唆されているとおり，死への自己決定権の要求は，高度医療技術の不適切な適用による，患者を客体化するような非人間的な医療に対する抵抗から派生してきた．しかし，もしそうであれば，この問題は，高度医療技術を適正に用いた人間的な医療の確立によって根本的な解決が図られるべきである．治療を選択する患者の自己決定権（いかに有効であっても，ある意味で患者にとっては負担である治療を受けるかどうか，またどの治療を受けるかの選択権）の確立と医師の職業倫理の確立は，そのために不可欠の手段である．しかしそれを超えて，治療の負担

とは関わりのない「死への自己決定権（殺害請求権）」を患者に保障し，医師による「医学的殺害」を正当化することは，患者の自己決定権と医師の裁量権双方の濫用である[74]．

　患者の状態に釣り合わない治療の継続は，たとえそれによって延命が見込まれる場合でも，医療準則に合致せず，医師はこのような治療義務を負わない．患者もこのような治療を甘受する倫理的義務を負わない．単に患者の状態に釣り合わないというだけでなく，患者を医学の技術的可能性の客体にするような執拗な措置は，それによって延命が見込まれる場合でも，人間の尊厳を侵害する典型的なケースとして禁止されなければならない――ここで，生命の客観的価値に対する人間の尊厳の優越が表明される――．しかしそれは，決して死への自己決定権を承認するものではなく，生命を維持するために，非人間的な医療技術の負担を被るまでの義務はないことを意味するにとどまる．

（3）声明から，以下の2つの命題を読みとることができる．
① 末期患者の肉体的苦痛からの解放は，緩和ケアの発達によってもたらされる．「死への自己決定」の承認は，逆に緩和ケアの発達を阻害し，真の救済を遠ざけるマイナス効果をもたらす．
② 患者を積極的安楽死の要求（死への自己決定）へと誘うような，高度医療技術の不適正な使用による非人間的な医療がなされてはならない．この目的の実現のために，患者の治療に関する自己決定権（延命治療の拒否権を含む）とともに，医療準則と医倫理に沿った治療の差控え・中断（消極的安楽死）の正当化が認められるべきである．しかしそれを超えて，死への自己決定権の承認と積極的安楽死の合法化にまで至ってはならない．

注

（ 1 ） 甲斐克則『安楽死と刑法』（医事刑法研究第 1 巻）（2003年，成文堂）．
（ 2 ） 井田良「甲斐克則著『安楽死と刑法』（医事刑法研究第 1 巻）」〔文献紹介〕年報医事法学19号（2004年）210－211頁．なお，甲斐教授はその後公刊された『尊厳死と刑法』（医事法研究第 2 巻）（2004年，成文堂）71頁以下において，生命の価値の論証を試みられている．
（ 3 ） 上田健二『生命の刑法学－中絶・安楽死・自死の権利と法理論－』（2002年，ミネルヴァ書房）322－323頁．
（ 4 ） 上田健二・前掲書368頁．
（ 5 ） 上田健二「アルトゥール・カウフマンの死後刊行二論文とカウフマンへの追悼文――アルトゥール・カウフマンの『人格的』法哲学における自殺と安楽死――」同志社法学55巻 6 号（2004年）190頁．
（ 6 ） 旧稿（「自殺関与罪に関する考察」上智法学論集32巻 2 ＝ 3 号（1988年）137頁以下）ではこの立場から考察した結果，嘱託殺の一部合法化を示唆する結論に至った．
（ 7 ） 拙稿「自己決定権の限界――東海大学安楽死事件判決への疑問と新たな視点――ローマ教皇ヨハネ・パウロⅡ世の回勅『いのちの福音』を手がかりに」ホセ・ヨンパルト＝三島淑臣他編『法の理論17巻』（1997年，成文堂）79頁以下．
（ 8 ） Cf. Llompart, José, Human Dignity versus Freedom of the Individual in the Field of Bioethics., in: The Catholic University of Korea (ed.), The 150th Anniversary Conference of the Catholic University of Korea, Seoul, May 18, 2005, pp. 11-19.
（ 9 ） 東海大学病院安楽死事件判決（横浜地判平成 7 年 3 月28日判例時報1530号28頁）は，この 2 つの法理によって積極的安楽死の合法化が認められると判示した．
（10） Pessina, Adriano, Autonomia e Moralita, Medicina e Morale, 2003/4, pp. 609-613.

(11) ヴィクトール・E・フランクル（霜山徳爾訳）『死と愛』〔新装版〕（1985年，みすず書房）60－61頁．本文に引用した箇所は自殺意思一般について述べられたものであるが，積極的安楽死についても妥当すると思われる．

(12) D'Agostino, Francesco, Non e di una legge che abbiamo bisogno, in: a cura di Noriega, J. = Di Pietro, M.L., Ne Accanimento Ne Eutanasia, Lateran University Press, 2002, p. 112.

(13) The European Association for Palliative Care, Euthanasia and Physician-Assisted Suicide: A View from an EAPC Ethics Task Force, 2003, Medicina e Morale 2004/3, pp. 620-635; Pontifical Council for Pastoral Assistance to Health Care Workers, Charter for Health Care Workers, Vatican City, 1995, pp. 117-118. 後述Ⅳ（2）参照．

(14) 大嶋一泰「安楽死をめぐる義務衝突論と緊急避難論――ヴィティッヒ事件BGH判決と東海大学事件横浜地裁判決――」法学59巻5号（1996年）62頁，同「生命に関する義務の衝突―ハロー・オットー教授の見解を巡って―」関東学園大学法学紀要19号（1999年）55頁，拙稿「自己決定権の限界」前掲105頁参照．

(15) Grisez, Germain, Life and Death with Liberty and Justice: A Contribution to the Euthanasia Debate, with Joseph M. Boyle, Jr., University of Notre Dame Press, 1979, pp. 377-378.

(16) パーソン論の主唱者はシンガーであるが，意識的自己の偏重は，ハロー・オットー，アルビン・エーザーらドイツの代案グループの学者の他，意識の獲得を人格付与の基準にしたイギリスのウォーノックレポートにも見られる．パーソン論に対する批判として，拙訳著『ヴァチカン・アカデミーの生命倫理』（2005年，知泉書館）92－97頁，同「人格主義の生命倫理学とヒト胚の尊厳について」社会と倫理17号（2004年）55－57頁，同「Ⅳ．ヒト胚の研究利用」ホセ・ヨンパルト＝秋葉悦子『人間の尊厳と生命倫理・生命法』（2006，成文堂）124－132頁参照．

(17) 上田健二・前掲書201－202頁．

(18) 同上100頁，155頁等．

(19) 拙稿・前掲「自己決定権の限界」125頁以下，同「生命に対する罪と被害者の承諾：生命の尊重か自己決定の尊重か──安楽死問題をめぐって──」現代刑事法6巻3号（2004年）44頁，同「Ⅵ．安楽死」前掲『人間の尊厳と生命倫理・生命法』155－157頁．

(20) 恒藤恭「個人の尊厳──自由の法理との連関から見た個人の尊厳について──」尾高朝雄教授追悼論文編集委員会編『自由の法理』（尾高朝雄教授追悼論文集）（1963年，有斐閣）33頁，有福考岳他編『カント事典』（1997年，弘文堂）260頁〔平田俊博執筆部分〕，アルトゥール・カウフマン（甲斐克則訳）『責任原理──刑法的・法哲学的研究──』（2000年，九州大学出版会）180頁等，参照．

(21) トマス・アクィナス『神学大全第8冊』（1962年，創文社）23頁〔第1部第103問題第7項〕．

(22) アルトゥール・カウフマン・前掲書181頁参照．

(23) 葛生栄二郎「伝統知としての自然法──青山治城氏の書評に応えて──」ホセ・ヨンパルト＝三島淑臣他編『法の理論20巻』（2000年，成文堂）167頁以下参照．

(24) 稲垣良典「カント『人格』概念の批判的考察──自由・真理・愛──」ホセ・ヨンパルト＝田中成明他編『自由と正義の法理念』（三島淑臣教授古稀祝賀）（2003年，成文堂）6頁．

(25) Llompart, op. cit.

(26) ハンス・ヨナス（加藤尚武監訳）『責任という原理──科学技術文明のための倫理学の試み──』（2000年，東信堂）141頁．

(27) カント的思考は客観的・実質的な最小限の内容がなければ倫理学においてはうまくゆかないことの指摘として，アルトゥール・カウフマン・前掲書187頁．

(28) 金子晴勇「マックス・シェーラーの間主観性理論（1）」静岡大学人文

論集No.43（1992年）7－10頁参照．

(29) 稲垣良典『問題としての神』（2002年，創文社）97頁参照．

(30) Schmoller, Kurt, Euthanasia and Assisted Suicide; Juridical Profiles, in: Correa J. = Sgreccia E.（eds.）, The Dignity of the Dying Person, Libreria Editrice Vaticana, 2000, pp. 172ff. シュモラーの見解については，拙稿「生命に対する罪と被害者の承諾」現代刑事法6巻3号（2004年）42－46頁参照．安楽死に関するシュモラーの別の論文の邦訳として，クルト・シュモラー（山中敬一訳）「殺人禁止・治療義務―臨死介助？」関西法学52巻2号（2002年）136頁以下がある．

(31) この点については，拙稿「出生前の人の尊厳と生きる権利――母体保護法改正に向けての提言――」，三島淑臣他編『人間の尊厳と現代法理論』（ホセ・ヨンパルト教授古稀祝賀）（2000年，成文堂）120頁以下，前掲『ヴァチカン・アカデミーの生命倫理』27頁以下で詳細に論じた．さらに，ホセ・ヨンパルト『法の世界と人間』（2003年，成文堂）137頁以下，同「第一部総論：人間の尊厳」前掲『人間の尊厳と生命倫理・生命法』10頁以下，ドイツ連邦議会審議会答申（松田純監訳）『人間の尊厳と遺伝子情報――現代医療の法と倫理（上）――』（2004年，知泉書館）4頁以下も参照．

(32) 「人間の尊厳は生命権を根拠付ける価値原理」であるとするわが国の憲法学説として，山内敏弘『人権・主権・平和―生命権からの憲法的省察』（2003年，日本評論社）18頁．

(33) Bydlinski, F., Fundamentale Rechtsgründsatze: zur rechtsethischen Verfassung der Sozietät, Springer Verlag, Wien, 1988, p. 181. 人間の尊厳と生命の尊重の区別については，Bydlinski, op. cit., pp. 171-185, ホセ・ヨンパルト『人間の尊厳と国家の権力』（1990年，成文堂）241頁以下，同・前掲『法の世界と人間』228頁以下等参照．

(34) Schmoller, op. cit., p.179. ドイツ連邦議会審議会答申・前掲書29頁も，殺人は通常人間の尊厳の保護領域に抵触し，正当化できないことを指摘す

る.

(35) Gormally, Luke, Walton, Davies, Boyd and the Legalization of Euthanasia, in: Keown, John (ed.), Euthanasia Examined - Ethical, Clinical and Legal Perspectives, Cambridge University Press, 1995, pp. 115-116. 生命法益の特殊性を指摘する法律学説として, Vila Colo, Maria Dolores, The Rights of Man and the Right to Life, in: Correa, Juan de Dios Vial = Sgreccia, Elio (eds.), The Nature and Dignity of the Human Person as the Foundation of the Right to Life, Libreria Editrice Vaticana, 2003, pp. 216ff.

(36) Schmoller, op. cit., p. 198.

(37) Schmoller, op. cit., pp. 180-181.

(38) Cf. Tonti Filippini, Nicholas, The Concept of Human Dignity in the International Human Rights Instruments, in: Correa, Juan de Dios Vial = Sgreccia, Elio (eds.), Identity and Statute of Human Embryo, Libreria Editrice Vaticana, 1998, pp. 381-404. 拙稿・前掲「出生前の人の尊厳と生きる権利」120頁参照.

(39) Sgreccia, Elio, L'Eutanasia in Olanda: anche per i bambini!, Medicina e Morale, 2004/5, pp. 895-901.

(40) 甲斐克則・前掲『尊厳死と刑法』86頁.

(41) Guardini, R., Il diritto alla vita prima della nascita, Vicenza, 1985, pp. 19-21. 拙著・前掲『ヴァチカン・アカデミーの生命倫理』34－35頁参照.

(42) トマス・アクィナス・前掲書43頁〔第1部第104問題第4項〕.

(43) 存在論の立場をとらないハーバマスにおいても,「人格（精神）は身体において具現化（verkorperung）される」ものとして捉えられている. Habermas, Jurgen, Die Zukunft der menschlichen Natur. Auf dem Weg zu einer liberalen Eugenik?, Suhrkamp, 2001, S. 100. 邦訳として, ユルゲン・ハーバマス（三島憲一訳）『人間の将来とバイオエシックス』（2004年, 法政大学出版局）がある. 拙稿「Ⅳ. ヒト胚の研究利用」前掲『人間

の尊厳と生命倫理・生命法』131-132頁参照．

（44）ヴィクトール・E・フランクル（山田邦男＝松田美佳訳）『苦悩する人間』（2004年，春秋社）29頁．

（45）ガブリエル・マルセル（三雲夏生訳）「人間の尊厳－その実存的基盤」『マルセル著作集第8巻』（1966年，春秋社）121頁以下，同「存在論的秘義の定義と，それへの具体的な接近」『マルセル著作集別巻』（1966年，春秋社）203頁以下．

（46）加藤尚武「訳者による解説」ハンス・ヨナス・前掲書411頁．

（47）ヴィクトール・E・フランクル・前掲『死と愛』132頁．

（48）同55頁．

（49）Habermas, a.a.O., S. 98.

（50）Habermas, a.a.O., S. 67.

（51）ドイツ連邦議会審議会答申・前掲書46頁．

（52）ハンス・ヨナス・前掲書165頁．

（53）Giovanni Paolo II, Lettera enciclica Evangelium Vitae（25 marzo 1995）in: Acta Sanctae Sedis, Vol. LXXXVII, 2 Mai 1995, n. 19.

（54）現に，医師による積極的安楽死を合法化したオランダでは，緩和医療の遅れが指摘されている．Cf. Ten Have, Henk A. M. J., Euthanasia, in: Ten Have, Henk ＝ Gordijn, Bert（eds.）, Bioethics in a European Perspective, Kluwer Academic Publishers, 2001, p. 483. 後述IV 2参照．

（55）Sgreccia, op. cit., p. 899.

（56）Pessina, op. cit., p. 612.

（57）Boissnade, Projet Revise de Code Penal pour L'Empire du Japon, 1886, p. 955.

（58）ロナルド・ドゥオーキン（水谷英夫＝小島妙子訳）『ライフズ・ドミニオン』（1998年，信山社）120頁以下，346頁以下．上田健二「その死を求める人格の権利――アルトゥール・カウフマンの『人格的』法哲学における自殺と安楽死――」同志社法学55巻6号（2004年）13頁はこれを支持す

る.

(59) 奥田純一郎「ヒト胚・生命倫理・リベラリズム――自己決定権は生命科学技術研究に何を・どこまで言えるか?」思想965号（2004年）195頁以下.

(60) アルトゥール・カウフマン・前掲書175頁.

(61) Habermas, a.a.O., S. 26.

(62) Schmoller, op. cit., p. 201. 間接的安楽死が合法でありうることは，その限りで生命が絶対的な価値を持たないことを表明するものと言える.

(63) Schmoller, op. cit., p. 134.

(64) 甲斐克則・前掲『安楽死と刑法』37頁参照.

(65) D'Agostino, op. cit., p. 114.

(66) 責任阻却説に立つ最近の文献として，大嶋一泰・前掲「安楽死をめぐる義務衝突論と緊急避難」62頁，同・前掲「生命に関する義務の衝突」55頁，金澤文雄「生命の尊重と自己決定権」三島淑臣他編『人間の尊厳と現代法理論』（ホセ・ヨンパルト教授古稀祝賀）（2000年，成文堂）100頁，中山研一『安楽死と尊厳死――その展開状況を追って――』（2000年，成文堂）166頁，甲斐克則・前掲『安楽死と刑法』172頁，可罰的責任阻却を認める見解として，山中敬一『刑法総論Ⅱ』（1999年，成文堂）660頁.

(67) Cf. Ten Have, op. cit., pp. 471-473.

(68) 土本武司「オランダ安楽死法」判例時報1833号（2003年）8-9頁参照.

(69) Cf. D'Agostino, op. cit., p. 111.

(70) Sgreccia, op. cit., p. 895.

(71) Ten Have, op. cit., p. 469ff. 拙稿・前掲「生命に対する罪と被害者の承諾」44頁参照.

(72) The European Association for Palliative Care, op. cit., pp. 628-630.

(73) 声明は「消極的安楽死」という語の矛盾を指摘して，「無益な治療の差し控え」あるいは「中断」，「ターミナルセデーション」は，いずれも「安楽死」とみなされるべきではないとしている．声明によると，「安楽死」

の名称に値するのは,自発的・積極的なもののみである.
(74) 拙稿・前掲「自己決定権の限界」142－143頁参照.

[秋葉悦子]

Ⅲ　わが国の医療現場における「尊厳死」の現状
　—告知の問題—

1．はじめに

　最近，再び新聞紙上で尊厳死の問題が取り上げられ，なかでも患者への延命処置の意思確認をめぐって論議がなされている．しかし，この問題を考えるとき，常に考慮しなければならないことは，わが国の臨床現場ではいま「尊厳死」の問題をどう捉え，これに沿った緩和医療がどこまで行われているかという視点であり，こうした現実を抜きにしては本当の議論は成り立たない．

　現在，緩和医療に取り組む医療施設は徐々に増えてきており，とくにがん拠点病院や大規模病院では，緩和ケア病棟や緩和ケアチームが設置され，整備されつつある．しかし，実際は90％近くの患者が中・小規模の一般病院で死を迎えているのが現状であり，こうした一般病院において，どこまで「ホスピス・マインド」に基づいた医療や看護の提供が行われているかが重要となってくる．とりわけ，終末期のDNR（Do Not Resuscitate）など，いわゆる尊厳死を求める患者やその家族に対しては，一般の関心は深いものの，多忙な実際の医療現場ではその対応に苦慮しているというのが現状であると思われる．

　2003年（平成15年）に厚生労働省が全国の20歳以上の男女5000人の一般国民（回収率51.6％）を対象に実施した「終末期医療に関する調査」[1]によれば，自分自身が痛みを伴う末期状態になった場合に延命医療をするかどうかという問いに対して，20.5％の人が「やめるべきである」，53.5％の人が「やめた方がいい」と答えており，「続けるべきである」という答えは12.7％にすぎなかった．また，「やめるべきである」「やめた方がいい」と答えた人の58.9％は延命医療を中止したときに，「あら

ゆる苦痛を和らげる」ことに重点を置くことを望んでおり,「自然に死期を迎えさせる」は24.5%,「医師が積極的に生命を短縮させる」が13.8%であって,苦痛の緩和という視点が注目を集める結果であった(図1,2).また,事前に患者本人の意思が確認できない場合,患者本

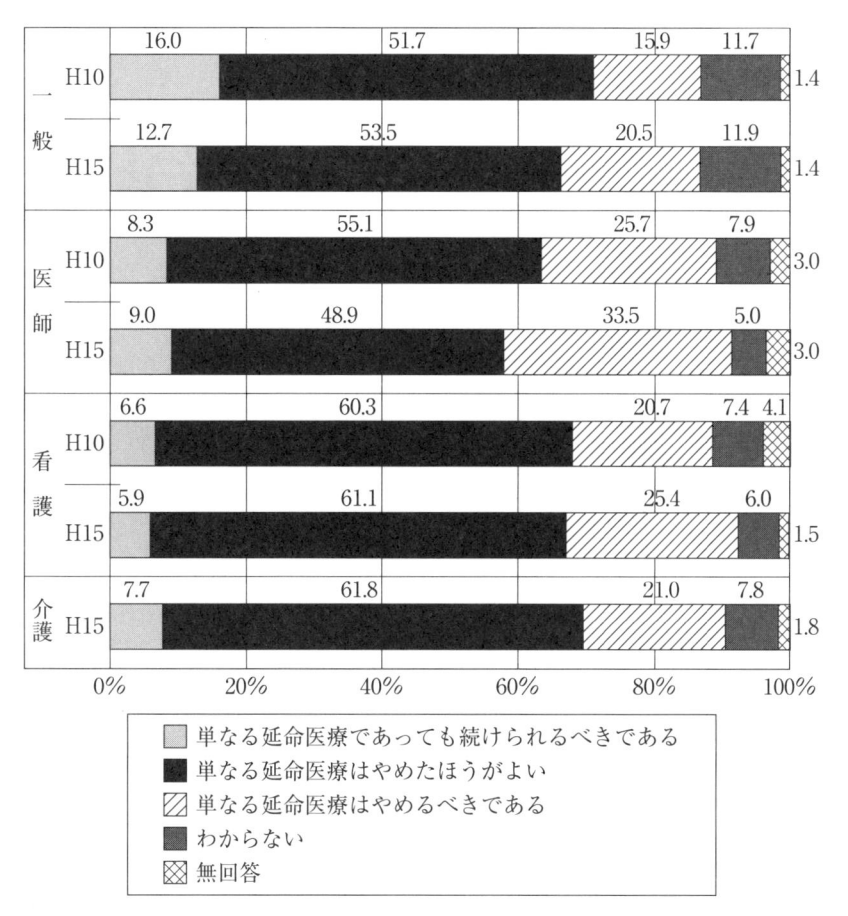

		単なる延命医療であっても続けられるべきである	単なる延命医療はやめたほうがよい	単なる延命医療はやめるべきである	わからない	無回答
一般	H10	16.0	51.7	15.9	11.7	1.4
	H15	12.7	53.5	20.5	11.9	1.4
医師	H10	8.3	55.1	25.7	7.9	3.0
	H15	9.0	48.9	33.5	5.0	3.0
看護	H10	6.6	60.3	20.7	7.4	4.1
	H15	5.9	61.1	25.4	6.0	1.5
介護	H15	7.7	61.8	21.0	7.8	1.8

図1. あなたご自身が痛みを伴い、しかも治る見込みがなく死期が迫っている(6ヶ月程度あるいはそれより短い期間を想定)と告げられた場合、単なる延命医療についてどのようにお考えになりますか。

(平成16年「終末期医療に関する調査等検討会報告書」)

人の代わりに，家族や後見人が治療方針などを決定する（代理人による意思表示）という考え方には，過半数の人が「それでよい」，または「そうせざるを得ない」と回答しており，肯定的である．代理人としては配偶者を挙げる人が多いが，医師をはじめとする医療関係者からは，代理人の意見の取り扱いについて，一律に機械的に扱うのではなく，十分な意見交換を踏まえ慎重に判断する必要がある，との立場も出されている．

これらの調査結果も含めて，終末期医療のあり方などを議論してきた

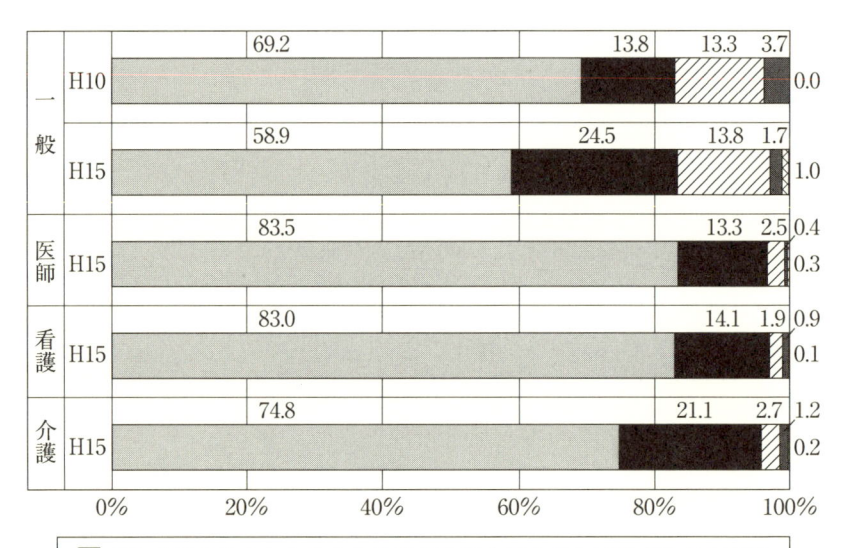

一般 H10	69.2	13.8	13.3	3.7	0.0
一般 H15	58.9	24.5	13.8	1.7	1.0
医師 H15	83.5	13.3	2.5	0.4	0.3
看護 H15	83.0	14.1	1.9	0.9	0.1
介護 H15	74.8	21.1	2.7	1.2	0.2

□ 痛みをはじめとしたあらゆる苦痛を和らげることに重点をおく方法
■ 単なる延命医療を中止して、自然に死期を迎えさせるような方法
▨ あらゆる苦痛から解放され安楽になるために、医師によって積極的な方法で生命を短縮させるような方法
■ わからない
▩ 無回答

図 2. 単なる延命医療を中止するとき、具体的にはどのような方法が考えられますか。お考えに近いものをお選びください。
（平成 16 年「終末期医療に関する調査等検討会報告書」）

「終末期医療に関する調査等検討会」は，報告書を作成した[2]．それに応える形で，2004年6月，無理な延命行為をしない，または医療行為の中止を決定するときの手順などを示すガイドラインを策定することを目的に，厚生労働省は「終末期における望ましい医療の内容に関するガイドラインの策定に関する研究」班（主任研究者：国立保健医療科学院　林謙治次長）を立ち上げ，これにより「尊厳死」をめぐる具体的で，本格的な作業が始められることとなった．

こうした流れの中で，終末期医療における患者およびその家族の声や，実際の問題として日々直面している医療現場からの意見や示唆を汲みとり，今後のわが国の尊厳死問題を方向付ける上で有効と思われる方策を探り出すことを目的として「わが国における尊厳死に関する研究」班（主任研究者：東京医科歯科大学大学院　心療・緩和医療学分野　松島英介准教授）は，一般病院で行われている緩和医療の現状を調査した．その内容は，全国の一般病院の中から無作為に抽出された1000病院を対象に尊厳死に関する調査アンケートを送付し，返送された結果から一般病院における尊厳死の現状を考察したものであり，病名・余命告知，終末期の治療方針は，患者本人よりも，家族に伝えて意思を確認するケースが目立ち，多くの病院が終末期医療システムの不備を感じており，患者が「尊厳ある生」を過ごしながら尊厳死を達成するための前提条件として，終末期医療システムの整備をする必要があることが明らかとなった，とまとめている[3]．

そこで次章では，この調査結果について詳細に報告し，「尊厳死」問題の現状を分析するとともに，なかでも問題となっている告知の議論について，考察していきたい．またその後に，がん告知を中心とした告知の望ましいあり方について概説したい．

2．わが国の一般病院における尊厳死問題の調査結果

（1）研究方法

2004年10～11月の間に，「2004年版　病院総覧」内に掲載された病院（8171病院）から無作為抽出した全国の50床以上300床未満の一般病院1000病院（一般病床のみ病院群（500床），療養病院も含む病院群（500床））を対象に，説明文および35項目からなる「尊厳死に関する質問票」及び返送用封筒を同封し，病院院長宛てに郵送した．送付先は，その都道府県の病院数に応じて割り振った結果，東京・大阪40病院，北海道・福岡39病院，沖縄19病院，三重・鳥取18病院，滋賀・島根16病院，山形15病院，その他の県20病院となった．

（2）研究結果

回答が得られたのは145病院（14.5％）であった．病床数の平均（±標準偏差；以下同じ）は164.5（±63.5）床，患者の平均在院日数は62.8（±151.3）日，病名割合では，悪性新生物が13.1％（±11.8），脳血管疾患が28.2％（±41.3），循環器系疾患が15.4％（±12.6）を占めていた．年間入院患者数の平均は2248.4人（±2749.2），年間退院患者数の平均は1762.1人（±1411.0），年間死亡退院患者数の平均は102.8（±66.0）人であった．入院患者のうち，余命が6カ月以下と考えられる終末期患者の占める割合は9.1％（±13.3）であった．

終末期における患者本人への病名告知の達成率は，病院間でかなりの幅があり，平均45.9％であった．同時に，本人への治療方針確認は47.2％であり，本人への延命処置の希望確認や余命告知となるとさらに低い値（15.2％，26.6％）であった．一方，患者の家族に対しては，病名告知率は95.8％，余命告知率は90.8％で，治療方針の確認や延命処置の希望確認の割合も，平均で8割を超えていた（83.4％，86.8％）**（図3，4）**．

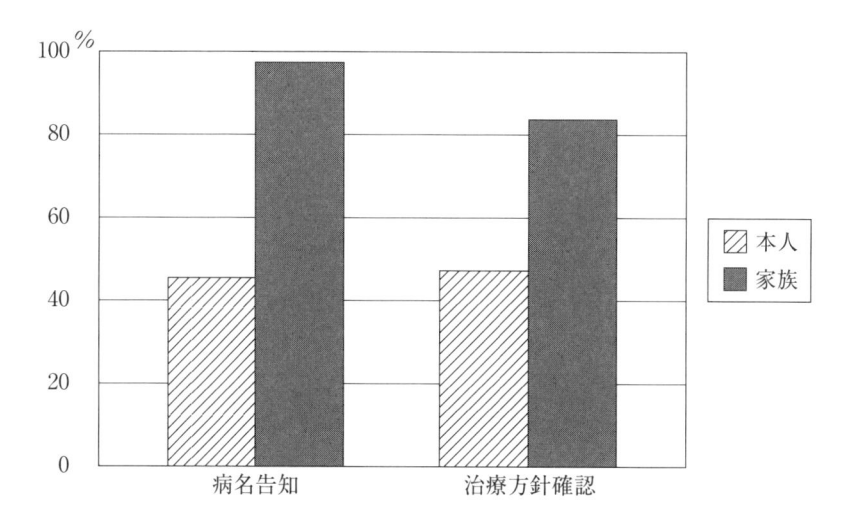

図 3. 病名告知と治療方針の確認の割合
（「わが国の尊厳死に関する研究」平成 16 年度総括・分担研究報告書）

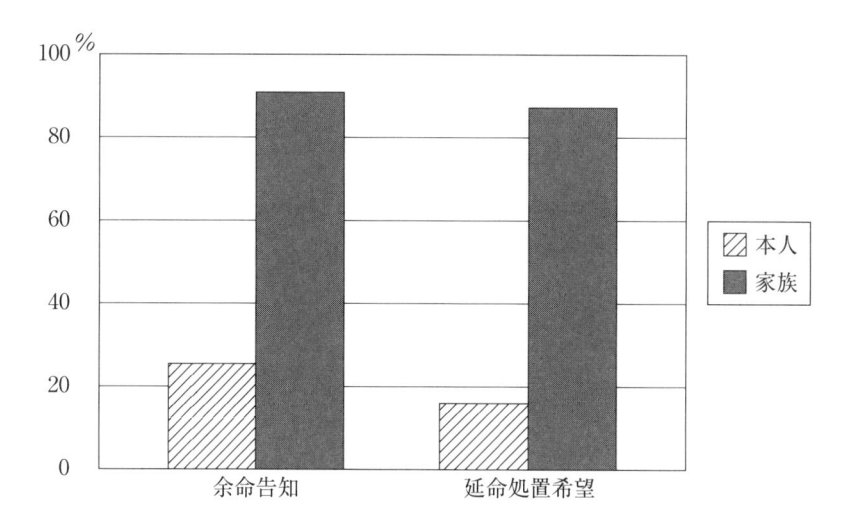

図 4. 余命告知と延命処置の希望を確認する割合
（「わが国の尊厳死に関する研究」平成 16 年度総括・分担研究報告書）

終末期における痛みの発生頻度については，治療を必要とするような痛みがある割合は49.2%（±28.4），痛みの治療にモルヒネを使用する割合は77.0%（±29.6）で，鎮静（セデーション；呼びかけに応じない程度に意識を深く低下させる）を必要とした患者の割合は，10.6%であった．終末期における精神症状の発生頻度については，抑うつ・不安が出現する割合は47.0%（±27.3），せん妄が出現する割合は20.6%（±17.6）であった．また，終末期患者の抑うつ・不安やせん妄など精神症状の対応は，主治医・看護師でなされている場合がほとんどであった（**表1**）．

　今後，一般病院での終末期医療の普及に関し，どのようなことを充実させていくべきかとの問いについては，「在宅医療の体制整備」や「医師への研修制度」「患者や家族の相談窓口の充実」など，ソフト・ハード両面の体制の充実を指摘する声が多かった（**表2**）．また，終末期患者の診察に関わり，どのような点に困難を感じるかという質問に関しては，「患者へ病名，病状の説明をすること」「患者や家族のための病院内の設備や終末期医療の施設が乏しいこと」「在宅医療を実施したくても，体制が十分でないこと」などがあげられ，特に情報の伝達（コミュニケーション）に絡む指摘が多かった（**表3**）．

表1．精神症状への対応
（「わが国の尊厳死に関する研究」平成16年度総括・分担研究報告書）

	抑うつ・不安	せん妄
特に対応は決まっていない	1	3
主治医が対応	103	122
看護師が対応	97	74
コメディカルが対応	8	4
心理士が対応	7	1
ソーシャルワーカーが対応	16	3
精神科医・心療内科医が対応	18	17
その他	3	3

（複数回答）

表2. 終末期医療の普及に関し、どのようなことを充実させていくべきだとお考えですか
（「わが国の尊厳死に関する研究」平成16年度総括・分担研究報告書）

在宅医療で十分な終末期医療が行えるような体制づくり	93
卒前・卒後教育や生涯研修の充実	90
患者・家族への相談体制の充実	72
終末期医療への経済的評価	67
終末期医療に従事する医療従事者の確保	65
一般病棟において終末期医療が行えるような体制づくり	60
意思表示の事前文書などの法的整備	43
一般市民に対する教育活動	42
緩和ケア病棟の設置と拡充	40
研究活動の推進	11
その他	5

（複数回答）

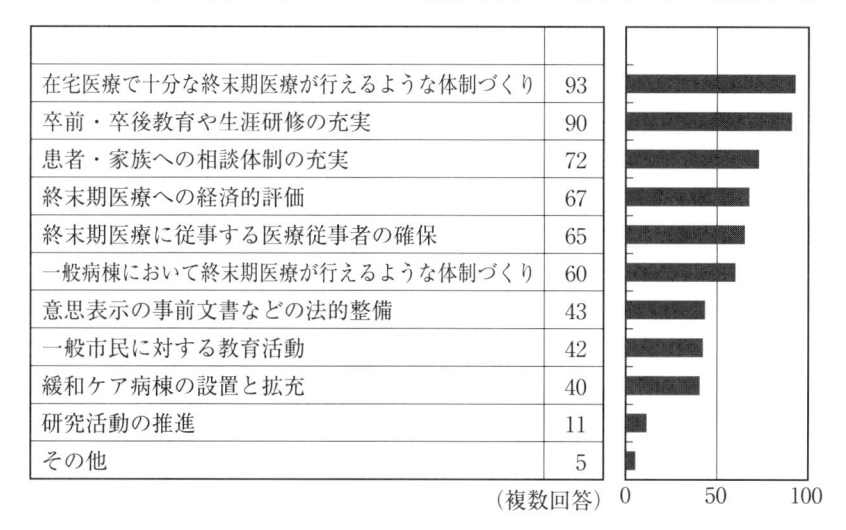

表3. 終末期患者の診察に関わり、どのような困難を感じているか
（「わが国の尊厳死に関する研究」平成16年度総括・分担研究報告書）

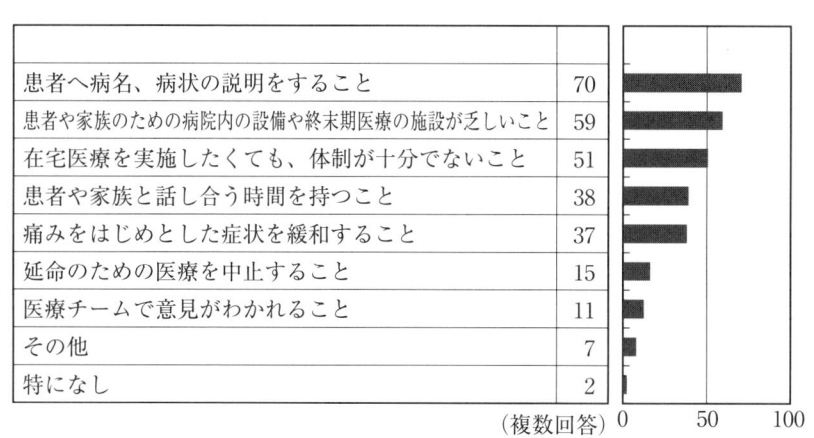

患者へ病名、病状の説明をすること	70
患者や家族のための病院内の設備や終末期医療の施設が乏しいこと	59
在宅医療を実施したくても、体制が十分でないこと	51
患者や家族と話し合う時間を持つこと	38
痛みをはじめとした症状を緩和すること	37
延命のための医療を中止すること	15
医療チームで意見がわかれること	11
その他	7
特になし	2

（複数回答）

Ⅲ　わが国の医療現場における「尊厳死」の現状

最後に，尊厳死の定義についての質問については，「延命処置を行わないこと」(6.9%) という回答よりも，「苦痛を緩和すること」(71.5%) が高率に選択され，医師にとっても，「尊厳死」については単なる延命医療の中止だけではなく，もっと広いイメージをもっていることがわかった．

(3) 考察

　a) 情報提供

今回明らかになったことは，一般病院においては，まずは家族に病状や今後の方針についての意見を求めることが多く，積極的に本人の意思が確認されることよりも，家族の意見が医療行為に反映されていると考え得る場合が多いことである．患者本人の希望をじっくり聞きたい思いはあるが，時間的・物理的制約から，まずは家族に情報を伝え，意向を聞くことで，トラブルとなるのを避けようとしている背景もあると思われる．もちろん，各病院により，返答内容には大きな違いがあり，全国の一般病院を一括りにするのは困難であるが，現場で対応している医療者の困惑は明確に存在していると思われる．このことから考えれば，終末期において「本人への情報提供（特に病名告知率）」が100%近い割合で行われている主要な拠点病院や大規模病院の現状と，50〜300床の一般病院では，医師・患者関係にも大きな違いがあることが明らかとなり，病院背景に合った対応を考えていかなくてはならないことが示唆された．また，拠点病院で診断を受け，紹介されて療養等のため，一般病院などに転院してきた際など前病院でどの程度告知がなされているのか，患者はどの程度理解しているのか，家族はどのように考えているのか，など様々な情報を短期的に収集し，処理していこうとする場合には，患者の状況の確認を含めて，どうしてもまず家族に話をしてしまうという流れがあるように思われる．

これらの問題を解消していくためには，一般病院の医師や看護師向け

の，告知や情報収集についてのフローチャート（作業図）のようなものを用意していくことで，同様の対応を行うことができるようになり，医療従事者のストレスも軽減されるように思われる．さらに，一般病院で緩和医療を担当する医師や看護師には，患者の意思や家族の意向を的確に把握するコミュニケーション技術を身につけさせていく必要があり，このための教育・研修を積極的に進めることが重要な施策となるであろう．緩和医療においては，医師や看護師がカウンセラー的役割をも期待されているという背景があるため，患者や家族の思いを聞くために医療関係者がコミュニケーション技術を身につける必要性はかなり高いと考えられる．

コミュニケーション技法については，患者が希望するものとして「環境設定（質問の促し方，家族の同席など）」「情報提供（今後の治療，日常生活や仕事への影響など）」「伝え方（はっきりと正直に，適切な表現）」「情緒的サポート（患者の感情を受け止める，家族へも患者同様の配慮）」などが言われている．国立がんセンターなどを中心にして，コミュニケーション技法研修も行われているので，積極的に参加できる体制を一般病院の中に作っていくことも大事である．

医師等の医療関係者と患者との間に日頃から信頼関係が構築されていることが，終末期において，患者の意思に沿った医療の基本となる．したがって，医療関係者は患者との信頼関係を築く努力をすべきである．

b）痛み，精神症状と鎮静

痛みや抑うつ・不安・せん妄などの精神症状の出現率は，大規模病院などの調査から一般的に報告されているものとほぼ同様であり，病院形態間で大きな差は見られなかった．この点からは，終末期の症状緩和に対するマニュアルをより充実し，共有していくことは有効であろう．終末期患者の精神症状や身体症状など，症状に関わる対応などの指針やマニュアルは，症例数が多い拠点病院やセンター病院が収集し，データをまとめ各病院群に配布するという方向性には大きな意味があると思われ

た.

　終末期に出現することが多いといわれている精神症状については，一般病院において主治医や看護師が対応しており，精神科医などの介入は少なかった．一般病院に精神科医が常駐していることは少なく，いても非常勤での勤務が多い．そのような環境のなかで，精神症状への対処は，担当医師や看護師が行わざるを得ず，担当者の負担が増える状況となっている．時間的制約がある中でやるべきことが増していき，本人や家族と良いコミュニケーションを心がけなくてはいけないという状況は，担当者にとってかなりストレスになっていると言えるであろう．

　鎮静を必要とした患者の割合は，予想していたものより低い値であったが，拠点病院では良く施行されている医療が，一般病院の担当医師まで情報が伝わっていない可能性もあり，終末期患者への対応という部分では，研修制度の充実や，相談窓口の創設なども検討し，データや情報を全国的に一元化することで，全国で同様のサービスが提供できるようにしていくべきであると思われた.

　c）終末期医療の体制作り

　終末期医療の普及に関し，どのようなことを充実させていくべきかとの問いについては，医療従事者への卒前・卒後教育や生涯研修の充実，患者・家族の相談体制の充実，在宅医療の体制整備，一般病棟において十分な終末期医療が行えるような体制づくりなどソフト・ハード両面の体制の充実を指摘する声が多かった．この意見は，そのまま現在の一般病院における終末期医療体制の問題点を指摘しているとも言える．十分な教育がなされることなく，多忙を極める一般病院の医師が，終末期ケアや本人・家族への情報提供を十分にするというのは極めて困難な状態である．そのためには，本人・家族等の相談窓口の充実とともに，医療者同士の情報交換窓口も創設していくことが重要である．一般病院の医師にとっては，すぐに相談できる同僚や専門家がそばにおらず，不安感が強いと記述している者もみられた．緩和ケア病棟などを含め，チーム

ケアの重要性が謳われていることから考えれば，一般病院の医療従事者間でのネットワークを構築し，情報の共有や勉強会，研修会などを相互に開催することで，他病院での状況を把握することが，さらなる一般病院での緩和医療の充実につながっていくものと思われる．一般病院の医師が考える「尊厳ある死」とは，「本人が苦痛でないように緩和をすること」という意見が最も多かった．その思いを実現させるためにも，より良い体制を構築していくことが重要であろう．

(4) まとめ

今後は，上記のような一般病院での医療背景があることを加味しながら，インフォームド・コンセントの問題や緩和ケアシステムの整備，患者が「尊厳ある生」を送るための環境整備などを行っていかなくてはならない．終末期患者の精神症状や身体症状など，症状に関わる対応などの指針やマニュアルは，症例数が多い拠点病院やセンター病院が収集し，データをまとめ各病院群に配布するという方向性には大きな意味があると思われる．

なお，50床以上300床未満の一般病院において，病名・余命告知，終末期における治療方針や延命処置の希望は，患者本人に直接伝えられるよりも，家族に伝えられるケースが多かった．他病院（例えば大学付属病院などの大病院）で告知や治療を受けた後に，中・小規模病院に紹介されてくるがん患者数が少なくない現状では，一般病院の担当医に対しての啓発活動，告知マニュアルなどの作成をしていくことが必要になってくると思われる．多くの病院が，終末期患者が「尊厳ある生」を過ごしながら，尊厳死を達成するためには，終末期医療システムの整備をする必要があると考えている．

3．告知について

　尊厳死についての問題のなかで，患者への延命処置の意思確認をめぐっての論議が注目を浴びているが，患者が自分の病状を正確に知らないことには，意思確認をしようにもその判断自体が信頼できるものとはならず，患者への情報提供が何よりも前提となろう．このような患者への情報提供のなかで，一般の医療者にとって一番問題となるのは「告知する」ことであり，とりわけ，がんや難病など「悪い知らせ」を伝える場合が典型であろう．

　そもそも告知の目的は，患者に真実を伝えることによって，患者や家族の理解と協力のもとにその後の検査や治療を円滑に行い，ひいては患者のQOL（Quality of life）を高めることにあるが，がんや難病の場合は「治らない」あるいは「死に至る」可能性があることがそれを難しくしている．そこで本章では，実際の臨床現場でもっとも機会が多く，したがって十分な検討もなされてきた「がん患者への告知」について話を進めていきたい．

　なお，わが国において「告知」という言葉は，医療者が患者やその家族に一方的に医療情報を通告するといった，これまでのパターナリズムを反映したニュアンスが強く，インフォームド・コンセントを基盤とした現代の医療にはそぐわなくなってきている．本来は英語の表現から"truth telling"（真実を伝える）や"disclosure"（開示）といった言葉の方がふさわしいと考えるが，ここではそうした意味も含めて，一般的に使用されている「告知」という言葉を使用したい．

（1）がん告知の現状

　2003年9月に行われた毎日新聞の世論調査（全国の20歳以上の男女4581人を対象に面接形式で調査[4]）によれば，がんに罹ったとしたら「治

る見込みがあるときは，知らせてほしい」と考えている人が全体の90％，「見込みがないときでも知らせてほしい」という人は73％に上ることがわかった．これを1987年の同調査と比べると，図5のように，治る見込みがある場合では78％から12ポイント，また見込みがない場合でも59％から14ポイントとそれぞれ上がっていることがわかる．この背景には，同じ調査で，がんについて「治る病気だと思う」と考えている人が28％，「死亡する確率は低くなったと思う」と考えている人は58％と，合わせて86％もの人が克服可能な病気と捉えていることが関係していると考えられる．このように，がんを告知される立場の人の意識は，年々変化してきていることがわかる．

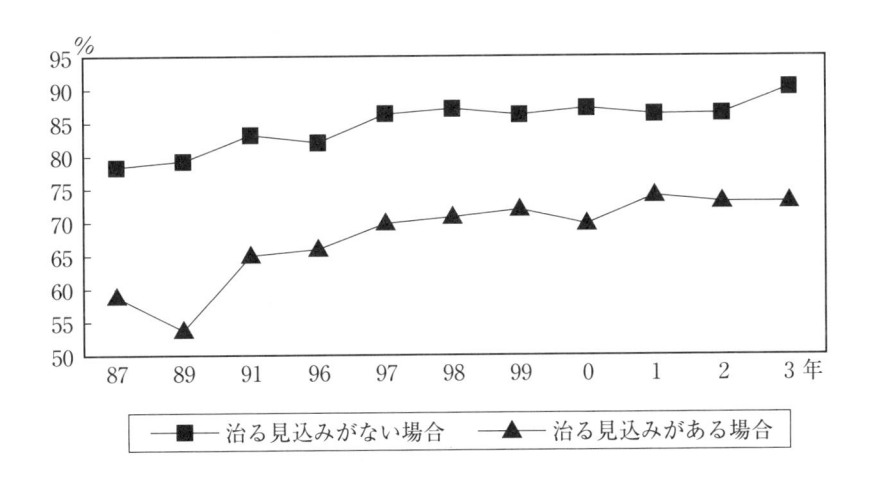

図5．「がんを知らせてほしい」と答えた人の割合
(毎日新聞社世論調査をもとに作成)

一方，われわれは2004年に全国145の中・小規模の一般病院（平均病床数164.5床）に調査を行い，その告知の実態について検討した．それによると（前章で詳しく述べた通り），余命6カ月以内の終末期の患者本人への病名告知の達成率は平均45.9％，その家族へのそれは95.8％で

あり，同じく余命告知となると本人へは26.6％と低く，その家族へは90.8％であったと報告し，告知に関しては家族重視の実態が明らかになった．さらに，尊厳死の論議の中で一番大切な延命処置の意思確認は本人へは15.2％と極めて低く，家族へは86.8％とここでも家族の意見が医療行為に反映されていることがわかった．

（2）がんの告知の困難さ

PfefferbaumとLevenson[5]は，患者が本当に必要としている情報と医療者がそう考えている情報との間には相違があることを報告しており，またAnderson[6]らは，患者が主治医からの情報提供に必ずしも満足していないことを指摘している．とりわけ，がんの告知は医療者が患者の治療をする上でもっともストレスフルな課題のひとつであり，医療者－患者間で情報に対する認識の相違が生じやすい素地がある．その理由としてBeile[7]は，①医療者がもっとも得意とする「技術的役割」から「患者を支える役割」に移行することの難しさ，②患者から治療の不成功を非難されることへの恐れ，③患者の「希望」を打ち砕く恐れ，④患者が気まずい質問をするのではないかという恐れ，⑤患者や家族の感情的反応に対処する戦略がないこと，などを挙げている．実際，1997年に行われた調査[8]では，1557名の医師および3361名の看護師に対して「死期が迫っている患者の診察に携わって，どんな難しさを感じていますか」との質問をしたところ，医師の69.9％，看護師の56.9％が「患者に病名，病状の説明をすること」を第1位に挙げている．

わが国において，がんの告知がなかなか進まない理由として，保坂[9]は次の3点を挙げている．すなわち，①患者側の要因として，「先生にすべてお任せします」という意識が見られることである．これは患者が，他力本願でいることで事実の受け容れを否認する，という心理的防衛機制を使っている可能性が考えられる．つぎに，②家族側の要因として，「患者が可哀想だから知らせたくない」という意識が働く．さらに，③

医療者側の要因として,「告知は患者の希死念慮を強めてしまうから」という懸念が起こる.しかし,この家族や医療者側の考えの背景には,「患者がどのような反応をするのか,うまく支えられるのかが不安だから,告知しない」という思いが見え隠れしている.そこで医療者側は,患者に代わって家族に情報を伝えることと,家族からの希望を確かめることで,これらの不安を合理化していることが多い.

岡崎ら[10]は,終末期がん患者65名のうち,患者が希望し家族が同意して病名と手術不能な病態にあることの告知を受けた27例と,家族が反対し本人も強い希望を表明しなかったために告知のされていない38例との2群について,精神神経症状や疼痛の出現頻度を比較したところ,両群の間に有意差はなく,むしろ病名告知群の方がいずれの出現頻度も低率であったと報告している.また,同じ65名を疼痛の有無により2群に分け,精神神経症状の出現頻度を比較すると,有痛群28名では46%,無痛群37名では14%と両群間に有意差がみられ,病名告知よりも疼痛の方が精神的負担は大きいのではないかと結論している.このように,告知は患者にとってむしろ有益であるとした報告は多い[11].実際,告知を受けない患者は,悪化していく全身状態に対して疑念を抱き,さらには死の恐怖ともひとりで戦っていかなければならず,かえって精神状態が不安定となりやすいと考えられよう.こうした点をFletcher[12]は"No news is not good news, it is an invitation to fear"と指摘している.

(3) がん告知後の心理的反応

MassieとHolland[13]は,がん患者の告知後の正常な反応を次の3つの相に分けて説明している(**表4**).第1相は1週間以内に起こる反応(初期反応)で,疑惑あるいは否認,絶望などが中心となる.第2相は1〜2週間の間に起こる精神的動揺で,不安,抑うつ気分,集中力低下,食思不振,不眠,日常活動性低下などである.第3相は2週以降にみられるもので,新しい情報に順応する,現実の問題に直面する,楽観的になろ

表4. がん患者の告知後の正常な反応

第1相（初期反応） 疑惑あるいは否認、絶望	1週間以内
第2相（精神的動揺） 不安、抑うつ気分、集中力低下 食思不振、不眠、日常活動性低下	1〜2週の間
第3相（適応） 新しい情報に順応する 現実の問題に直面する 楽観的になろうとする 様々な動きに取り組み始める	2週〜

(Massie と Holland)

うとする，など現実に適応していこうとする段階を指す．すなわち，患者は病名を聞いて精神的に動揺し，適応が落ちた状態が一般には2週間前後続き，それから徐々に落ち着いてきて，自分の身体状態を受け容れ，今後の治療などに正面きって取り組み始めるようになる．しかし，一定期間経っても情緒的に不安定な状態が続き，生活に支障が出た場合は「適応障害」とされ，さらに長引いたり，程度が重かったりすると「大うつ病」と診断されることになる．こうしたがん患者における心理的反応について，秋月らは[14]図6のように示している．告知の機会は，がん患者の全病期を通じて何回かの段階があり，それは病名の告知で始まり，再発の告知，緩和医療導入への告知，そして予後告知などがあって，それぞれで状況は変わってくる．

(4) 告知の仕方（悪い知らせの伝え方）

これまで見てきたように，現在は「患者に告知すべきかどうか」ということよりも，「患者にどのように告知をし，その後どのように患者を支えていくか」ということに議論の対象が変わってきている．患者に告

図6．がん患者における告知後の心理的反応（秋月ら）

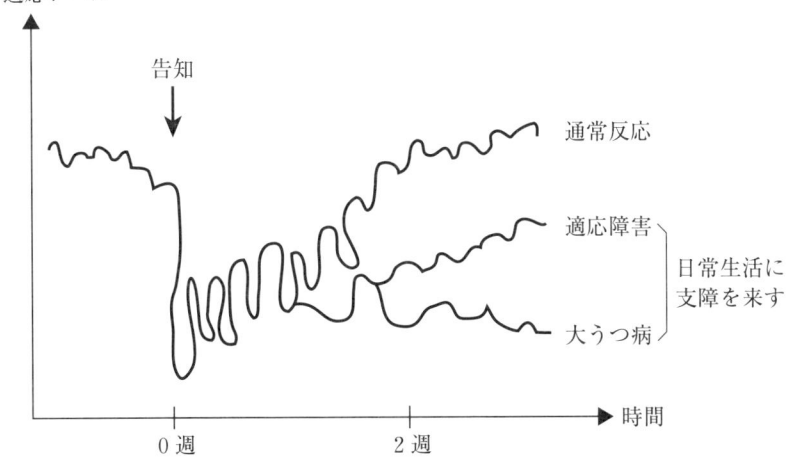

知する（悪い知らせを伝える）ときの方法については，一定のマニュアルが出されているが，ここではBuckmanの著書[15]を基本に，他の報告[16][17][18][19][20][21]も織り交ぜ，わが国の現状に合わせてまとめてみたい．

　1）まず環境を整える

　静かで，プライバシーが保てる場所を選ぶ．また，落ち着いてゆっくり話せる雰囲気を作るために十分な時間を設定し，途中で電話などのため中断されないように気をつける．そして，できるだけキーパーソンとなる家族に同席してもらう．

　2）患者がどこまで知っているかを理解する

　患者が病状や予後についてどの程度知っているか，また考えているかを確認する．そのためには，患者に直接「現在の病状について，どのように理解されていますか」「これまでに悪い病気ではないかと思われたことはないですか」などと問いかけをし，その反応をしっかり捉えることによって，患者の病気への理解や誤解，それに対する感情を知ることができる．

3）患者がどこまで知りたいかを理解する

患者がどの程度の情報まで得たいと考えているかを確認する．そのためには，「病状について，どこまで知りたいですか」「もし病状が思わしくない場合でも，すべてお話した方がよろしいですか」などと尋ねる．もし，患者が「詳しくは知りたくない」と答えた場合には，今後はどうしたらいいかを話し合うが，その後に患者の心の準備ができて，「すべて知りたい」と変わっていく場合もあるので，注意を要する．

4）情報を共有する

患者の診断や治療に関係した情報を簡単な言葉で，しかもぶっきらぼうではなく誠実に，共有する姿勢をもって話していく．患者がよく理解できているかを確認しながら，繰り返し，また言葉を変えて説明する．大事なところは，メモに書いたり，パンフレットや図表を用いたりする．その際，でき得る限り「がん」や「悪性腫瘍」という言葉を使って説明することを目標にする．説明はあくまで患者の反応に合わせながら，少しでも患者の戸惑いや心配が見られるようなら，そこに立ち戻って耳を傾ける姿勢が重要で，医療者の押し付けにならないようにする．

5）患者の感情に応答する

患者が自分の感情を自由に表出できるように努める．告知に伴って様々な感情が表出されるが，それはむしろ自然な反応であることを患者に伝える．患者の中には感情を表出しないようにしている者もいるが，「それは辛いことですね」などと患者が抱いているであろう感情を代弁することで，表出しやすい状況をつくることも必要である．こうして，患者の感情に共感をもって寄り添う姿勢が大事である．一方，告知する側が感情的に取り乱していると，その感情をも患者が取り入れる恐れがあるので，留意すべきである．

6）話し合いを要約し，今後の予定について話し合う

それまでの話し合いの中で重要な点を要約する．そして，必ず「何か質問はありませんか」と問いかけることが大切である．ここで，質問が

あれば，それに即して誠実に対応する姿勢を示すことは，患者に安心感を与える．また，あとになって疑問が生じたら，いつでも対応できることを付け加えておく．そして，最後に今後の予定についても，一方的な治療方針の解説にならないように話し合う．

(5) 告知後の対応

いったん告知をしてしまえば，それで患者への務めは終わりということはなく，むしろそれが始まりという方が相応しい．そこで，告知後の対応について，柏木の総説[22]を紹介したい．

1) どのように伝わったかを確認する

医療者がしっかりと伝えたつもりでいても，患者にはほとんど伝わっていない場合や，逆に事実以上に重篤であると患者が受け取ってしまう場合がある．そこで，患者にどのように伝わったかについて，患者自身をはじめ家族や医療スタッフを介して確認することが必要である．

2) 伝えた直後の落ち込みを受けとめる

病名や病状が正確に伝わると，患者は当然落ち込み，抑うつ的となる．しかし，この抑うつは多くの場合は一時的なもので，やがて少しずつ回復に向かうものであることを知っていれば，医療者や家族は動揺せずに見守っていくことができる．

3) 最善を尽くすことを伝える

告知後の患者にとって共通して見られるのは，「苦しみたくない」という気持ちである．こうした苦痛の緩和に最善を尽くすことを保証することで，患者には大きな安心感を与える．

4) 希望を支える

たとえそれがわずかなものであっても，患者は最後まで希望を持っている．それがどのような種類の希望なのかをまず知り，その希望を支えるような言葉かけをしていく必要がある．Breitbartら[23]は，終末期のがん患者が「早く死にたい」と望む原因として「うつ病」と「希望のなさ

(hopelessness)」を挙げている．

　5）安易な励ましを避ける

　多くの場合，安易な励ましはあまり有効でないばかりか，かえってコミュニケーションを遮断してしまう．弱音を吐きたい，辛い気持ちを聞いてほしいと思っている患者は，がんばれと励まされると，何も言えずに黙ってしまう．

　6）コミュニケーションを継続させる

　患者が必要とするコミュニケーションは病状によって異なるが，すべての病期に共通していることは，自分の気持ちを理解してほしいという思いである．患者は周りの者が自分の感情に気づき，それを表現してくれることを望んでいる．たとえ言語的コミュニケーションが不可能になっても，手をさすったり，髪をなぜたりする非言語的コミュニケーションを続けることができる．

　7）チームによって支える

　患者は身体的，精神的，社会的，そしてスピリチュアルな面での多くの援助の必要性をもっており，これに応えるためには，チームとしての支えが必要である．

　ところで，われわれは2005年に全国510の中・小規模の一般病院（平均病床数138.6床）に調査を行い，がん患者を担当している一般医に対して告知の方法とその後の対応について検討した．その結果，「面接の最後に，質問がないか，必ず患者に確認する」「できるだけ専門用語を使わず，わかりやすく説明する」「主治医として精一杯がんばる旨を伝える」「患者の理解度を確認しながら話を進める」「患者の心理的な反応を確認しながら，話を進める」といった告知法は，3/4から少なくとも半数以上の臨床医においてルーチンに行われていたが，「悪い情報は少しずつ段階的に伝える」「患者が希望を持てるよう，楽観的な見方も妥当な範囲で内容に加える」「不確実な情報も含めて，提供する情報量は

できるだけ多くする」については，その実施率は他に比べて高くなかった．さらに，告知後の対応では，「身体状態，特に睡眠状況や食事摂取などを，直接患者本人もしくは，他のスタッフから確認する」「不安や抑うつの有無を，患者本人から直接，もしくは他のスタッフから確認する」などの対応がルーチン化されている医師は4割前後であり，「患者が告知の内容を正しく理解しているか否か，患者本人もしくは他のスタッフから直接確認する」などの対応は，常時実施している医師が2割にとどまった．このことから，告知の際の望ましい面接法はある程度ルーチン化されているものの，告知後の対応については十分とはいえないことが示唆された．

(6) 予後告知

これまでは病名の告知を中心に想定して，その前後の対応について述べてきたが，予後告知については病名告知以上に難しい問題がある．

われわれは2005年の中・小規模の一般病院を対象としたアンケート調査[25]のうち，自由記載分をまとめて検討した結果，現場の医師における告知をめぐる葛藤が示され，告知の是非や，医師自身の告知方針に対してそれがままならない現状，特に，患者に告知するべきと判断しても，家族がそれを拒否する場合などがあげられた．告知をめぐる困難（問題）としては，余命告知，告知するタイミング，患者・家族関係に関する情報不足，患者・家族の理解力不足，コミュニケーションスキル，告知後のメンタルケア（告知後のケアをする時間とスタッフが少ない）などがあることが把握されている．

Parkes[26]は，予後に関する医師の予測の正確度を調べているが，実際の生存期間が医師の予測の半分より長く2倍より短かい範囲に入っていたものは47％で，つまり53％は予測が間違っており，しかもその90％は楽観的な方向，すなわち実際よりも長く見積もっていたと報告している．Fallowfield[27]らは，こうした結果は診断技術が向上した最近においても変

わらないことを実証しており，また患者との接触が密な医師ほどこの傾向が強いことにも触れている．これらの報告から，予後予測がいかに難しいものであるかがわかる．

そこで，池永(28)は予後予測を伝える方法として，①大まかな見通しについて説明する，②症状は動揺することを説明する，③悪い状況が訪れる可能性と少し落ち着く可能性は半々であることを伝える，などを勧めている．また，④将来起こりうるADL（Activities of daily living）低下の予測を伝えることによって，今後の計画が立てやすいように配慮することも付け加えている．

（7）おわりに

患者への情報提供，とくにがんの告知は，医療者にとってもっともストレスフルな課題である．しかし，これまでのパターナリズムを基盤とした医療から患者中心の医療へと変化してきた現在において，患者に検査や治療への理解，協力を求め，患者のQOL（Quality of life）を高めるためには，いまや「患者に告知をするかどうか」ではなく，「どのように告知をし，その後患者をどう支えていくか」が重要である．

注

（1）終末期医療に関する調査等検討会：終末期医療に関する調査結果．今後の終末期医療の在り方．中央法規，東京，2005，pp19-78．

（2）終末期医療に関する調査等検討会：終末期医療に関する調査等検討会報告書．今後の終末期医療の在り方．中央法規，東京，2005，pp3-16．

（3）松島英介：厚生労働科学研究費補助金医療技術評価総合研究事業「わが国の尊厳死に関する研究」平成16年度総括・分担研究報告書，2005．

（4）毎日新聞社世論調査室：「健康と高齢社会」全国世論調査報告書．毎日新聞社，東京，2003．

（5）Pfefferbaum B, Levenson PM: Adolescent cancer patient and physi-

cian responses to patients' concerns. Am J Psychol 139: 348-351, 1982.
（6）Anderson LA, De Vellis BM, De Vellis RF: Effects of modeling in patient communication and satisfaction and knowledge. Med Care 25: 1044-1056, 1987.
（7）Beile WF（内富庸介監訳）：がん患者に「悪い知らせ」を伝える1つのガイドライン．Expert Nurse 16: 40-45, 2000.
（8）橋本修二：ターミナルケアに対する意識に関する研究．厚生省健康政策研究事業報告書，1998.
（9）保坂　隆：高齢癌患者のPsycho-oncology．Geriat Med 40: 1409-1412, 2002.
（10）岡崎伸生，吉森正喜，太田久子，柿川房子：終末期癌患者に対する病名告知の精神的影響に関する研究．癌の臨床35：331-334, 1989.
（11）Fallowfield LJ, Jenkins VA, Beveridge HA: Truth may hurt but deceit hurts more: communication in palliative care. Palliat Med 16: 297-303, 2002.
（12）Fletcher C: Listening and talking to patients. Br Med J 281: 994, 1980.
（13）Massie MJ, Holland JC: 正常反応と精神障害. In: Holland JC, Rowland JH（eds.），Psycho-oncology．メディサイエンス社，東京，pp.255－263, 1993.
（14）秋月伸哉，明智龍男，内富庸介：サイコオンコロジー．JIM, 10: 775-778, 2000.
（15）Buckman R: How to break bad news: A guide for health care professionals. Johns Hopkins University Press, Baltimore, 1992: 真実を伝える．コミュニケーション技術と精神的援助の指針（恒藤　暁監訳）．診断と治療社，東京，2000.
（16）Beile WF, Buckman R, Lenzi R, et al: SPIKES- A six-step protocol for delivering bad news: Application to the patient with cancer. Oncologist 5: 302-311, 2000.

(17) Girgis A, Sanson-Fisher RW: Breaking bad news: Consensus guidelines for medical practitioners. J Clin Oncol 13: 2449-2456, 1995.

(18) Girgis A, Sanson-Fisher RW: Breaking bad news. I: Current best advice for clinicians. Behav Med 24:53-59, 1998.

(19) Maguire P, Faulkner A: Communicate with cancer patients: 1. Handling bad news and difficult questions. Br Med J 297: 907-909, 1988.

(20) Ptacek JT, Eberhardt TL: Breaking bad news. A review of the literature. JAMA 276: 496-502, 1996.

(21) 恒藤 暁：最新緩和医療学．最新医学社，大阪，1999．

(22) 柏木哲夫：病名・病状を伝えた後の対応．ターミナルケア 1: 31-34, 1991.

(23) Breitbart W, Rosenfeld B, Pessin H, et al: Depression, hopelessness, and desire for hastened death in terminally ill patients with cancer. JAMA 284: 2907-2911, 2000.

(24) 松下年子，野口 海，小林未果，松田彩子，松島英介：中・小規模の一般病院におけるがん告知の実態調査．総合病院精神医学，19:61-71, 2007

(25) 松下年子，野口 海，小林未果，松田彩子，松島英介：医師のがん告知におけるコミュニケーション．緩和医療学，9:47-53, 2007

(26) Parkes CM: Accuracy of predictions of survival in later stages of cancer. Br Med J 2: 29-31, 1972.

(27) Fallowfield LJ, Jenkins VA, Beveridge HA: Truth may hurt but deceit hurts more: communication in palliative care. Palliat Med 16: 297-303, 2002.

(28) 池永昌之：悪い情報の伝え方と精神的ケア．消化器外科Nursing 8: 380-386, 2003.

［松島英介・野口海・松下年子・小林未果・松田彩子］

Ⅳ 終末期医療のガイドライン
―― 日本医師会のとりまとめた諸報告書の比較検討

1．ふたたび，みたび終末期医療について

　日本医師会の生命倫理懇談会等の報告には，終末期医療に関するものが，いくつかある．それらを列挙すると，以下のようになる．
　平成4（1992）年＝「末期医療に臨む医師の在り方」生命倫理懇談会
　平成16（2004）年＝「医療の実践と生命倫理」（4章「末期医療と患者の死」）生命倫理懇談会
　平成16（2004）年＝「終末期医療をめぐる法的諸問題について」医事法関係検討委員会
　平成18（2006）年＝「ふたたび終末期医療について」生命倫理懇談会
　平成20（2008）年＝「終末期医療に関するガイドラインについて」生命倫理懇談会
　平成18（2006）年の「ふたたび終末期医療について」での新しい点は，①がんの化学療法で治癒目的と緩和目的を兼備するような薬剤が開発されたので，「治癒か緩和か」（entweder oder）という選択肢を設定しなくてもいいということ，②治癒から緩和への転換を連続的に行うべきだということである．この2点は，それぞれ実務的な価値をもつだろう．しかし，日本医師会は，平成18（2006）年9月18日の諮問書で，3度「終末期医療のガイドラインについて」の報告を，生命倫理懇談会（高久史麿座長）に求めて，平成20（2008）年の前半で発表した．
　2006年3月26日に，富山県射水市の市民病院で外科部長が，2000年から2005年にかけて，男性4人女性3人計7人の患者（うちがんは5人）について，人工呼吸器の取り外しを命じたり，自分で取り外したりしたという事件が報じられた．患者の状態が，安楽死・尊厳死の適用条件に

該当するかどうかがまず問題である．また手続き上，当人の同意はなく，口頭による家族の同意に基づいていると言われていることが，妥当であるかどうか，この外科部長の刑事訴追が妥当であるかどうか，など吟味されなくてはならない．

　終末期医療のガイドラインが，幾たびも議論になるという状況では，まず同じ論点の蒸し返しとか，振り子のように対立する論点の間の往復をするとかの，不毛な議論を避けて，議論が確実に前進するように不可逆性を確保しなくてはならない．とりあえず，過去の報告書のなかの中心的な論点を整理し，さらに追求すべき課題を明らかにするという作業が必要であるように思われる．

2．終末期の定義の変更
―――平成4（1992）年報告書から平成16（2004）年報告書へ

　「末期医療（または終末医療）というのは，患者が近いうちに死が不可避とされる疾病や外傷によって病床に就いてから死を迎えるまでの医療を指している．その期間は，人によってまちまちであろうが，6カ月程度，あるいはそれより短い期間のものが想定される．」
（平成4［1992］年）
　この記述の内容は，専門家の審議結果の集約としては，不十分だという印象を与える．むしろ終末期という概念は，学問的に裏付けられるようなものではなく，ごく常識的に「死亡前6カ月程度，あるいはそれより短い期間」という程度の記述が与えられるような概念であるという意味をくみ取ることが重要なのかもしれない．
　「平成16（2004）年報告」では，終末期の定義について，もっと踏み込んだ姿勢が見られる．「そもそも"末期"の定義の根幹は，近いうちに死が不可避，ということである．これに従って考えるならば，まず当然，平成4（1992）年の報告書の中で定義された概念がある．しかしさ

らに視点を換えれば，例えば痴呆を主徴とする場合のように，肉体的な問題は少ないが通常の精神のレベルを取り戻せない人たちの尊厳ある余生，長寿の幕引きとしての末期，また，最近急増する自殺者の自殺に及ぶ前兆を呈した場合の対処などが，死と隣り合わせにあるという点で共通しているとも考えられる．それぞれに必要な医療とともに本人あるいは家族に対する支援を，今日の医療全体の中で捉え直すことが，現実に求められている．」(18頁)

　平成16（2004）年報告書の「終末期」定義の内容として，次の4項目を抽出し，文意を補充すると，次のような趣旨になると思われる．──まず（a）通常の疾病の場合，定義の根幹は，「近いうちに死が不可避」であり，平成4（1992）年の報告書の定義が妥当する．しかし，視点を変えると，（b）通常の精神のレベルを取り戻せない人たちの尊厳ある余生，（c）（治療を受けていない人の）長寿の幕引きとしての末期，（d）自殺者の自殺に及ぶ前兆を呈した場合も，終末期に含まれる．そして（a）通常の疾病の場合だけでなく，（b）通常の精神のレベルを取り戻せない人たち，（c）天寿を全うする人たち，（d）自殺者の場合もまた，（e）医療と支援体制を必要としている．

　終末期の定義について修正を提案した理由が，（b）通常の精神のレベルを取り戻せない人たち，（c）天寿を全うする人たち，（d）自殺者を含む終末期の扱いを明らかにするというねらいであるなら，当然この「平成16（2004）年報告」には，それらについても指針が盛り込まれるかと期待させるところだが，実は，それらについては触れられていない．

　終末期を考える場合の視野として平成4（1992）年報告のように「末期医療（または終末医療）というのは，患者が近いうちに死が不可避とされる疾病や外傷によって病床に就いてから死を迎えるまでの医療を指している」という時，「疾病や外傷によって病床に就いて」いる期間とは，たぶん入院治療を受けている期間というイメージなのであろう．

終末期の定義をどうするかという問題の中に，終末期の患者がどういう状態であるかということが絡まってくる．入院治療中，在宅で治療中，在宅で治療を受けていないというような，それぞれの死のうとしている人々の状態によって対応の仕方が違ってくる．

3．終末期の余命による定義への批判
　　──「平成18（2006）年報告」

「平成18（2006）年報告」では，終末期の余命による定義そのものへの批判が示される．「生命予後の長さを共通の物差しにして「終末期」とは何かを決めるわけにはいかないことは明白である．一方で，数年単位で「終末期」が考えられるような医療の場面もあるが，他方，例えば救急医療にあっては，事故や発作が発生した時に，既に数時間〜数日の生命予後となっていることも多いからである．（「平成18（2006）年報告」2−3頁）

このように終末期の定義が，数時間から数年間という幅になると，ますます，終末期の実質的な定義は何かという問題が難しくなる．従来の時間による定義は，がんとかエイズとかを典型的な症例として想定していたのだという．

「これまで『ターミナルケア』という用語が使われる場の中心にあった進行がんの場合，生命予後（余命）について『半年以内』，『1年以内』といった区切りをつけて，ターミナル期としていることが多かった．さらにターミナル前期（半年〜数ヶ月），ターミナル中期（数週間），ターミナル後期（数日），死亡直前期（数時間）などと区分して，それぞれの時期にどのようなケアをするかの目安にしている場合もある．しかし，これは，がんという疾患に共通した病態の進行の仕方があり，また，それぞれの時期について，がんと呼ばれる疾患に共通の対応の仕方があるという前提があった上で成り立つ，実践的な区分である．

しかし，がん治療に関する医学的知見が進歩して，さまざまながんの区分ごとにさまざまな対応の仕方が見出され，化学療法にしても緩和的な使い方を含めて，細かい対応が必要になっている状況下では，『がん』として一括りに扱うことができない面が出てきている．
　がんの進行の仕方についても，共通点もあるが微妙な差もあり，その差のほうが細やかな対応にとって重要になってくる場面もある．つまり，がんという範囲の疾患をとって考えてみても，生命予後を物差しにして『終末期』を規定することができるとしても，それだけでは不十分になってきている．」（同2頁）
　これらの記述のひとつひとつは妥当な内容であると思われるが，しかし，それなら「終末期とは何か」と問うた時の答えが含まれていない．

4．cureからcareへの転換点以後が終末期
　　——「平成18（2006）年報告」

　「どういう時点から安楽死が正当化されるか」という問いに対して，「終末期から」という返事をして，「終末期とは何か」ときかれて，「安楽死が正当化される時点以後である」という循環を犯さないために，どういう概念規定をしたらいいのか．
　「がん疾患に対する医療の場における理解であるが，病状の進行に伴い，治療のターゲットを『がん治療を目指す』ことから『症状緩和を目指す』ことへと，つまりいわゆる『cureからcareへ』というギアチェンジをする時点を適切に見定めるべきであるとされ，この時点以降が『終末期医療・ケア』と事実上理解されてきた．」（同3頁）
　終末期とは，要するに「がん治療を目指す」ことを断念して，苦痛の緩和を目的とする期間である．ギアチェンジという言葉は，オートマチックになる前のクラッチのついた自動車で，後退，高速，中速，低速など，エンジンの駆動を車輪に伝えるときのギアの組み合わせの選択をす

ることを連想して使われている．選択肢と選択肢とは，明確に区切られていて，高速から中速を経ないで低速に切り替えることも可能である．

　ところが，報告書の審議段階では，「ギアチェンジはシームレスに」ということが盛んに言われるようになった．ここまでが治療で，ここからは緩和だというような境目の見えない仕方がいいという話になってきた．「ギアチェンジはシームレスに」というのは，「段差が分からないように階段を登れ」というようなもので，まったくばかげた形容矛盾なのであるが，それがまじめに語られていた．

　「緩和医療（ないし緩和ケア）は，がんに対する治癒的治療に抵抗性を示すようになった患者だけでなく，より早い段階の患者に対しても必要かつ有効であるとされるようになった．つまり『cureからcareへ』ではなく，はじめから『cureもcareも』である．最近では，がんに対する化学療法は，治癒目的とは限らず，緩和目的のものが多く開発されてきている．抗がん剤を大量に使って，副作用が強くても癌の縮小を目指す，という従来のやり方に対して，現在は，抗がん剤の種類と使用法を工夫して副作用を少なくしながら，がんの進行を遅らせて命を延ばす，もしくは症状緩和を狙うという治療が普通に行われるようになってきている．」（同3頁）

　つまり「cureかcareか」という医療体制から，「cureもcareも」に変わってきたのは，新しい種類の抗がん剤が開発されたからである．この変化は，臨床的可能性の変化であって，法的理論とも，倫理的理論とも無縁である．

　この部分が，この報告書の中心的部分であるが，がんという特定の病気に固有のガイドラインではなくて，一般的なガイドラインをねらっても，しかし，結局は，がんを典型的な症例とするようなガイドラインが作成されている．「更に，本報告書が扱う『終末期』は，がんやエイズだけではなく，高齢者に特有の問題，小児の難病，神経難病，更には救急医療のような場面も含んでいる」（「平成18（2006）年報告」2頁）と

述べて，実際に小児の難病などの場合についても言及しているのであるが，理論的な核心部分では，相変わらずがんを中心とした病歴が想定されている．あらゆる死の事例に共通の終末期のガイドラインを作るという姿勢が貫かれないのだとしたら，むしろ，そのことを率直に認めて，作文すべきではないかと思う．

「確かに歴史的に言えば，これまでがんやエイズという疾患をモデルに，ターミナル期の医療について考えられてきた．しかし，医療現場の医師達は，『ターミナル期の医療』ということを，今挙げたような他のさまざまな疾患についても考えるようになっており，それらに共通の『終末期医療はどうあるべきか』についての考え方があるのではないかと感じている．そのような現場の問いに答えるために，本報告書はまとめられている」（「平成18（2006）年報告」3頁）．このような約束は果たされていないと思う．

「ギアチェンジはシームレスに」というのは，言葉の問題として不適切であると思うが，終末期医療に携わってきた人々の間で，「ギアチェンジ」という言葉は，とてもよく定着しているので，本当ならば「ギアチェンジというような転換のイメージは捨てて，シームレス過程を通じてcureからcareへ移行する」と言う方が正確だろうが，「ギアチェンジはシームレスに」と述べた方が分かりやすいのだそうだ．

結局，この「平成18（2006）年報告」では「終末期医療とは，死に至るまでの時間が限られているということを，考慮に入れる必要があるような状況下における医療を指すことになる」という定義がなされていて，治療方針から独立した「終末期」の定義は示されないことになった．

しかし，「死に至るまでの時間が限られている」という表現は，哲学的には無意味な表現である．人間は生まれ落ちたときから常に「死に至るまでの時間が限られている」のであり，生まれたときから常に終末期であることになる．終末期でないような時間がありえない「終末期の定義」になってしまう．

Ⅳ 終末期医療のガイドライン

以前の報告書では,「不老不死は願望としては持ち得ても,それが実際には不可能なこと,人間がいつかは死ぬことは,誰もが承知している.こうしてひとは,重症の病床,とくに長い闘病生活にあっては,死を想い,好ましいかたちで死を迎えることにより,自己の生を全うすることを望むようになる.」(「平成4（1992）年報告」2頁) と述べられていて,「死に至るまでの時間が限られているということを,考慮に入れる必要があるような状況下における医療」というような,ある面からみると無意味な表現は登場していない．この表現が,実際には「死に至るまでの時間が限られている」ということを,「その期間は,人によってまちまちであろうが,6カ月程度,あるいはそれより短い期間のものが想定される」(平成4《1992》年) というような期間の表現を補えば理解することが出来る．ところが「このようにさまざまな疾患も含めて考えると,生命予後の長さを共通の物差しにして「終末期」とは何かを決めるわけにはいかないことは明白である．一方で,数年単位で「終末期」が考えられるような医療の場面もあるが,他方,例えば救急医療にあっては,事故や発作が発生した時に,既に数時間～数日の生命予後となっていることも多いからである」(「平成18《2006》年報告」3頁) と述べることによって,そのような余命の長さでは終末期が定義できないという前提で,論述を進めて,結局「終末期医療とは,死に至るまでの時間が限られているということを,考慮に入れる必要があるような状況下における医療」という表現に到達してしまったので,無意味な表現であるという特質から逃れられないように思う．

5．平成20（2008）年「終末期医療に関するガイドラインについて」

この平成20（2008）年の報告書は,内容的には厚生労働省の「終末期医療に関するガイドライン」(平成18年12月18日発表,パブリックコメ

ントを募集）をほとんどそのまま使って，そこに肉付けするという基本的な特徴を持っている．厚生労働省「終末期医療に関するガイドライン」はＡ４判２枚に満たない短いものだが，その核心は「終末期における医療内容の開始，変更，中止等は，医学的妥当性と適切性を基に患者の意思決定を踏まえて，多専門職種の医療従事者から構成される医療・ケアチームによって慎重に判断すべきである」という文章にある．つまり「終末期」を実体的に定義するのではなくて，「医療・ケアチームによって決定する」という手続き的定義に切り替えた．したがって，時期的にどこから終末期かという発端問題は，全く取り上げていない．

日本医師会の「終末期医療に関するガイドラインについて」（最終答申案，平成19年12月19日）では，「患者が終末期の状態であることの決定は，医師を中心とする複数の専門職種の医療従事者から構成される医療ケアチームによって行う」と表現されている．そして「医療ケアチーム」には「原則として主治医，主治医以外の１名の医師，看護師，ソーシャルワーカー等の医療従事者」という注がついている．

6．報告書の目的

「平成４（1992）年報告」では，報告書の目的について，次のように書いている．

　ａ．「仮にさしあたり治癒する見込みがなくても，延命を続けさせているうちに，なにかその病気に対する特効薬が発見されれば，治癒する可能性が出てくる．したがって，患者に対する延命努力は，医師にとって医療行為そのものであるといってもよい．」（２頁）

　ｂ．「しかしその反面，さまざまな新薬や人工呼吸器などが発達して，重症の患者の延命が可能になるにともなって，延命そのものが過大に目的とされるようになったことも否めない．ここで必要なことは，医師の患者に対する延命努力を，もう一度医療の全体のなかでとらえなおすこ

と，患者本人の意思や利益・幸福の観点から総合的に判断しなおすことであろう.」(2頁)

　　a．治癒する見込みがなくても延命努力をする義務が医師にある
　　b．延命そのものが，過大に目的とされている場合がある

　この2つの観点は両立不可能である.「しかし，その反面」という言葉で，この2つの論点を接続することは，出来ないはずである.

　問題は，延命措置を打ち切ることが許容される条件は存在するか，存在するとしたら，それは何かということである.

　「平成16 (2004) 年報告」は，「第Ⅳ次生命倫理懇談会が平成8年3月に出した「『医師に求められる社会的責任』についての報告――良きプロフェッショナリズムを目指して――」の中で，「医師は，末期医療についても患者あるいはその家族と十分に話し合い，患者のクオリティ・オブ・ライフを尊重しなければならない．その上でならば，たとえ積極的な延命治療を行わないために患者の死期が若干早まったとしても，医師は責任を負うことはないであろう」としている」(19頁) と述べている．

　また同報告は「第Ⅲ次生命倫理懇談会の「『末期医療に臨む医師の在り方』についての報告」では，安楽死について「苦痛を訴える末期患者の求めに応じて，医師その他の他人が注射などの積極的な方法を用いて，患者を死に至らしめること」と定義している．また，安楽死の立法については「不適当」とし，安楽死そのものも「特別の事情がある場合に個別的に，例外として認めるという現状を維持するほかはない」としている．この判断は，今日なお変わらないものであると考えている.」(21頁)

　東海大学事件判決の傍論に示された4条件については，「この判決をめぐっては，積極的安楽死の許容要件を判決のなかで提示すること，あるいはそれぞれの要件に対しても批判がある．しかし，苦痛の緩和が近年ペイン・クリニクスの発達によって可能になってきていることを考えると，安楽死が許容される範囲はいっそう狭くなったというのが現実で

ある.」(22頁)

「平成16 (2004) 年報告」は過去に出た懇談会報告について，それを継承するという間接的な判断を示してはいるが，問題を直截に取り上げることを回避するという姿勢を示しているように見える.

7．東海大学事件判決

東海大学事件判決の傍論に示された4条は，a．耐えがたい肉体的苦痛，b．死期が迫っている，c．肉体的苦痛を除去・緩和するための代替手段がないということを，実体的な条件とし，「生命の短縮を承諾する患者の明らかな意思表示があること」を手続き的な条件として，積極的安楽死を許容するとしたのである.

日本で過去に起こった安楽死事件は，ほとんどが薬剤によって患者を死に至らしめるという積極的な安楽死であった.

山内事件（1962年名古屋高裁判決）では，息子が脳出血で全身不随になった父親に農薬を入れた牛乳を飲ませた.

東海大学付属病院事件（1991年4月）では，若い医師が昏睡していた末期の多発性骨髄腫の患者に塩化カリウムを静脈に注射した．1995年横浜地裁判決の殺人罪で懲役2年執行猶予2年の判決が確定.

関西電力病院事件（1995年2月大阪市）では塩化カリウムを投与．殺人容疑で書類送検後，不起訴.

京北町立病院事件（1970年京都地検起訴猶予）では，院長が末期がん患者に筋弛緩剤を注射した.

川崎協同病院事件（98年11月）では，入院患者の気管内チューブを抜いて筋弛緩剤を注射して患者を死なせた．殺人罪で懲役3年執行猶予5年の判決に対し控訴中.

しかし，消極的な安楽死の例もかなりある．人工呼吸器を外し患者が死亡という事例は，刑事事件にならないために，新聞などに報道されな

いだけで，実際には積極的安楽死よりもはるかに多くの事例が存在するのではないだろうか．「家族の同意があれば主治医が人工呼吸器を停止して患者が死亡しても違法行為とはならない」という違法性についての誤った判断をもっている医師も相当数存在するのではないだろうか．2006年3月26日付朝日新聞につぎのようなコラムが掲載されている．

人工呼吸器を外し患者が死亡した最近の主な例

平成15（2003）年5月

滋賀県東近江市の病院で，看護助手が患者（72）の人工呼吸器を外し，死亡させる．05年11月，大津地裁で看護助手に殺人罪で実刑判決．裁判で「待遇に不満だった」との供述の信用性が争われた．

平成16（2004）年2月

北海道羽幌町の道立病院で，食事をのどに詰まらせて病院に搬送された患者（90）に対し，医師が「脳死状態」と判断し，親族の同意を得たうえで人工呼吸器を外す．患者は死亡．道警が医師を書類送検，地検で違法性があるかどうか調べ中．

平成16（2004）年8月

神余川県相模原市で筋萎縮性側索硬化症（ALS）で自宅療養中の長男（40）の人工呼吸器を母親が止め，長男が死亡．平成17（2005）年2月，母親は横浜地裁で嘱託殺人罪で有罪判決．判決は「長男が死にたいと懇願しており，病状悪化で意思疎通も困難になり，母親が懇願を受け入れた」．

平成17（2005）年3月

広島県福山市の病院長が肺炎などのため入院していた70歳代の患者の人工呼吸器を外し，患者が死亡．院長自身が記者会見し，当初から意識がほとんどなく，家族の承諾書を取ったとした．東海大病院事件の判例は「知らなかった」と話した．

8．射水市の市民病院の事件の論点

　富山県射水市の市民病院の事件では，東海大学事件判決の 4 条件は，ほとんど当てはまらない．

　この事件では，1．回復の見込みがなく，自発呼吸の能力がない昏睡状態の患者から，2．担当医師の主導権のもとに，3．家族の同意を取り付けて，4．人工呼吸器をはずすことが，違法性の阻却対象となるかどうかが，問われている．

　さまざまの人々から私は，「自分の祖父等が，人工呼吸器につながれて長い間を過ごしたが，どうして家族が求めても安楽死が認められないのか」という疑問を聞かされている．

　似たような事件は，アメリカで起こった，カレン・クインラン事件とナンシー・クルーザン事件である．カレン・クインラン事件（1975年）では，植物状態になって 7 カ月間昏睡が続いているカレンさんに代わって父親が代理人として，人工呼吸器の取り外しを決定することを裁判所が認めた．ただし，父親の判断が，大多数の人間が同様な状況におかれたら同様な判断を下すであろう社会的受容性をもつこと，担当医と病院の倫理委員会が賛成することという条件がついている．

　ナンシー・クルーザンは，1983年の交通事故で脳の障害を受け，自発的な呼吸はできるが，こん睡状態のまま栄養補給管で養われて 7 年経過していた．両親は，栄養補給管の取り外しを裁判所に求めたが，裁判所はナンシーさんの明確な意思が示されていない限り，取り外しは許せないという判断を示した．1990年になってナンシーさんが自然死を望んでいたという新しい証言が得られて，裁判所は栄養補給管の取り外しを認めた．

　この 2 つの事例は，今回の日本での出来事と大きく違っている．

　（1）アメリカでは裁判所が介入して決定している（日本では事前に

裁判所の裁定を仰ぐことが訴訟法上不可能である).結論を先取りすれば,日本でも第三者的な裁定機関が介入しない限り,安楽死の事前の正当化はできない.

(2) アメリカでは当人の意思の再確認がもっとも重視されている(日本では当人が昏睡状態になった時点で決定権は家族に移ったと信じられている).結論を先取りすれば,患者本人が,自己決定の内容を明確に告知していない場合には,家族(ないし代弁者)の決定にゆだねるべきである.臓器移植法のように,本人の意思と家族の意思が一致しないと臓器の提供ができないという規定は間違っている.本人が意思を表明しているならそれに従うという原則を貫かなくてはならない.

(3) アメリカでは家族が主導権を握っている(日本では,患者の面倒をみる責任が家族の側にあるのか,病院の側にあるのか,あいまいさがある).患者の生存に関する責任者は,通常は家族であり,家族が不在である場合,都道府県市町村が責任者である.患者を扱う現場では,責任者の主体性が不明確であることが,ままある.突然,家族の周辺のオピニオンリーダーがさまざまな合意を撤回させて横車を押すこともある.医師の側は,患者の側の当事者ではないので,「安楽死の見繕い」(パターナリズム)をすべきではない.「家族の同意を得て人工呼吸器を停止する」という行為の手順は間違いである.「家族の発意に基づいて,適正な手続きを経て人工呼吸器を停止する」という手順でなくてはならない.

患者本人が,意思決定をしていたという事実に基づいて,その患者の意思を代理人が表現する,あるいは常識的な意味での患者の最大利益を代弁するというのが,代理決定の趣旨であろう.もしも,患者本人が,何の決定もしていなかったとき,自己決定不在という現実にあわせた措置を取るべきであって,「以前の発言や態度から類推すると,もしも自己決定したらどういう内容であるか」(推定的代弁)などなど,推定的な代弁を法的に有効とみなすことはできない.

日本では，ほとんどの事例で自己決定不在であるのだから，自己決定にもとづく正当化という文脈は用いることができない．したがって，「自己決定のみが死を正当化する」という考え方を取り下げて，原則的には他者決定を認めるべきである．その究極の理由は，すでに自己が不在であるからである．ここにナチスの安楽死の他者決定とはまったく違う点がある．

　患者が判断能力を失うような事態になったときには，自動的に家族がその人についての決定権をもつというのが，日本人の平均的な考え方なのではないだろうか．ここには患者の事前の意思表示などどうでもいいという態度も含まれる．しかし，「患者当人の意思が分からない」という事態では，家族の決定にゆだねるという考え方を基本に据えてもいいと思う．しかし，この考え方を生かすとすれば，その弊害を除去するような綿密な体制づくりが必要になるだろう．

　まず，対象となる患者が回復不可能であることが担当医の判断だけでなく，セカンド・オピニオンによっても医学的に明らかにされていなくてはならない．脳死状態は死として扱うが，植物状態やそれに類するさまざまな状態のなかで，「絶対的に生として扱い，安楽死の対象と見なしてはならない境界状態とはなにか」をめぐる論議に，実用的な目安を立てなくてはならない．最近の救急医療の状況によって，「回復の可能性あり」と判定される範囲が大きく変動している．

　証拠保全のための詳細なマニュアルが用意され，病院側のスタッフ等によって確認されなくてはならない．

　そして次に，家族が，尊厳死（自然死）を口実にして，遺産や保険金の取得が早くなることを期待している，病人を厄介払いしようとしているというような悪意に基づく決定をしているのではないということが判明していなくてはならない．カレン・クインランの父，ナンシー・クルーザンの両親は，その子への愛の存在を説得的に示すことによって，安楽死への要求の社会的な支持を得ることができた．

9．「終末期医療をめぐる法的諸問題について」の構成

　日本医師会の医事法関係検討委員会は平成16（2004）年3月に「終末期医療をめぐる法的諸問題について」という報告を出している．その全体の構図は次のようになっている．
 1．積極的安楽死か消極的安楽死か→積極的安楽死は不要と判断．
 2．消極的安楽死について，「狭い」狭義の終末期と「長い」広義の終末期を区別．
 3．広義について延命の中止withdrawと差し控えwithholdを区別．
 4．それぞれにcompetentとimcompetentを区別．
 5．competentに関して，1．当人の意思確認，2．状況認定，3．倫理委員会承諾，4．家族の同意という条件．
 6．imcompetentに関して，当人の意思確認を家族の同意で代行，他の条件は同じ．

　この構成が不必要な煩瑣主義に陥っているという疑いがかかるが，まず積極的安楽死は不要と判断したことが，正しくない．

　「安楽死は現時点では2つの意味があるとされている．1つは『生命の短縮を伴う安楽死または積極的安楽死』といわれるもので，不治の病気にかかり瀕死の状態にある者が激しい苦痛に悩んでいるのに対して，薬剤の注射その他の方法で死期を早めることによって，苦痛を除去する場合を意味する．もう1つは『消極的安楽死』といわれるもので，積極的延命治療を差し控えることを意味する．これは一般的にいえば適法な治療行為とされ，特に問題視すべき行為ではない．これに対して『積極的安楽死』は明白な違法行為であり，本委員会は『積極的安楽死』を終末期医療の中に持ち込むことには反対である．同様に，医師が患者の自殺を支援し，幇助することにも反対である．いずれも医師の行為により，あるいは医師の行為を契機として患者の生命を不自然に短縮するものだ

からである．そればかりではない．現代医学は新しいオピオイド製剤などの開発により，苦痛を和らげながら生命を全うする緩和療法を発達させたばかりか，容易に利用可能という状態をもたらした．その結果として『積極的安楽死』の必要性は事実上失われている．」(「終末期医療をめぐる法的諸問題について」17頁）

「積極的安楽死の必要性は事実上失われている」ということは，苦痛を避けるために薬剤を使用してその結果一命を失う可能性を含んでいても敢えて行うというような事例が存在しないと言う意味である．オピオイド製剤などの開発にもかかわらず，積極的安楽死の必要性はなくなっていないというのが現実であると私は思う．

そしてこの報告書では「患者が competent であれば，当人の意思確認によって，安楽死が許容される条件が成立する」という基本的姿勢で書かれている．問題は，当人の意思を尊重するという項目について，より本質的な議論が必要になるのではないかと思う．

10．患者本人の意思表示

患者の自己決定を尊重すべきであるという立場は，「平成4（1992）年報告」では，パターナリズムに傾いた受け止め方がなされている．「患者の意思は，医師としても尊重すべきものであり，医療における患者の自己決定ということがいわれるようになってきている．しかしその場合に，判断の基準になるのは，なにをもって自己の利益や幸福とするかであり，そのような患者の判断に対して，医師が自分の判断を押しつけるべきものではない．ただ，医師には，生命と医療に関わる専門職として，どういう処置をとるべきかについて裁量する権限がある．たとえば，患者が痛いから，あるいは苦しいから処置をやめてくれ，と言われても，医師として当然なすべき処置はしなければならない．しかし，ある処置が患者の真の利益や幸福に反すると思われる場合には，医師が総

合的に判断して，その処置を停止することもありうる．」（同3頁）
　「平成18（2006）年報告」では，患者の意思の尊重という線が，もっとはっきりしている．
　「終末期においては，患者が対応する力を欠いた状態（incompetent）になり，治療の選択にあたって，患者の意思が不明確であるという状況がしばしば生じる．この場合，家族または患者が予め指名していた者と治療について話し合うことになる．ここで，何らかの方法で（例えば，事前指示により）患者がこのような状況で何を希望するかを推定できるならば，それを考慮しつつ医療者側が患者にとって最善の選択肢を検討し，患者の意思を代理人として担う家族等と話し合って合意を目指すことになる．」（8頁）
　しかし，患者が自己決定権をもつということはどういうことか．東海大学事件判決では，積極的な安楽死に対して，「生命の短縮を承諾する患者の明らかな意思表示があること」という条件が付けられたが，その理由は何であろう．
1．生命は患者の所有物であるから，患者は自由な処分権，すなわち自殺の権利を持っている．したがってどのような理由で自殺することも許されるが，患者本人の明確な意思表示がない場合には安楽死は行えない．しかし，自己の最善の利益には反することだから，代理決定はできない．
2．生命は個人の自由な処分権の対象ではなく，自殺の権利は存在しない．しかし，患者は自己の生命の質についての決定権をもっている．苦痛を回避する，自己の尊厳に反するような生存状態を避けるという目的のためであれば，安楽死は許容される．しかし，自己の最善の利益には反することだから，代理決定はできない．
3．安楽死は，治療の可能性のない患者について，客観的妥当な条件が整うなら違法性が成り立たないが，安楽死を合法化すると，ナチスのようにそれを悪用する可能性が常にある．悪用を防止するため

に，当人の同意が必要になる．ただし，悪用の危険がないということが証明できる場合には，本人の意思確認はしなくてもよい．

カレン・クインランさんのように意思表示能力を失って長期にわたる人について，その人の意思決定を推定しないと，安楽死の決定が下せないという判断枠には問題がある．しかし，昏睡していて意識がない，自然状態にすれば生きていくことができない患者にまで，無理やりに「自己決定」という枠組みを適用すべきではない．むしろ，家族に決定権をゆだねて，それが良識の枠組みに適っているかどうかを第三者的な機関が判定するというやり方の方が，理性的であるように思われる．その理由は，クインランさんは，対応能力を失って久しいという状況になることによって，自己決定権を失ったと解釈することはできないだろうか．

自己決定と家族の代理決定という問題について，さらに掘り下げた議論が必要であるように思われる．日本医師会の審議過程ではどうすれば医師が刑事訴追を免れることができるかということが中心的な関心事になっている．しかし，違法性の阻却理由が成立しているか否かの法的判断を事前に要求する道が閉ざされていることこそ研究の対象とすべきなのではないかと思われる．

［加藤尚武］

V 「安楽死の意図は患者の死亡，鎮静の意図は苦痛緩和」という二極分化的思考の問題点

序

　終末期ケアの周辺に「安楽死の意図は患者の死亡，鎮静の意図は苦痛緩和」という言説がある．本論はその基にある考え方の意義と問題点を，緩和医療をはじめとする様々な緩和的介入との関わりにおいて論じることを目的としている．

　人の生死に関与し，害となる行為，とりわけ死をもたらすような行為が許容される場合があるかどうか，その議論の拠り所を行為の意図に求めることがある．つまり，殺すこと，あるいは死をもたらすことを意図(1)していなければ，その行為の帰結が，たとえ死であり，悪であったとしても，それは特定の行為の副次的結果であるから，許容されるとする考え方である．二重結果論による間接的安楽死の許容問題の議論はこの代表的な例の1つである．
　終末期医療の周辺では死に帰結する行為も多く，この種の問題が生じるのは避けられない．もし意図が（苦痛の）緩和にあるなら，苦痛対処のための鎮痛，浅い鎮静のみならず深い鎮静を死に至るまで継続させることは，時に，それが死を早めることになったとしても，介入時の「意図」の「良さ」に鑑み，それは許容されるという考え方も生じよう．持続的な深い鎮静による意識の喪失，水分や栄養の補給の中止も，患者のため，「患者の苦痛緩和，苦痛からの開放」に貢献するものとされるのである．(2)
　こうしたなか，鎮痛や浅い鎮静のみならず，時に意識を消失させる深い鎮静を持続せざるを得ない状況下であっても，医学的な適応がなけれ

ば，水分や栄養の補給を中止すべきではないとする立場の人たちがいる．彼らは安楽死は殺しを目的とするから問題含みだが，鎮静は（苦痛の）緩和を意図するので安楽死やその類とは全く無関係で，殺しの対極にあるものという主旨の言説を「安楽死の意図は患者の死亡，鎮静の意図は苦痛緩和」という対句で表明している．厚生労働省厚生科学研究費の助成を受けた「がん医療における緩和医療および精神腫瘍学のあり方と普及に関する研究」班から出された「苦痛緩和のための鎮静に関するガイドライン」の鎮静の趣旨説明にこの種の考え方が示されている．また2002年に発表されたアメリカ，ホスピス緩和医療協会の声明にも同趣旨の考え方が述べられていた．

　このガイドラインは鎮静薬の過剰投与はもとより医学的適応外の水分補給等の中止を厳しく排除するものであり，持続的な深い鎮静の乱用等に対しても強い抑止力を持つものと考えられる．しかし，文言を修辞する対句での表現は，時に独り歩きをし，状況如何では臨死期の意思決定や選択に支配的な影響力を及ぼす危険性もはらんでいる．安楽死と対比された形で鎮静が，現行法との関わりの中でその優位性を示し，鎮静行為が最善の選択肢ではない場合であっても，患者に対してより危害の少ない死を選ぶチャンスを用意するという考え方を，はなから拒絶する可能性もある．

　本論は，この対句的表現の基にある言説の，概念的，理論的問題，ならびに実践面での難点を第1章で提示し，第2章で，批判の対象となった鎮静と安楽死行為についての検討を行う．

　なお，特に断らない限り本稿では，安楽死は積極的安楽死を意味するものとする．また積極的安楽死は，患者の依頼を受け，患者の死亡を成就すべく，適切な薬剤を選択し投与すること，としておく．患者の依頼がない場合は，慈悲殺に該当するのであろうが，この言葉はパターナリズムとの関係からか，最近はあまり使われなくなってきているので，本論では後に紹介するヨーロッパで行われたある調査にならって「患者の

明白な依頼なしに生命を終わらせること」としておく．

（Ⅰ）「安楽死の意図は患者の死亡，鎮静の意図は苦痛緩和」という言説の持つ問題

1－1　「安楽死の意図は患者の死亡，鎮静の意図は苦痛緩和」

　「安楽死の意図は患者の死亡，鎮静の意図は苦痛緩和」と語られる時，緩和を意図する鎮静と，患者の死を意図する安楽死とは意図するところが異なるというものである．これは鎮静行為一般を安楽死とはまったく別のものと見なしている．鎮静を問題にする場合，浅い鎮静を念頭に置くのであればそれも理解できないことはない．しかし持続的な深い鎮静に関しては事情が少し変わってくるのではないか．つまり，浅い鎮静では意識も生命も決定的なダメージはなく，痛みの和らいだ生の質を多少なりとも享受できるが，深い鎮静では痛みを感じさせないように，薬で意識レベルを下げてしまうからである．水分や栄養を補給しないということが，医学的に妥当でない場合，栄養と水分のカットを伴う「終末期鎮静」[5]は，明らかに死をもたらす原因となる介入と見なし得る．鎮静薬等を目的の用量以上に投与する場合も同様であろう．

　深い鎮静や安楽死は，いずれも患者を苦痛から開放するが，それを享受する意識あるいは生命は患者から奪われる．生の質を享受している状況とはいえない．緩和という言葉を，生の質の維持改善を旨とするWHOの定義に依拠して用いるのであれば，その緩和的処置が深い鎮静[6]を含むものとするには問題がある．だが前述のガイドラインは深い鎮静をその鎮静の緩和的介入行為に含み込ませている．すなわち苦痛等から開放された状況を認知する能力をも封じ込めてしまうレベルを包含した形で鎮静を語る[7]．アメリカホスピス緩和医療協会のPosition Statements[8]も同様であった．

もともと緩和とは，病気そのものではなく，病気が引き起こす苦痛症状を軽減したり除去したりすることであった．文献にもあるように，緩和的介入は生命を奪うことなく，意識レベルを維持できる程度の浅い鎮静だけを指すのではなく，意識レベルを落としたとしても，苦痛を感じさせない状態をつくりだすこと，極言すれば死による苦痛からの開放まで含む行為と見なすべきものであるといえる．したがって，持続的な深い鎮静はもとより，終末期鎮静，治療の中止，医師による自殺幇助，安楽死等々，それらのすべてが，苦痛の軽減あるいは苦痛からの開放という共通の目標を目指していて，それぞれが，緩和的介入の選択肢を構成するものとしてある，という見方をしなければなるまい．それは，「安楽死の意図は患者の死亡，鎮静の意図は苦痛緩和」というわれわれの表題が対句として成立しないことを意味する．つまり，このフレイズの前者は緩和という目的実現のための介入の手段，いうなれば選択肢の1つを具体的に記述したものであり，後者はそうした選択肢が目指す目標そのものについて語っているからである．

　この意図を中心においた対句的表現は，行為の文脈，目的・目標と手段，行為のもたらすものの分析の不徹底さによる混乱に基づくものである．なかんずく目的と手段の混乱は大きい．目標や，選択肢あるいは手段同士の間でその違いを述べるときの修辞としてこの対句的表現をあえて完成させるならば，さしずめ「安楽死は死亡へ」VS.「持続的な深い鎮静は意識喪失へ」とでもなるのだろうか．とはいえ目的・目標の部分の対句的表現は，「深い鎮静は緩和，苦からの開放を」VS.「安楽死は緩和，苦からの開放を」となり，同じ目的を比較しても意味がないことは自明である．インパクトの強い当該の対句的表現ゆえに，それが事態を適切に表現していないことに一層の注意を促したい．

　「安楽死の意図は死，鎮静の意図は緩和」とする時，ここに鎮静の意図は善，安楽死の意図は悪という二分法が設定されてしまう危険性があることは改めて論じる必要もあるまい．

特定の行為が置かれている文脈や行為の結果を勘案する手続きを踏まずに，意図そのものに焦点を当てた評価を行うことは，その意図に付帯された従前の価値評価が定着し，いつの間にかその意図に操られて錯誤を招く．行為の価値評価は，行為の文脈の確定，行為のもたらすものの分析を十分に行う慎重さを旨とすべきであろう．

　ガイドラインにあるこの対句的表現は，安楽死に関与する人は死を目的としているがごとき印象を与える．しかし，そもそも実践で安楽死に関与する人は，緩和ケアが限界に達し最後の緩和的介入の選択肢の1つとしてこの種の形態に関与するのであって，死を自己目的とする人はいないだろう．持続的な深い鎮静や，終末期鎮静についても同様のことがいえる．持続的な深い鎮静を施す人もその目的は「緩和ケア」であって，それが果たせないためにやむを得ず次なる緩和的介入の1つとしての意識レベルを落としての手段を講じるのであり，決してそれ自身が目的ではないだろう．

　第一線の人たちの手によって慎重に検討されたガイドラインの中での，「安楽死の意図は患者の死亡，鎮静の意図は苦痛緩和」という対句的表現はあまりにもインパクトが強い．鎮静は「緩和（ケア）」という是認されるべき第一次の目的・目標を目指すのに，安楽死は是認し得ない死を第一次目的として目指すかのごとき錯覚を与える．表現を変えれば，鎮静は緩和を目指す，しかし，安楽死は死を目指す，という語り方になってしまうからである．

　対句的表現にある「意図」は同一の行為の説明記述にあたり，二様三様の変容を遂げる可能性がある．また意図自体が変幻自在なのである[11]．

　次節では意図という言葉の使用について検討する．

1−2 無用,あるいは弊害をもたらす「意図」

(1) 再び登場してきた「意図」

「意図」の語は安楽死(多くは間接的安楽死)や中絶をめぐる議論にしばしば登場した.

たとえば苦痛対処の過程でその副次的帰結として死の発現が予見されても,本来の意図は苦痛解消という善なるものにあるからその行為の結果,死が生じたとしてもそれは許容される,といった「二重結果の原理」の文脈に登場している.

この意図の語が再び鎮静との関連で登場し,しかも随所で語られているのは2つのことがらに類似の問題性が潜むことをうかがわせるものである.この種の問題の議論の歴史に鑑みて,まず初めに殺すこと,あるいは安楽死関連での二重結果論の考え方にごく簡単に触れておく.

(2) 二重結果論

二重結果論,その概要

二重結果論の根本的な考え方は意図の「善さ」により特定の行為の許容の可否を定めようとするところにある.その観点から,例えば禁止事項である死が治療過程で十分予見されても,意図が死とは別のところにあれば,意図は死という帰結にはないとして忌避の死が発生してもその行為を許容できるとする.

すでに述べた一般的な間接的安楽死の問題に関して少し言葉を費やすならば,医療行為が苦痛緩和のみならず死という「悪い」帰結をももたらす場合,行為者が積極的に死を引き起こそうとしてはおらず,またその苦痛緩和の目的でなされる鎮痛の行為自体も悪いものでないなら,それは許容の対象となり得るとするのである.

二重結果論の根本的な考え方と問題点

この原理のベースとなる根本的な考え方は，"行為の道徳性はその意図されていることによって決定される，悪は，意図の結果ではなく，意図していたことに基づく"といったものである(12)．意図に重点を置くこの考え方から，鎮痛薬，鎮静薬等のドーズアップで患者が死に至ることがあったとしても，その死は，予見されたものに過ぎず，出来事に対する関わり方こそ肝心で，死が行為の帰結として生じたとしても，それによって行為の是非を問うべきではない(13)，すなわち苦痛緩和の意図による行為に伴う死の場合，究極の目的は緩和であり直接の意図は死などの禁じられるべきことに向けられていないとして語り得るなら許容されるというわけである．

戦時における無差別爆撃も意図の解釈いかんではこの枠に組み込めるとされる．無差別爆撃では，勝利のために市民の死が手段とされるという見方に対して，それは勝利のための様々な手段の副次的帰結だ，と良心にかけて誓う人が出てくるかもしれない．後者の解釈では死は直接の手段になっていないというとり方である．すなわち，いったんこの思考の枠の中に入ると，行為，あるいはその客観的記述内容ではなく「心の中の行為」(14)・意図次第で多くのものが許容されることになる．殺しが直接の手段と見なされていないなら……，というわけである．

この問題をもう少し見ていくことにする．

（3） 意図の誘惑

奇妙な詭弁

行為に意図を「読む」という文脈では次のように少々詭弁的なストーリーを語る人が出てくるが，それも不思議なことではない．

「外科医は，母親の子宮から胎児を摘出しなければならない．外科医が子どもの寸法を変えずに摘出しようとすれば，母親は，確実に死ぬだ

ろう．そこで，外科医は子どもの寸法をある仕方で変える．この処置に伴うまったく必要でもなければ望まれてもいない必然的帰結は，その子どもが死ぬことである．明らかに，その子どもの死は，何かのための手段として考慮されてはいない．従って，その外科医は，子どもを殺すことを目的自体としても，目的のための手段としても，適切な意味で意図してはいなかった．それゆえ，無辜の人を殺すことに関わる原理を，この種の殺すことに適用できると考えるのは誤りである…」[15]．

二様の解釈が可能な例

特定の状況下の処置が単なる深い鎮静の処置の範囲を超え，通常は明らかに死をもたらすためと思われるケースがある．L・A・ジャンセン（Jansen）らにあるように「47歳のジャネットは，筋萎縮性側索硬化症が進行している．彼女は医学的には鬱状態にはなく，担当の精神科医は彼女には判断能力が残っていると述べている．しかし，ジャネットの筋肉の萎縮は深刻であり，呼吸のための（レスピレーターの）補助を断続的に必要としている．その結果，彼女は自分の尊厳の喪失が近づきつつあると思い，恐れている．宗教的なカウンセリングを受けた後，彼女はくり返し担当の医師に，バルビツール酸系催眠鎮静薬によって昏睡状態にして，栄養と水分補給を差し控えるように頼んだ．長期にわたる同意のための話し合いの後，その医師は，ジャネットの要求に同意し，彼女は4日後に息をひきとった」[16]と記述されれば，それは明らかに死を意図，計画したもののように見える．しかし，あえて詭弁すれすれの言い方をすれば，この処置については，苦痛緩和の手段として死を意図したと通常は考えられるとしても，死はただ帰結として予見されたもので，緩和行為の，単なる副次的結果に過ぎないとの記述の仕方も可能である[17]．

「様々な意図の解釈，記述」から「選択されたもの」へ

C．フリード（Fried）の著作に，洞窟に閉じ込められた隊員たちが

脱出するためその入り口にいる隊員を爆死させることに関する話がある.

「ある探検隊が洞窟に閉じ込められ,その狭い出口に肥満した隊員がつかえている.洞窟内の水位が上昇してきた.1人の隊員がその肥満した隊員の近くで火薬を爆発させるとすれば,その肥満した隊員の死を手段として意図していると言うべきだろうか,それとも,その死は次のようなことの副次的結果にすぎないと言うべきだろうか.すなわち,その死は,(a)探検隊を救出することの副次的結果,(b)当該の肥満した隊員の体を洞窟の出口から排除することの副次的結果にすぎないと言うべきだろうか,あるいはこれがもっとも納得のいかない考え方だが,(c)その肥満した隊員を爆弾で粉々に吹き飛ばすことの副次的結果にすぎないと言うべきだろうか」[18].

「当該の肥満した隊員の体を洞窟の出口から排除することの副次的結果にすぎない」,と上で語られている.それを取り上げよう.

隊員を殺すことそれ自体を究極目的とすることはここでも考慮外とする.本来の目的,すなわちここでしようとしていることは,"脱出のために隊員Xを入り口周辺から取り除けること"である.隊員を殺すことなど決して欲してはいない.脱出のために選ばれるのは,隊員の死を含み得る爆破行為であるが,それをわずかな時間で諸状況を考慮の上で,立案し実行しなければならない.爆破して隊員を入り口から排除するこの行為にはその隊員の死が伴うことが予想される.

R・M・チザム(Chisholm)は「理性を備えた人がある事態Pを引き起こす意図をもって行為し,かつ,Pを引き起こすことによってPとQという連言的な事態も引き起こすだろうと考えている場合,彼は,PとQという連言的な事態を引き起こす意図をもって行為している」[19]と見る.ここでの,隊員の死Qが帰結として含まれ得る爆破行為は,計画的に遂行されていると言わざるを得ないことになる.しかし,殺すことではなく,取り除くことが本来の目的なので,Qを引き起こす「意図」を持って行為する,という言い方には多少の付け足しが必要であろう."瞬時

に立案，決定され実施された，死を帰結とし得る，この爆破行為は，死を欲しないまま，計画に即して遂行された．肥満した隊員の死に至り得る爆破行為はそれを欲していない人により計画的に遂行された．もちろん彼が生きていたら止_とめをさしたりはしないのである"，と．

すでに見たように"ここで望んでいたのは隊員の体を洞窟の出口から排除することだけで，死はその目的に即する爆破行為の副次的結果にすぎない"と無理やり特定の目的・意図を前面に掲げることもできるし，なされもする．さらに「その肥満した隊員を爆弾で粉々に吹き飛ばすことの副次的結果にすぎない」とも語り得る．意図はもっともらしいものから詭弁的なものまで様々な形で持ち出すことが出来るのである．

重要なのは副次的結果として何かを引き起こしたとか，手段として引き起こしたということではなく，"脱出のため，わずかな時間とはいえ諸選択肢を考慮したうえで隊員の死をほぼ不可避の帰結として持つ爆破を自覚的に選び取りそれを遂行した"ということである[20]．行為者の置かれたのっぴきならぬ状況，自覚的選択，ならびにその帰結がここにある．

鎮静とその関連行為を変幻自在な「意図」の語に惑わされずに，そのもたらすものは何かという視点で見なおすことが肝要であるという示唆がここにある．

2．「安楽死の意図は患者の死亡，鎮静の意図は苦痛緩和」という言説の実践上の難点

対句的表現に潜む，安楽死や自殺幇助は禁じられた殺であり，鎮静はその殺とは無縁なものという2分法的な考え方は，苦しむ患者の発する，やむにやまれぬ要望に十分な対応はできないであろう．

「2年前，喉頭がんの診断を受けた59歳の男性」の事例

2年前，喉頭がんの診断を受けた59歳の男性．がんはすでに大きすぎ

て摘出不可能．

　1年後，がんは口腔内と頚部に転移し唾液を飲み込むことも困難となる．彼は窒息をことのほか恐れていた．肺気腫で亡くなった同僚を目にしていたからである．痛みはモルヒネでよくコントロールされていたが，口腔内と頚部に及んだ腫瘍は出血しはじめ，窒息や出血死を恐れた彼は，「自分を悲惨な状況から解き放つ」に十分なバルビツールをくれるよう頼んだ．彼は飲食を絶つことを考えたが自分の窮状からして死を待つのは長すぎると感じた．苦しみから逃げることが出来る終末期鎮静を示唆されたが，彼は出血し，窒息しても自分の状態を医療従事者に言えない状況を恐れた．また彼が出血して死ぬ姿が家族に与える衝撃についても悩んだ．家族は彼の決断に同意し，医師は同僚と相談し，気は進まないが，不眠症のための処方で致死量のバルビツールを手渡した．彼は家族の前で薬を全部飲み，静かに死んだ．法的な問題になることを恐れ，医師はその場にはいなかったが患者の家族が電話で連絡をとれるようにしておいた[21]．

　この事例の掲載から数年を経た今日では，さらに優れた対応策が開発されているかもしれないが，この例で見る限り，これは医師の自殺幇助に該当する例といわざるを得ないだろう．もし当該患者が自らの力で薬剤を飲み込めない状況に陥れば安楽死該当事例に移行する可能性がある．「安楽死の意図は患者の死亡，鎮静の意図は苦痛緩和」という立場の落ち着きどころはこの例にはない．

　実際，医師による自殺幇助もしくは安楽死が残された唯一の救済策という症例は少なからずあるのではないか．

　安楽死等の依頼ならびにその実施に関してアメリカでは1991年から2000年までの間，17回の様々な調査が行われていた．2000年発表のがん専門医に対する調査[22]では，過去に依頼を受けた経験は安楽死，自殺幇助の依頼，38.2％，56.2％で，その実施は3.7％，10.8％となっている[23]．

オーストラリアの1997年の報告によると，安楽死と自殺幇助の実施比率は全死亡数のうち1.8％，0.1％である[24]．
　ヨーロッパで2001年6月から2002年2月にかけて行われたベルギー，デンマーク，イタリア，オランダ，スウェーデン，スイス6カ国の実態調査によれば安楽死等の全死亡数の中での比率は下表のごとくである[25]．

	ベルギー	デンマーク	イタリア	オランダ	スウェーデン	スイス
安楽死	0.3％	0.06％	0.04％	2.59％	x	0.27％
医師による自殺幇助	0.01％	0.06％	0.00％	0.21％	x	0.36％
患者の明白な依頼なしの生命の終了	1.50％	0.67％	0.06％	0.60％	0.23％	0.42％

　同じくヨーロッパ6カ国に対して行った別の調査によれば，薬物による症状軽減の介入の際，死を早める「意図」を部分的にしろ持っていたケースはそれぞれ全死亡数のうちベルギー2.9％，デンマーク2.2％，イタリア1.00％，オランダ1.5％，スウェーデン0.4％，スイス2.5％であった[26]．
　この調査では，それが患者の利益を考慮した上での行為である，とされている．
　日本の緩和医療学会のメンバーに対して行った2001年発表のわが国の調査によると，回答者の54％の医師が，死を早めてくれるよう依頼され，そのうちの5％は積極的安楽死該当行為を行ったと回答している[27]．
　こうした調査結果は自殺幇助あるいは安楽死が，やむを得ない救済策とされている症例が少なからずあることを示すものと考えられよう．好きこのんで安楽死を施す医師は極めて少ないはずであるからである．

（Ⅱ）持続的な深い鎮静および終末期鎮静等のもたらすもの
―― 新たな対応策検討のための基礎的考察

　終末期の意思決定一般に関する課題の解決，政策論議には，対句的表現に見られる思考様式，とりわけその2極分化的思考では到底対応できないことはすでに明らかである．個人の自己決定と共同体の価値，医療従事者のアイデンティティーの問題等々，多面多層の包括的な議論が必要とされる．
　新たな戦略，戦術の展開は別の課題として，次に，意図の語に惑わされることなく，鎮静一般がもたらす事柄を，因果，ならびに規約の文脈で安楽死等と対比して考察し，この種の問題解決の基礎的資料として提示する．

　鎮静には浅いものと深いもの，間歇的なものと持続的なものがあるが，問題とすべき持続的な深い鎮静および終末期鎮静について論じるに先立ってここで浅い鎮静にについて一言触れておく．

1．浅い鎮静

　浅い鎮静といえども，生命の質の改善という点からすれば積極的に評価すべきものかどうかは一言ではいえない．意識レベルを何ほどか落として対応しているからである．だが，意識が残っているのであるから悪い手段とは必ずしもいえまい．
　手段にとりたてて問題がなければ，すなわち，生成事象を享受している主体の活動がともかくも存続するのであれば特記すべき否定的なものはないとしてもよいだろう．

2．深い鎮静

(1) 深い鎮静

深い鎮静には意識活動を閉ざすという問題がある．

間歇的なものは手術時の麻酔の場合と同様，特別問題とすべきものではないとすべきだろう．だが，持続的なものは議論なしにはすまされまい．時に死に至るまで継続され得る，この人為的操作による意識活動を閉ざしてしまう処置は，状況がそれを要求しているという言い方が許されるとはいえ，植物状態に近い状態をつくることを介しての苦痛への対処だからである．植物状態に近い状態をつくり出すことが，絶対に禁じられた悪い手段と評価されるのであれば，この種の問題を議論する伝統的な二重結果論ではそれは第3条件違反として許容の対象外である[28]．意図の議論で述べたように二重結果論が行為の是非をはかるものとしてどれほど有効かは判断の難しいところであるが，二重結果論で許容の対象外であるということに，持続的な深い鎮静のもたらすものを慎重に多角的に検討しなければならないという意味が含まれているのだといえるのである．

(2) 持続的な深い鎮静および終末期鎮静等のもたらすもの

持続的な深い鎮静等がもたらすものを，安楽死等を念頭に置いて因果，ならびに規約上の生成という観点から吟味する．
生成事項：
  ① その1つに，無意識に近い人工的な擬似植物状態を生成するということがある．それによって，苦痛の原因を除去できたか否かは定かではないが，少なくとも苦痛を感受，あるいは訴える主体そのものの活動

を抑え込むことにはほとんどの場合成功しているといえるであろう[29].「苦痛からの開放」が，その開放された状態を感受する意識を喪失することで初めて実現されるという逆説的状況が発生している[30].

持続的な深い鎮静はそれが時に死に至るまで続行されても規約上は違法ではない．しかし，当該患者が積極的安楽死同様，苦痛からの開放の状態を享受するという利益，法益を守ることはできていない．

② 持続的な深い鎮静に加えて，（医学的適応あるいはそれ以外で）栄養や水分補給等を取りやめることがある．医学的適応外で水分補給等の中止がなされるならこの種の治療中止は死の原因の1つを提供することになる．

ヨーロッパのある調査によれば，持続的な深い鎮静で水分補給等のある，なしは：ベルギー，デンマーク，イタリア，オランダ，スウェーデン，スイスで，全死亡例のうち，それぞれ，「5.0％，3.2％」，「0.9％，1.6％」，「5.5％，3.0％」，「2.0％，3.7％」，「1.4％，1.8％」，「1.9％，2.9％」である[31]．終末期の持続的な深い鎮静は，死亡比の2.5〜8.5％を占め，水分や栄養のカットはそのうちの35〜64％となっている．

ここでは持続的な深い鎮静時の，水分補給等の差控えが医学的適応であったかどうかには触れていないものの，かなりの頻度で終末期鎮静が並存しているという事実が見られる．オランダのある調査では終末期鎮静のうち，患者の死を早める「意図」を部分的に持つものは47％，それを明白に持つものは17％[32]となっている．

鎮静の際，医学的適応がないのに水分や栄養補給の中止がなされることは，いうまでもなく，最近あまり使用されない表現ではあるが，これは消極的安楽死となる．

消極的安楽死は諸外国で次第に承認されつつあるが，人工呼吸器使用の差控え，中止等もその範疇に入る．

③ 鎮静薬を適応量以上に投与し，それがゆえに死亡すれば，それは死の直接の原因提供となる．意識のレベルを低下させるための必要量を

超えて鎮静薬を投与し死に至らしめれば，それが患者の依頼による場合は積極的安楽死，依頼がない場合は，安楽死や自殺幇助等と同じような薬物を用いた医師の援助による死の類であり，A・ファン・デル・ヘイデ（van der Heide）らが用いた表現によれば，「医師の援助による死」に属するところの「患者の明白な依頼なしに生命を終わらせること」の範疇に入り得るだろう（次表参照）[33]．

　A・ファン・デル・ヘイデらの区分けによると，「死期を早める可能性のある苦痛と症状の軽減」と，「医師の援助による死」に属する「患者の明白な依頼なしに生命を終わらせること」を区別するための指標の１つは意図で，それは，前者が，死を早める可能性等を考慮に入れるか，死を早める意図を部分的に持つのに対して，後者は死を早める意図を明白に持つということにある[34]．だが，意図の含み持つ問題性は既に見てきた通りである．医師の意図を脇に置いた場合，「死期を早める可能性のある苦痛と症状の軽減」のカテゴリーに，事実上薬剤の過剰投与があり得るとした場合，「患者の明白な依頼なしに生命を終わらせること」に該当する行為との区別が難しい事例があり得るであろう．

　先のヨーロッパの調査では：「苦痛と症状の軽減」のうち，死を早める意図を部分的に持っていたのはベルギー，デンマーク，イタリア，オランダ，スウェーデン，スイスで，それぞれ2.9（19）％，2.2（24）％，1.00（18）％，1.5（19）％，0.4（21）％，2.5（20）％であった（カッコ内数値はその意図を持たないもの．いずれも全死亡数に対する割合）．また死の24時間以内のオピオイド使用量300mg以上は，それぞれ39％，24％，13％，21％，33％，10％であった[35]．患者の状況にもよるだろうが１日300mgは少ない量とはいえまい．「患者の明白な依頼なしに生命を終わらせること」に分類されなくとも，ここには事実上それに相当するものが含まれている可能性を全く排除することは出来ないかもしれない．客観的評価は患者の状況と薬剤の量等を総合し，推定する以外にはないだろう．意図は正体把握の難しいものである．

Ⅴ　「安楽死の意図は患者の死亡，鎮静の意図は苦痛緩和」という二極分化的思考の問題点

終末期の意思決定頻度（%）

	ベルギー	デンマーク	イタリア	オランダ	スウェーデン	スイス
研究対象死者数	2950	2939	2604	5384	3248	3355
突然死と予期せぬ死	34 (32-36)	33 (32-35)	29 (27-31)	33 (32-34)	30 (29-32)	32 (30-34)
非突然死、終末期の決定なし	27 (26-29)	26 (24-28)	48 (46-50)	23 (22-25)	34 (32-36)	17 (16-19)
終末期の意思決定	38 (37-40)	41 (39-42)	23 (22-25)	44 (42-45)	36 (34-37)	51 (49-53)
医師の援助による死	1.82 (1.40-2.36)	0.79 (0.53-1.18)	0.10 (0.03-0.34)	3.40 (2.95-3.92)	0.23 (0.11-0.47)	1.04 (0.75-1.45)
安楽死	0.30 (0.16-0.58)	0.06 (0.01-0.26)	0.04 (0.00-0.27)	2.59 (2.19-3.04)	—	0.27 (0.14-0.51)
医師の自殺幇助	0.01 (0.00-0.28)	0.06 (0.01-0.26)	0.00 (—)	0.21 (0.12-0.38)	—	0.36 (0.20-0.63)
患者の明白な依頼なしの生命の終了	1.50 (1.12-2.02)	0.67 (0.44-1.04)	0.06 (0.01-0.29)	0.60 (0.43-0.84)	0.23 (0.11-0.47)	0.42 (0.25-0.70)
死期を早める可能性のある苦痛・症状の軽減	22 (21-24)	26 (24-28)	19 (17-20)	20 (19-21)	21 (20-22)	22 (21-23)
不治療の決定	15 (13-16)	14 (13-15)	4 (3-5)	20 (19-21)	14 (13-16)	28 (26-29)

（この6カ国の調査の説明によると「不治療の決定」はそれが患者の死を早める可能性、確かさを考慮に入れるか、患者の死を早めるという明白な意図をもって行ったこと、「死期を早める可能性のある苦痛・症状の軽減」はそれが患者の死を早めるという可能性、確かさを考慮に入れるか、患者の死を早めるという意図を部分的にもって行ったことされている。）The Lancet, vol.361, p.347.

「死期を早める可能性のある苦痛と症状の軽減」の項目には当然鎮静が含まれているとみなすべきだが，鎮静過程に薬剤の過剰投与があれば，「患者の明白な依頼なしに生命を終わらせること」等，安楽死関連の上記記述がそのまま該当する．この点，先のガイドラインは薬剤の投与量には極めて慎重である．
　④　鎮静薬による生命の短縮は頻度は少ないとはいえ否定できない．いわゆる鎮静薬物使用による副次的結果としての生命短縮である．もし生命の短縮があるのであれば，不十分ではあるがこれは死の条件の1つを提供したことになる．これは間接的安楽死といわれているものであるが，法律上の問題とはなっていない．

3．因果の観点からみた消極的安楽死と積極的安楽死

　鎮静あるいはその類縁行為が因果的にもたらすものについて概観した．消極的安楽死は各国で次第に受け入れられてきているが，その消極的安楽死と積極的安楽死の類縁性に関する見方を提示しておく．
　既に述べたように，鎮静行為に関わる終末期鎮静は人工透析の中止や人工呼吸器の取り外し等と同じように消極的安楽死提供行為のカテゴリーに入るであろう．この種の処置は死の原因付与の一形態である．終末期鎮静は，意識を下げ，生命持続のための条件たる水分等を与えない．そのような終末期鎮静の死の原因，条件提供の過程は，意識を取り，その後酸素摂取の力を絶つ積極的安楽死あるいはその類似行為と死の原因提供という点から，近似であるという主張も成り立つ．
　死の原因そのものと，その提供の過程からその違いを主張する考え方もある——すなわち，終末期鎮静は，死ぬに任せることの一形態で，自然が自らの過程を歩むにまかせるに過ぎず，介入しなければ死に至るその過程に介入しないだけであるが，積極的安楽死は死に至る一連の出来事を導入し，酸素摂取能力等を奪っている．つまり，一方は死に至る過

程を遮らない，あるいはその過程に介入しないのに対して，他方は，死に至る一連の出来事を導入するという主張である．

　しかし，これに対しては以下のような反論が出来る——終末期鎮静では人は手を加えず患者を死ぬに任せるのであり他人が死の過程に介入しない，というが，意識を取り去り苦痛を感じない状態を人為的に作った上で，（医学的適応外で）生存するための条件である栄養と水分の補給を中止するのは死の条件提供であり，死に行く過程の中に対象を計画的に置いたことになる．死を念頭に置いて，死の原因を提供するのは，操作によって死をもたらすことで，それは積極的安楽死と変わらない，と見なし得る．ミルクを与えずに赤ん坊を餓死させる例えと同じであろう(38)．餓死という現象は食物がなければ自然に起こることである．しかし，食物や水分があっても，提供できる人がそれを与えなければ餓死は起こる．その行為そのものは，「自然それ自らが歩むままにさせる」ことだと評する者がいるが死のプロセスに関与する人がいたということは，人工的管理下で死がもたらされたということを意味するといわねばなるまい．現代の医療制度の下では，例えば肺炎患者に抗生剤を与えずに放置して死に至らせるとすれば，その死は人為的な不作為の結果である，と見なされるであろう．

　両者の相違は死の原因の提供の様式の相違に過ぎないともいえる．塩化カリウム投与対水分カット等，前者は，生かすためには与えるべきでないものを与える，という人為，作為であり，後者は，生かすために与えるべきものを，与えない，という人為，不作為であると．つまりここには死の引き起こし方の異なった2つの仕方があるに過ぎないのだということができるだろう．生体に即して生存の必要物という観点に立てば，呼吸器の使用を止める場合でも，積極的安楽死の場合の，筋弛緩剤による呼吸停止による酸素カットと同じく急激な酸素供給カットにより生の必要物を奪うことである．その急激なショックを和らげるため呼吸器の使用が中止される前の段階で鎮静薬が投与されているようであるが，生

体の維持にとって必要な酸素供給カットは生の維持活動にとっての攻撃である．

　こうした生と死はいずれも人工的管理下のもの，死は人為的な原因付与操作によるものであることに変わりはなく，死に至る出来事は生体の側からは等しく何らかの攻撃あるいは操作を受ける結果となっているという見方ができる．したがって，因果の文脈では消極的安楽死と積極的安楽死の区別は困難であろう．

　だが，一方は生に攻撃を加え，他方は可能な援助を与えないこととして映り，そのような違いによって生じる否定，肯定の感情等の発生は十分あり得ることである．

4．積極的安楽死は生命尊重に否定的影響をもたらすか

　安楽死排除論のための最有力の要因，すなわち，生命尊重，社会的安定を崩すという，いわゆる，すべり坂論議経験版について，最近のデータを付し，コメントしておく．

　患者の自殺幇助や安楽死の依頼は，状況がしからしめる，切実な，やむにやまれぬものであろう．人の尊厳は耐えがたい苦痛，苦しみから逃れる自由を患者に与えているはずである．

　これに対し，いったん安楽死を許すと，その結果，生命尊重の精神がすべり坂に落ち込み，自発的ではない安楽死などに道を開く結果になるという反対論が古くからある．この問題については，自発的ではない「医師の援助による死」に関する様々な調査データが提示されている．1998年以前の調査によると，患者の明白な依頼なしに生命を終わらせることは安楽死容認のオランダで0.7％，それに対してベルギー3.2％，オーストラリアで3.5％である．(39) 2001年6月から2002年2月までの間の別の調査によれば，患者の明白な依頼なしに患者の生命を終わらせることは先に記したようにベルギーで1.50％，デンマーク0.67％，イタリア

0.06％，オランダ0.60％．スウェーデン0.23％，スイス0.42％である[40]．安楽死合法化が患者の明白な依頼なしに生命を終わらせるようなことを後押しするというようなデータは現時点では報告されていない．昨年の2007年5月，オランダから，「患者の明白な依頼なしに生命を終わらせること」がわずかながら減っているという新たなデータが提出されている[41]．

また安楽死を含め終末期の意思決定に関しては，大部分の医師は患者の意思を尊重したいと思っているにもかかわらず[42]，患者あるいは家族と議論しないケースは患者が責任能力がある場合でも，ベルギー20％，デンマーク34％，イタリア52％，オランダ5％，スウェーデン53％，スイス13％となっている[43]．5％というオランダの数値は注目に値する．

正確な調査に待たなければ，という留保の上で，"相談をしたがらないのは，違法性が公になるのを避けるためではないか"との意見もある[44]．公にすれば直ちに司法の介入があることが容易に想像できることに，事態の重大さがうかがえる．

（Ⅲ）おわりに

終末期の意思決定全般を念頭において，鎮静という行為に焦点を当て，ガイドラインの二極分化的思考を批判しつつ議論を展開してきた．

終末期の意思決定，課題の解決，政策論議には，「鎮静の意図は緩和，安楽死の意図は患者の死亡」といったような二極分化的思考では到底対応できない．鎮静関連行為のもたらすもの，消極的安楽死一般の整合性，消極的安楽死と積極的安楽死の関係，積極的安楽死の承認の利点と問題点等を，意図という不確かなもの等に頼らずに，それぞれの行為がもたらすものをその因果的関係に視点を定めて捉えることがまず肝心である．それらを，個人の自己決定と生命の尊重，社会的安定といった共同体の価値等，多面多層の包括的な議論の基礎的資料として議論していかねば

なるまい.

　イギリスのある学会で緩和ケアが多くの安楽死問題を解決するのではないかという期待が表明されてから久しい(45).

　安楽死などの死の決定に踏み込む前に鎮痛や軽い鎮静がなされるべきものであることは言を待たないだろうし，大事なことである．しかし，QOLに照準を当てる緩和ケアにとっては深い鎮静ですら，それは自己の限界なのであろう．他のあり方を排除することなく，自己の立場と限界を見定めることもまた自らの存在理由を保つ一助となろう．

注

（1）ここで使う「殺す」の言葉の意味は「殺すことそれ自体を目的として」，相手の死を引き起こそうとするという類のものではない．自発的積極的安楽死は「殺すことそれ自体を目的として」，患者を殺すことではない．

（2）T. Tännsjö, Terminal Sedation: A Substitute for Euthanasia? in T. Tännsjö (ed), Terminal Sedation: Euthanasia in Disguise?, Kluwer Academic Publisher, 2004, 15-30.

Guido Miccinesi et al., Continuous Deep Sedation: Physicians' Experiences in Six European Countries, Journal of Pain and Symptom Management, vol.31 No.2 February 2006: 122-9.

　水分や栄養のカットを医学的適応の場合とそうではない場合について区別して対応しようとする考え方がある．

T. Morita et al., Ethical Validity of Palliative Sedation Therapy: A Multicenter, Prospective, Observational Study Conducted on Specialized Palliative Care Units in Japan, Journal of Pain and Symptom Management, 2005, Vol.30, No.4, 308-319.

T. Morita et al., Artificial Hydration Therapy, Laboratory Findings, and Fluid Balance in Terminally Ill Patients with Abdominal Malignancies, Journal of Pain and Symptom Management, February 2006, vol.31, Issue

2, 130-139.

　なお，誤解のないように，記しておく．鎮痛は薬剤等により苦痛を和らげることであり，鎮静は意識レベルを下げることにより様々な症状がもたらす苦痛を感じないようにすることである．鎮痛薬により意識レベルが下がることもある．

（3）『苦痛緩和のための鎮静に関するガイドライン』（厚生労働省厚生科学研究「がん医療における緩和医療及び精神腫瘍学のあり方と普及に関する研究」班苦痛緩和のための鎮静に関するガイドライン作成委員会）2004年9月30日．

（4）American Academy of Hospice and Palliative Medicine, Statements on sedation at the End-of -Life, approved by the Board of Directors, September 13, 2002.（2006年9月，本文の趣旨該当部分の記述は削除されている．）

（5）「終末期鎮静」terminal sedationという語をここでは持続的な深い鎮静に栄養と水分のカットが伴うものをさすものとする．栄養と水分のカットが医学的適応か否かは問わないこととする．T. Morita et al 前掲論文他参照．

（6）WHO Expert Committee : Cancer pain relief and palliative care. Technical report series 804. WHO, Geneva, 1990, 11-18.

（7）前出ガイドライン，p.5．

（8）American Academy of Hospice and Palliative Medicine, Position Statements（Statement on Palliative Sedation, Statement on Clinical Practice Guideline for Quality Palliative Care），2006参照．

（9）Timothy E. Quill, Barbara Cooms Lee and Sally Nunn, Palliative Treatments of Last Resort: Choosing the Least Harmful Alternative, Annals of Internal Medicine, March 2000, vol.132 ,no.6. Timothy E. Quill, Bernard Lo, and Dan W. Brock, Palliative Options of Last Resort: A Comparison of Voluntary Stopping Eating and Drinking, Terminal

Sedation, Physician-Assisted Suicide, and Voluntary Active Euthanasia in T. Tännsjö (ed), Terminal Sedation: Euthanasia in Disguise?, Kluwer Academic Publisher, 2004, 1-14.
(10) もはや治療方法がない患者に対してなされる緩和的医療行為の区分け，そこでの目的と手段につき誤解を防ぐためコメントを付しておく．

　回復のための治療方法がなく，かつ苦痛をはじめ様々な害悪が患者にもたらされている場合，それらをより少なくするという目的達成のための様々な介入は状況に応じてなされ，

A「浅い鎮静」では，特定の薬剤を用いて意識レベルをある程度下げる．
B「深い鎮静」では，特定の薬剤を用いて，痛み等をまったく感じないように，意識活動を封じ込める．
C「治療中止」では，人工呼吸器の取り外し等の行為により死を招来する．
D「積極的安楽死」では，死をもたらす薬剤等を用いて死を招来すること，等々となろう．

　すなわちここには，害悪感受能力減少はもとより感受能力の封じ込め，さらにはその能力展開の基盤を破壊して，苦痛等の害悪をより少なくするあるいはゼロにするという目的，目標の達成が見込まれていると見なし得る．

　実際当該ガイドラインの立場や，アメリカホスピス緩和医療協会の立場は，その介入の行為を「感受能力減少」に限定せず，それに苦痛等の「感受能力封じ込め」をも包含している．

　緩和的介入は苦痛等の減少のみならず，苦痛ゼロをも拒むものでない．

　以上のことから，緩和的介入（palliative intervention）をクウィル（Quill）らのように，〈標準的な苦痛処理〉から〈生命維持治療差控え〉，〈自発的に栄養と水分の摂取をやめること〉，〈終末期鎮静：苦痛，呼吸促迫，他厳しい症状回避のための重い（heavy）鎮静〉，〈医師による自殺幇助〉，〈自発的積極的安楽死〉まで含む処置，とする考え方が自然で説得性に富むものであることが分かる．（Timothy E. Quill, Barbara Cooms Lee and Sally Nunn 前掲論文）

(11) 特定の意図の表明がしばしばなされる．しかしその表明に至らしめるものが何であるのか本人自身にもはっきりとは分かっていないかもしれないと推測され得る例を探すのはそれほど困難ではない．

　治療を断念し死を度々望み，時に食事を拒否したことで知られるテキサスのダックス・コワート（Dax Cowart）氏に関する証言がある．

　1973年，彼は大火傷（皮膚の3分の2以上）を負った．彼の目は両方ともつぶれ，耳や口元も変形し，両手の指も塊状と化したが，治療の過程で苦痛のため死を望んでか治療をしばしば拒否し，"Please let me die"が同氏の繰り返し発する言葉であった．テキサス大学メディカルセンター精神科ホワイト氏の回想によれば，コワート氏による繰り返される"Please let me die"に応ずるためにやむなく裁判所に依頼することにしたところ次の日から治療に応じたという経緯が記されている．（Robert B. White, 'A Memoir: Dax's Case Twelve Year Later', L. D. Kliever (ed.), Dax's Case　Essays in Medical Ethics and Human Meaning, Southern Methodist University Press, 1989, 18）わが国にも同様の事例がある．

　「患者は37歳女性で1997年10月，子宮頚がんで広汎性子宮全摘術，化学療法，放射線治療を受けた．1998年5月右頚部転移をきたし，婦人科で再度化学療法を受けた．2000年8月頃より右臀部痛が出現し再発の診断を受け，婦人科で鎮痛薬の投与を受けていたが疼痛が軽減せず，2001年3～4月にかけて麻酔科に入院した．…（中略）…全身倦怠感も著明で，しきりに「早く殺して楽にさせて」「早く死にたい」とスタッフに訴えられた．リンパ浮腫軽減の目的で利尿剤の負荷を行っても反応尿が見られず，両側水腎症による腎不全状態であり，治療を泌尿器科医と検討したが疾患の経過から見て保存的に経過を見た方が患者の苦痛が少ないであろうという結論になった．全身倦怠感に対してステロイド投与を行い，利尿剤投与を継続したところ利尿を認めるようになった．しかし，患者の苦痛は持続し夜間はミダゾラムを使用した間欠的鎮静を開始した．患者の「早く死にたい」

という言葉のもつ意味の評価について頻回にスタッフ間で話し合いをおこなった．全身倦怠感，疼痛，下半身の浮腫，腎不全という身体的状況と病状経過から見て，この言葉は心のそこからのものであり，子供についての話を聞いても，「もう子供にも家で充分に話をしてきたので話すことはない」と答えられることから見てもぎりぎりまで家庭で生活をされてきた状態であり，「早く死にたい」という言葉を受け止め，終日の鎮静を考慮すべき時期にあるのではないかという意見が多く見られた．その一方で「身体的痛みのコントロールが十分できていない状態で精神的な痛みを軽減させることは困難であり，まずは十分な身体的痛みのコントロールを行うべきである」という意見があり，もっと積極的に身体の痛みのコントロールを行った上で，言葉のもつ意味を判断するという方針をとることが決められた．…（中略）…鎮痛のために1日あたりモルヒネ300mg，ケタミン100mg，リドカイン1,000mg，ハロペリドール2.5mgを持続静注で投与しており，傾眠も認められたためこれ以上の薬剤の増量は困難であると判断した．腰椎のMRIで第2，4腰椎部の転移病巣のため脊柱管が強く狭窄していたため，持続硬膜外ブロックも困難であると考え，第12胸椎，第1腰椎間でクモ膜下腔穿刺を行いカテーテルを挿入し持続クモ膜下ブロックを開始し，モルヒネ10mg，0.25%ブピバカイン23mlを1日量として持続注入を行なった．この結果両下肢の軽度の麻痺にともなう違和感の訴えは認められるものの激痛は軽減した．これに伴い患者から，「死にたいと訴えていたのは痛みがあったからで，本当は長女が成人するまであと5年は生きたい」という言葉が聞かれた．…（中略）…身体的疼痛が解決して初めて精神的疼痛，霊的疼痛の表出が可能となり，これに対しての対処が検討できる．身体的疼痛のコントロールはトータルペインに対する対処の出発点であることを改めて再認識させられた．」

久留米大学病院緩和ケアセンター「身体の痛みは心も打ち砕く」『緩和医療学』vol.4 no.1，2002，70-72.

（12）トマス・アクイナス『神学大全』，第18分冊，第64問題，第7項，

pp.179-183, 創文社, 1985. C. Fried, Right and Wrong. Cambridge, Mass.: Harvard University Press, 1978, 20.

(13) Duff, R. A., 'Absolute Principles and Double Effect', Analysis, 1976, 36, 74.

(14) G.E.M. Anscombe, War and Murder, in R. Wasserstrom (ed.), War and Morality, Belmont: Wadsworth, 1970, 51.

(15) L., Geddes, On the Intrinsic Wrongness of Killing Innocent People, Analysis 33, 1973, 94-95.（訳文は飯田他訳ヘルガ・クーゼ『生命の神聖性説批判』（東進堂, 2006）から転用）

(16) L. A. Jansen, D.P.Sulmasy, Sedation, alimentation, hydration, and equivocation: careful conversation about care at the end of life. Ann Intern Med 2002, 136, 846.

(17) 水野俊誠「「苦痛緩和のための鎮静」の概念および正当化に関する倫理学的考察」(『緩和医療学』vol.4, no.4, 2002, 3-11.) 他.

(18) C. Fried, Right and Wrong. Cambridge, Mass.: Harvard University Press, 1978, 23.（訳文は上記邦訳から転用）

(19) Chisholm, R. M., The Structure of Intention, The Journal of Philosophy, 1970, 67, 636.

(20) Helga Kuhse, The Sanctity-of-Life Doctrine in Medicine: A Critique Oxford University Press, 1987, 163-165.

(21) Timothy E. Quill, Barbara Cooms Lee, and Sally Nunn; op.cit.

(22) E.J. Emanuel, Euthanasia and Physician-Assisted Suicide. A Review of the Empirical Data from the U. S. Arch Intern Med 2002, Vol.162, 142-152.

(23) E.J. Emanuel et al., Attitudes and Practices of U. S Oncologists regarding Euthanasia and Physician-Assisted Suicide, Ann Intern Med, 2000; 133: 527-532.

(24) Helga Kuhse et al., End-of-life decisions in Australian medical practice

MJA 1997; 166: 191-196.

(25) A. van der Heide et al., End-of-life decision-making in six European countries: descriptive study.? The Lancet, Volume 361, 2003 Aug 2, 2003, 345-350.

(26) J. Bilsen et al., Drugs used to alleviate symptoms with life shortening as a possible side effect: end-of-life care in six European countries. Journal of Pain and Symptom management, February 2006: Vol.31 No.2: 111-21.

(27) Atsusi Asai et al., Doctors' and nurses' attitudes towards and experiences of voluntary euthanasia: Survey of members of the Japanese Association of Palliative Medicine J. Med. Ethics 2001; 27; 324-330.

(28) 良い結果は，当該の行為から少なくとも悪い結果と同じくらい直接的に生じるのでなければならない．(時間の順序においては必ずしもそうである必要はないが，因果の順序においてはそうでなければならない)．言い換えれば，良い結果は，悪い結果から生じるのではなく，当該の行為から直接生じるのでなければならない．そうでなければ，行為者は良い目的のために悪い手段に訴えていることになるだろうが，それは決して許されない．(訳文は上記邦訳から転用)(Catholic University of America, New Catholic Encyclopaedia, vol.4. New York: McGraw-Hill, 1976. p.1021)

(29) 深い鎮静を施された人が苦しみから完全に解放されたか否か明らかではないということを考えさせるデータもある．D. Schwender et al., Awareness during general anesthesia. Definition, incidence, clinical relevance, causes, avoidance, and medicolegal aspects. Anaesthesist, 1995 Nov; 44 (11): 734-54. M. Daunderer, D. Schwender, Unwanted wakefulness during general anesthesia. Anaesthesist, 2004 Jun; 53 (6): 581-92.

(30) La sedation pour detresse en phase terminale: Recommandations de la Societe Francaise d' Accompagnement et de Soins Palliatifs, Juin 2002, 6, 39.

(31) Guido Miccinesi et al., op. cit. カッコ内，前者は補給あり，後者はなし．

(32) Judith A.C. Rietjens et al, Physician Reports of Terminal Sedation without Hydration or Nutrition for Patients Nearing Death in the Netherlands, Annals of Internal medicine, August 2004, Volume 141, Issue 3, 178-185.

(33) A. van der Heide et al., op. cit.

(34) Ibid.

(35) J. Bilsen et al., op. cit. なお，「死期を早める意図を部分的に持つ苦痛と症状の軽減」で死亡前24時間以内に使用されたオピオイド量は，その意図を持たない場合に使用された用量より多い傾向があったが，統計的に有意なのはベルギーとオランダの場合だけだったとされている．

(36) Ibid., 119.

(37) T. Tännsjö, op.cit., H. van Delden, Terminal Sedation: Different Practices, Different Evaluations in T. Tännsjö (ed), Terminal Sedation: Euthanasia in Disguise?, Kluwer Academic Publisher, 2004, 103-113 (108) 他．

(38) H.Kuhse, Why Terminal sedation is no solution to the voluntary euthanasia debate, in T. Tännsjö (ed.), Terminal Sedation: Euthanasia in Disguise? Kluwer Academic Publishers. 2004, 57-70.

(39) Helga Kuhse et al., op. cit., L. Deliens et al., Euthanasie et autres decisions medicales concernant la fin de la vie en Flandre: Etude epidemiologique, Rev Med Liegr 2001; 56: 6: 443-452.

(40) A. van der Heide et al., op. cit.

(41) 患者の「明白な依頼なしに命を終わらせること」の頻度は1995年，2001年の0.7%から2005年0.4%とむしろ減っている．A. van der Heide et al., End-of -Life Practices in the Netherlands under the Euthanasia Act ,N Engl J Med. 2007 May 10; 356 (19): 1957-65による．他にP. Lewis, The Empirical Slippery Slope from Voluntary to Non-Voluntary Euthanasia, J

of Law ,Medicine and Ethics, 2007, 197-210等の議論も参照.
(42) Bregje D. Onwuteaka-Philipse et al., End-of-Life Decision Making in Europe and Australia, Archives of Internal Medicine, 2006; 166: 921-929
(43) A. van der Heide et al., op.cit.
(44) Helga Kuhse et al., op.cit.
(45) House of Lords, Select Committee on Medical Ethics Session 1992-93 13 July 1993, 184.

　小論作成にあたり，H・クーゼ，石川悦久，水野俊誠，小野谷加奈恵の4氏から貴重なご意見をいただいた．感謝の意を記しておきたい．

[飯田亘之]

Ⅵ フランス国家倫理諮問委員会:「生命の終わり, 生命を終わらせること, 安楽死」に関する見解

Avis sur fin de vie, arrêt de vie, euthanasie (du CCNE, No.63, 27 Janvier 2000)

報告者
H・ケヤヴ (Caillavet)
J・-F・コランジュ (Collange)
J・ルルウ (Lullough)
D・プルラン (Pellerin)

研究員
H・アトラン (Atlan)
他12名

　ここ数十年の間に実現された, 衛生と医療技術の進歩のおかげで寿命は驚くほど延長されている. 同時に, われわれは, 生と死の境界線のある種の消去, 何らかの仕方で死者からその人固有の死を奪うことに直面している. その結果, 人間に関わる倫理上の未見の問題が数多く生じている. この点について諸法規が最近躊躇と動揺を示していること, ――しばしばメディアによる強い影響力を伴う――この問題に関する数多くの議論, ならびに無視できない量の文献の出現がその証しとなっている.
　フランスでは, 明らかに法律を厳密に適用すれば, 安楽死を故殺, 謀殺, あるいは人命不救助と見なすことになる. しかし, このような事項がめったに付託されない裁判所が, 判決を下す場合, 最大級の寛容さを

CCNE, Avis sur fin de vie, arrêt de vie, euthanasie, No.63, 27 Janvier 2000. Reproduced with permission.

示している．さらに様々な世論の動向が条文の修正解釈に有利に働く．

　CCNEは既にこのテーマについて見解を発表しているが［7］，その見解は急を要するものであり，まだ，若干の重要な原則の定式化にとどまるものであった．CCNEはその原則に基づき，「患者を死に至らしめる行為を法律や規則の条文で制定すること」に不同意であることを表明したのである．それから8年後の1998年，「治療や研究に身を委ねる人々への情報提供とインフォームドコンセント」という報告［9］において，その他ならぬCCNEが，明らかに安楽死の問題を含む，命の終わりに寄り添うこと（終末期ケア）の問題について人々の間で冷静に議論すると表明したのである．CCNEはそこで1991年当時の自らの立場が乗り越えられてしまっていないかどうかと自問し，「死去に先行する諸状況」に関する問題について「共同で考察すること」の重要性を強調したのである．

　本報告はその必要とされる重要問題の考察を行おうとするものである．

1．今日において「生きる」ことと「死ぬ」こと

　誰もわれわれの時代を決定的に画している衛生や医療の進歩を否定したりしないし，かといって嘆きもしない．一般的な意味での生活の質と西洋諸国でのその見事な広がりを見れば十分にそれが分かる．これらの国々では，今日出生する約2人に1人の女児が100歳以上まで生きるだろう．[1]

　このような前進は，しかし，医療による生命の終わりの管理という制約なしでは成り立たない．実際，人口の70パーセントが病院や医療施設で死を迎えている．この事実そのものは，有益な任務遂行の成果であり，批判されるべきものではなかろう．しかし，病院への収容にはマイナス面がある．すなわち，病院への収容は，衰弱した人から親しみと人間味あふれた環境を奪い，非常に改良された技術システムへとしばしば委ね

ることになるが，そのシステムの論理そのものはその人を客観＝対象的に扱う体(てい)のものなのである．技術の特徴とは，実際，どれだけ効率的かということで示される．しかし，不可避の死に直面した場合，どのような効率を期待する権利が与えられるだろうか．効率，そして技術とは，本質的に非人間＝非人格的なものなのである．さらに効率化は対象となるものの断片化に断片化を重ね，自分の能力のネットワークを，次第次第に多様化・洗練化される専門領域，装置，生産物へと際限なく細かくし，治療を受ける人間の統一（単一）性を細分化し，人をかつてないほど患者（受動的な存在）に変形してしまうのである．医学的に生命を延長することは，時に生命の質とほとんど両立し難いさまざまな結果を引き起こす．確かに，生命維持や回復を確実にするために必要な手段に訴えるということは，それが一時的で暫定的なものであるという性質を持つので，一般的に正当化される．それがより問題をはらんだものになるのは，生命の終わりが近づき，そういう手段に訴えることが最終の場を形づくる方へと向かう場合である．その場の直中(ただなか)でその人は生きるようにさせられる．

　われわれの時代を画する技術の影響力は，昔から人類がとりつかれている不死の希求と結びつく．したがって多くの人が，科学が発達すればいつの日か死そのものさえ免れることができると信じ，そして期待する．未来の技術の発達により患者の治癒が可能になるのを期待して，死体をマイナス196度の小ケースに保存するという低温保存への幻想，あるいはクローン技術への幻想は，それぞれそのような期待の存在することの証拠である．しかし，われわれの日常的な環境からどれくらい死が消え去ってしまったかを確認するのにそのような幻想を信じることにこだわる必要はない．服喪を含む死にまつわるさまざまな儀式は形骸化し，死はある種のタブーになっている．死を呼び起こし，死について思いをめぐらせることは，多かれ少なかれみだらで病理的なことになっている．

　3世紀少し前，ジャン＝ド＝ラ＝フォンテーヌは自分の子どもたちに

対して労働を賞賛したいと思った農夫について書いていた*．：

「ある裕福な農夫が，自分の死が近いことを感じて，
わが子たちを来させて，余人を交えずに語った…」．

当時，死は家族のことであれ，公のことであれ，人々に取り巻かれていた．それはわれわれの家から消え去ってしまうなどということがあり得ないこと，今なお世界の多くの地域で見られるようなことであった．しかし，引用した詩句の中で最も印象的なことは，——筆者にとってはごく自然のようである——その記述，農夫が死の訪れを感じ…，それに備えている，ということについての記述である．今日，同じようなことを語り得るだろうか．

現実は医療と技術の抗しがたい進歩と不死への幻想が事あるごとに**人が死を我がものとすることを妨げ**，そうすることが可能な場合でも人が自分の最後の瞬間を引き受け，それを生きることを必ずしも許すことがないようにしてきた．

実際，死はまだある意味で生の部分となっている．死は生を完結し，終結させ，生が統一（単一）性のある形態を持つようになることを可能にする．ある人間（人格）の同一性は，それが終結していない限りは決して確定されない．死の持つ神秘的な力は，（信念がいかなる見通しを持つにせよ，生を無化し）生に終止符を打つが，死は生に価値と意味を与える，という事実の内にある．死による裁断と裁可は，人間的時間それ自体の存在条件を形づくっている．

医療行為が，無限に続く生命のユートピアというような，技術に関する非人間的で脱人格的な原理にしか結びついていないのであれば，それは，傷つきやすさ，終末の意味，自律性，尊厳といった人間存在の他の価値との間で摩擦を起こすことにならないだろうか．

このようなコンテクストにおいて，安楽死あるいは「よき死」に関する問題を提起している人々がいる(2)．

2. 今日において「よりよく生きる」こと

　死ぬこと，そしてこの出来事の周囲にある諸条件を改善することがきっと何らかの「よきこと」になり得る，だから自信満々それに向かって進め，と信じるのは空しいことであろう．死はその人の精神的な経験がどのようなものであれ，依然として苦痛を伴う困難な体験であり，われわれができることは，その苦痛と困難の軽減を図ることだけだろう．しかも，それは「よき死」あるいは「美しき死」が手の届くところ，あるいは技術の及ぶところにあるかのように信じることに他ならない，かのユートピアへの転落を避けることによってである．それはさらに，人あるいは自分の生死は完全にコントロールできると考えさせるような立場が示す困難のひとつである．そのように言われるとして，お互いが何らかの状況との関連で死に直面させられることがあり得る，そういう状況に関する問題を避けてはいけない．

　今日，ある種の行為と態度が非常に大きな規模のコンセンサスの対象となっており，（コンセンサスが得られれば）推奨に値するものである．そういう行為や態度は医療従事者の責任に強く関わり医療の使命そのものの刷新を要求する．それらは，終末期に至った人が，その人の極限的な脆弱さ，その傷つきやすさにもかかわらず，いやそれらのゆえにこそ，その自律性と尊厳とに関して敬意を払われねばならない，ということの認識に応じたものなのである．そういった行為や態度はとくに緩和ケアの発達，死に逝く人々へ寄り添うこと，そして治療への妄執の拒否といったことに関わっている．それが含み持つ要請を切り離すことなく，これらの手はずを厳密に尊重するならば，固有の意味での安楽死の問題を必ずより正しく位置付けることになるだろう．

2−1. 緩和ケアの発達

　1970年代にロンドンの聖クリストファー・ホスピスの先駆者たちによって推進された緩和ケアという考えは，とりわけがん患者の終末期を射程においたものであった．緩和ケアは次第に他の疾患の終末段階へと拡張され，疾患の種類，病人の年齢，とくにエイズに罹患した若い患者に応じて多様化した．フランスで緩和ケアが行われたのは，1980年代以降で，老人病棟においてであった．緩和ケアは今日顕著な飛躍を経験しているが，しかし改良の余地はあり得る．

　緩和ケアとは，「重篤な進行性の病気に冒された人あるいは病気の末期にある人に対する全人的な対処における積極的なケアのことである．その目的は，他の症状同様，身体的苦痛を和らげ，心理的，精神的（スピリチュアル）な苦しみに意を用いること(3)」である．このケアは医療施設においても患者の自宅においても行われ得る．

　そのねらいは単純で，生命の終わりの自然な過程が，患者自身にとっても家族や施設関係者など患者の周囲にとってもよりよい状況で進行できるようにしようというだけである．すなわち，患者と周囲の関係にできる限り注意を払ってその許容範囲を維持しつつ，苦痛やその他の不快な症状をコントロールすることを目指す．終末に適した仕方で栄養や水分の補給を確保し，無用な機器による操作は回避する．生命の質――快適さの基礎そのものにあって，患者を慰める本質的な要素――に対して責任を負うことを保証し，そして患者に対して十分な支えとなる関係を保つことによって患者とのコミュニケーションを維持しようと努力し，言語によるコミュニケーションが可能な時はもとより，それが不可能と分かれば，非言語的なコミュニケーションの手段を探り出すことによってである．

　生命の終わりに差しかかった人に対する心遣いだけでなく，緩和ケアのユニットあるいはチームのメンバー全体が家族の絆を維持し，再生させることに腐心するが，それは家族が物質的・精神的な快適さを十分得

られるような状態で自分の親族の終末期ケアに耐えることができるのに必要な物質的処置と心理的支えを家族へ与えることによってである．死後，家族の側を支えることによって，死別によって引き起こされる身体的・心理的諸症状を予防するための行動がとられる．とりわけ自殺の危険に，年老いた夫婦の，とくに夫が晒されている．

フランスにおいては，緩和ケアの重要性が1986年の終末期患者に対するケアの組織化に関する本省通達［6］で確認された．この通達は緩和ケアの定義を示し，適当なユニットの創設を公示していた(4)．1991年以来，このケアは病院の任務の一部をなし，これにアクセスすることは患者の権利として示されている(5)［17］．1993年に行われた調査では，緩和ケアの普及，その進展のための障害，その状況打開のための方法についての有効なデータを得た．その調査結果に基づく報告書［15］は，緩和ケアの組織化，ペインコントロール，ケアする者（医療従事者）の養成とバックアップ，死に逝く者とその家族へのケアにおけるボランティアの位置づけについての非常に多くの提案と勧告を，在宅の場合も病院の場合も含めて行った．

1993年以来，規制のためのいくつもの努力がなされてきた．最近のものは，公的ならびに私的な診療施設における苦痛対策3カ年計画を立てている(6)．1999年6月9日の法［18］は議論の末，ついに「緩和ケアへのアクセスを必要とする状態にある患者すべて」に対するケアの権利の保障を目指すものとなる．しかしながら，この法律の効力は資金調達の成否にかかっている．この議決によってフランスの国会議員たちは，不治の患者と死に逝く者たちへ緩和ケアの権利を認めることを目指す1999年に公表された欧州評議会の勧告草案の精神に同調した［13］．

職業倫理のレベルでは，1995年の「医の職業倫理規範」［19］が，「あらゆる場合に医師は自分の患者の苦痛を軽減し，精神的に安定させることに努めるべきである」（37条）と言明している．同規範はさらに，「最後の時まで死に逝く者に付き添って，適切なケアと処置によって終わり

を迎える生命の質を確保し，患者の尊厳を擁護し，周囲の人々を慰めることが望ましい」と付言している（38条）．この条項に付随する注釈からは，治療的なものから緩和的なものへの医療行為の連続性がうかがわれ，また同注釈は「癒しがたい状態でその終末に辿り着いた生命」の状況において特有の意味を持つケアの重要性を強調している．

2−2．死に逝く人々に寄り添うこと (L'accompagnement des mourants)

1986年のラロク通達以来，死に逝く人々に寄り添うことは，生命の終わりを通常の社会的関係の枠組みの中に入れ直すことをねらった緩和ケアの本質的な部分として承認されてきた．それは，終末に辿り着いた人をその人を囲む家族的，社会的なコンテクストに置き直そうとし，そうすることで，非常に多くの場合，死が引き離されていた家族的な出来事の枠組みの中に死を置き直そうとするものである．死に逝く人々に寄り添うことは，医療従事者のみならず家族やボランティアにも関わるものなのである．

1994年のドルベック報告は，死に逝く人々に寄り添うこと（終末期ケア）の哲学の原理的な構成要素を挙げている．すなわち，「苦痛を与え不安定をもたらす状況へ適応し，……[そして] ケアに対して積極的に語り，参加するための……援助を必要とする」単位として患者とその家族を受け止めた上での私生活の尊重である．

「生命の終わりに差しかかった人々に寄り添うこと」に関する経済社会諮問院の最近の見解 [14] は，ケアチームと家族を補佐するためにボランティアが果たし得る積極的な役割を強調している．「医療従事者も家族も，患者と社会の間に立つものではなく，ボランティアが，時にボランティアのみが，患者と外界の間で，生命の終わりが患者を押し込める傾向をもつ非公開領域にあって，動きつつある世界，社会をそのまま現す存在となる．ボランティアは，人がすべてを語り，すべてを，沈黙すらも聞いてもらうことができる存在なのである」．

緩和ケアについての最近の法律に規定されているものはこの方向に向かっており，家族としてであれ，ボランティアとしてであれ，サラリーマンがケアのための休暇をとって終末期の人の近くにいるための時間を持てるように制度化している．そういったボランティアたちは，終末期のケアのための教育を受け，活動中に遵守すべき原則を明確に示した規約を持つ協会組織に所属しなければならないと明記されている．しかし留意すべきことは，資金源が確保されない限り，このような規定は理論上のものにとどまるだろうということである．

2－3．治療への妄執の拒否

治療への妄執は，「ある人間が死に委ねられており治癒可能でないということを認めるのを頑なな理屈によって拒否する」無分別な固執と定義される．そのような妄執を排するという合意は，今日，広く実現されており，それは宗教的レベルと同様，倫理的ならびに職業倫理的レベルでも同様である．1957年以来，ローマ教皇ピウス12世は，治療の義務には，「無用で，釣り合いを欠いた，あるいはその人（患者）が自分自身や他人にとって極端であると判断する負担を押し付けるような治療手段に訴えること」は含まれない，と認めていた［21］．この点は，1980年，信仰の教義のための聖省による「安楽死に関する宣言」においても再確認された（第4点［12］）．そして全体として，宗教的および精神的（スピリチュアル）なさまざまなレベルで共有されている．同様に，ここ数年，安楽死についての考察の必要に迫られてきたすべての倫理委員会は，「……無分別なあらゆる希望を超えて行われるような，治療への妄執を拒否している．［治療は］依然として医師の義務である苦痛の軽減に場所を譲るべきである」［7］．

1995年の「医の倫理規範」［19］もまたその第37条で，「あらゆる場合医師は自分の患者の苦痛を軽減し，患者を精神的に支え，治療のための検査において無分別な固執を避けるよう努力すべきである」と指摘して

いる．そして規範の注釈は，「とにかく生命を延長させようとする極端な配慮は度を越した事態に至りかねない…」と明言している[11]．

このテーマに関して注目すべきは，ある国々，たとえばデンマークでは，治療への妄執の拒否が治療を拒否する患者の権利の承認にまで至っているということである．緩和ケアへのアクセス権を保障することをめざす近年のフランスの法律 [18] は，この方向へ至る規定を含むが，「病の人はあらゆる検査や治療を拒むことができる」と指摘している限りにおいてそうである．

治療への妄執という問題が提起される状況は非常に多様で，境界を識別することはいつも容易とは限らない．そういう状況はとりわけ生命の両極に存在するし，新生児[12]と同様，高齢者にも関係する．前者のケースでは生存の見込みのない新生児[13]に関わることになるだろう．後者のケースでは多くの病理が絡んで，事実治癒不可能な，切迫した状況に高齢者たちが置かれるかもしれない．

なるほど治療への妄執の拒否は死の瞬間を早めるだろうが，それは定義により，治療の差し控えや限定の結果と同じように，苦痛の処置の結果として生じる致命的な危険を受け容れることを意味するのである．苦痛に対する戦いは，その様態や結末がどのようなものであれ，犯罪でないだけでなく，すべての医療従事者にとって義務なのである．治療は殺すことを目指しているわけではなく，死が平穏裡に生じるとしても，それは死が自ら選んだ時に生じるということなのである．そのように行動することは，端的にいって，苦痛とその受容の間で責任ある，有効な仕方で戦うことに帰着する．そのような態度はまた非人間的な状況を拒否することを表すことがあり得る．たとえば治療によって目指された目的と現実の状況の間に不釣り合いがある場合，あるいは積極的な治療の継続が実現不可能な目的との比較で不釣り合いの苦痛を引き起こすような場合である．呼吸器や心臓のすべての補助の停止は，この種の援助が空しいこと，まさにそうすることによって死が差し迫っていることを認め

ているだけなのである．その結果，無益な行為をしないことはある個人に対する現実的な敬意の印たり得るのである．

　そういうさまざまな場合に蘇生治療に着手しない，それを延長しない，——時に消極的安楽死と位置付けられる——深い鎮静の処置を施すといった医学的決定が死の瞬間を前倒しにし得る，ということは隠しようもないだろう．生命の意図的な終了かどうかが問題なのではなく，生起する死は病気あるいは病気が強いるある種の治療上の決定の結果であるということを認めるかどうかが問題なのである．事実，治療の限界におけるこういった状況は治療への妄執の拒否という枠内に登録されており，倫理的なレベルで責めを負うものではあり得ないだろう．自殺幇助や積極的安楽死への関与を支持するのではなく，成人で，十分に意識があり，正しく情報を与えられた患者からの積極的な治療の制限あるいは治療の中止の依頼を受け入れることは，自律性という倫理的原理に照らして妥当であると思われる．決定能力を奪われた患者においては，医療従事者と決定の代理人および／ないしは家族のメンバーとの間のコミュニケーションは，意思決定の助けとして極めて重要なものであり，決定はとりわけ患者固有の価値と目的，そして治療によって期待される利益と治療による強制ないしは拘束との間のバランスを考慮することによって行われる．入院患者に関しては，この義務は医療施設にまで拡張されるべきだろう，すなわち施設は分野の枠を超えたやり方で，とりわけ問題を提起し得る諸状況，諸事情を確定しようとする任務を帯びた，さまざまなプロトコルを起草するよう促されるだろう．施設は，これまで選択を実行する手助けとなってきた客観的な要素を明記するよう促されるだろう．

　このような原則を実行に移すのは日常的な実践において依然困難であるということは真実である．とりわけ，生命の究極段階を正確に認識することの困難というものがまずある．医療従事者にとって緩和ケアに移行するために完治を目指した治療を断念するのは苦痛であるということは否定し難い．また（個人医と病院の間での必要な調整のような）患者

の追跡調査に関わる組織編制の諸問題を統合する必要がある．患者は突然その意思に反して蘇生治療を受けさせられるということがあり得る．しかもその理由が単に患者と医療従事者の間のコミュニケーションの欠如によるというのである．しかし現実にこのような困難があるからといって，倫理的に明確な目的に向かって進むことの必然性は妨げられないであろう．すなわち，人に対する敬意より医療システムの機能を優位に置くような妄執の悪循環の中に入り込まぬようあらゆることをするということである．

　結論：CCNEは，上述したような事態の進展に完全な同意を表明する．その進展とは，実際，生命自身の直中における生存の最後の瞬間，究極の瞬間まで患者に対する敬意と医療従事者の使命を統合するという方向に向かうものである．そのような事柄を果敢に行うことは，可能な限り，各個人が，自分の家族と自分を取り囲む人々に励まされながら，**自分の死を再び自分のものとする**ことを可能にするであろう．したがって，CCNEはさまざまな人々がその求められている領域で努力を継続，発展させることを促進し，それに不可欠な財政的な支援を保証するよう政治的に責任のある人々を促している(17)．

　緩和ケアと死に逝く人々に寄り添うことがその中に含まれる生命の終わりに対処するこのような包括的なやり方は，安楽死を要求する事例の数を減らすような性質を持ち得るが，安楽死の問題を全面的に解決し，2度とそのような問題を発生させないということは確かなことではない．だが，安楽死は，あり得ない禁止された救済方法というよりは無駄な手段として姿を現すことになるかもしれない．

　そのような2つの可能性の間で，問題となり続けるであろうある種極端なケース，あるいは極限状況において究極的な懇願の可能性といったものが現れることがなければ．それゆえそのようなケース，状況について率直に検討するのが適切である．

3．限界状況：安楽死論争

3－1．議論の枠組み

　ある種の状況は極端で，例外的なものと考えられるが，まず「規範外」のものとして出現する．「規範」とは，実際その場合，医療従事者——誰であっても——にとっては治療する，患者にとっては生き（残り）たいということの必然性に存する．しかし，そのような意思が欠けているだけでなく，逆に，決着をつけたい，死にたいという意思としても表明される，ということがあり得る．

　そこで固有の意味での安楽死の問題が生ずる．その安楽死とは，痛みが耐え難いと判断された状態を終了させるという意図で，第三者がある人の生命を故意に終わらせる行為において成立する[18]．CCNEは，本人自身あるいはその「代理人」によっていかなる依頼もなされず同意も与えられずに計画され実行された行為を，全会一致で非とする[19]．しかし，ある自殺幇助の依頼が決心して誠実に繰り返し行われ，しかも助けを求めているのが明白であるとしたら，正当だが矛盾した2つの要求をともに正しいとするのは困難であるという事実から倫理的な問題が生ずる．

- 1つは，各人の意思，その人の自由，自立，そして自律に関するその人の選択に耳を傾けること．
- もう1つは，すべての患者に対して，医療が，それなりの仕方で代表しつつその部分である社会全体のために，それを外れてはいかなるグループ，社会集団も存在し得ない諸価値を擁護し，意義を顕揚するという任務を負い，確実に遂行すること．そのような要求は，医療機関に関することでことさら重さを増すことがわかる．その使命が人を治療し，生命を救い，患者がその機関に置く信頼を決して傷つけないことなのだから．「医の倫理規範」第38条の最後の一文

は以下のことを強調している．すなわち，「医師は意図的に死を引き起こす権利を持たない」．

CCNEは，他方，既にインフォームドコンセントに関する報告［9］においてこのディレンマに直面していた．簡単にこれに応ずることができるとは信じていなかったが，純粋に合理的であるためにという観点から多少なりとも満足のいく妥協策を模索することに努めた．

このような基本的な難問が科学，技術の進展自体によって先鋭化されている．実際，疑いなく，科学と技術が，医師と患者のために使用されることによって，強力で貴重な補助手段として立ち現れており，その正当性に異議を差し挟むことはできないだろう．しかしながら，無視できない多くのケースにおいて，科学や技術の進歩が，人間に関わる，倫理的に未見の，しかも解決が非常に困難な諸問題を提起している[20]．この報告では，とりわけデリケートな仕方で，自分の意思の伝達能力を奪われた患者の問題が提起されている．新生児であれ，高齢者であれ，もっと若い人であれ，コミュニケーションの手段を奪うような重大事故や疾患の犠牲者であれ，問題は同じである．

ドラマチックで新しい問題のいくつかは，技術的な有効性の代償としてそのようなものなのであり，社会が直面する問題なのである．

3－2．問題に直面して提示されたいくつかの見地

このディレンマに直面して，次のような2つの見地がよく表明される．

1．最初の見地は，**人間の生命全体に対する尊敬**について多くの人々が持っている観念に依拠している．生命は超越的な実在であり，人間が勝手気ままに扱うことができないものである[21]．この見地の支持者たちは，必ずや安楽死の権利を承認することに至る方向に**流れることを拒否する**．彼らの考えによると，安楽死を認めるとすれば，その結果を推し測るこ

とが困難な，甚大な倫理的・社会的亀裂を招来することになろう．さらに次のような議論が展開されている．

- あらゆる犠牲を払って生命を尊敬すべしという原則は，生命を断絶させようとする人あるいは人々によって否認されるなどということはあり得ないものであり，自殺幇助という曖昧な表現は，第三者が自分のものではない生命を自由にしているという事実を覆い隠している．
- 人間の尊厳というものは，なるほど，外部からそれを考察するか，関係者が切実に感ずるものとしてであるかなど多様に評価され得る．しかし尊厳が全人格に内在する本質的なものであることに変わりはない．
- 非常に健康な人がある状況下で自殺を望んでいるとしても，重病になって死が迫った場合，自分がどのように反応するか，またその反応がどれほど確かなものか知らない．生命に終止符を打ちたいという願いは，しばしば，どのような慰め，情報，あるいは外的な出来事が与えられるかによって変化する[22]．
- 終末期にある病人は身近な者がいよいよ苦しんでいくことに非常に敏感なので，必ずしも自分の深い欲求には対応しないある要求によって周囲の者たちの気持ちを軽くしようとするかもしれない．
- 明らかに対人関係の能力が欠けている人々は周囲にいる家族の者や医療従事者の死への欲求の犠牲者になる危険性を持つ．
- 医師の職業倫理上の義務は治療することである．患者を治す望みがもはやないとしても，苦痛を和らげるという義務がいつも残っている．その際，粘り強く治療することが，不条理な治療上の妄執や固執に至ることがあってはならず，苦痛の緩和は，職業倫理との整合性を保ちつつ，鎮静という実際的な形態をとることがあり得る．
- 安楽死を法律によって正当化することは，たとえそれが非常に限られた場合であるにせよ，本質的に緩和ケアに歯止めをかけるか，あ

るいは少なくともその進展を遅らせるか，過度な仕方で経済や病院経営の指標を介入させるものであろう．

　この見地の持つ司法的な含みは明らかである．すなわち，安楽死を故殺，あるいは謀殺，あるいはさらに人命不救助として位置付けるような立法を実現することにとどめておくのが適当である，ということである．しかしながらこの見地は，まったく妥協しないこと（そのような立場はさらに隠蔽と偽善をはらんだものであるだろうが），なす術もなく打ちひしがれていることを欲しているわけではない．そしてまた，司法当局が寛容な気持ちに捉えられるならその実を発揮するということを排除するものでもない．

　2．**まったく別な方向で考えている人々がいる．すなわち，尊厳をもって死ぬということはある権利を含意する**が，それはそうすることを要求する人に認められるべき権利である[23]．

　この見地を支持する人々にとって，死は不可避なのだから，大部分の人々は，われわれのような西洋社会においては，自分の終末期の状態に安心を得たいと思っている．大多数の人々は身体的・知的衰弱を忌避している．

　人間存在は，純粋に生物学的な仕方あるいはもっぱら量的な観点から理解されてはならない．生命は本質的に生きられるものであり，象徴的な次元に属している．それゆえ，苦痛からの自然な解放を助けるように要求することは，完全に文化的な行為なのである．さらなる論点は以下の通りである．

　・個人は自分の生命の質，その尊厳の唯一の判定者である．誰もその人の代わりに判定することはできない．個人が自分自身に向ける眼差しが重要なのであり，他人が向け得る眼差しではない．尊厳とは自分に対する**適合性**のことであり誰もそれを解釈できない．尊厳は各人の自由に依存している．

- 自殺未遂はフランスにおいては，1792年以来訴追されない．しかしながら，自殺が非とされないとしても，自殺幇助に同意することは，刑法に触れる．このパラドックスは，安楽死の非刑罰化によって乗り越えられねばならないであろう．
- その人から要求されもしないのに誰かの生命を断つ権利は誰にもないということが真実であるなら，誰も誰かを生きるよう義務づけることはできない．
- この権利は誰に対してもいかなる義務も課さない．誰もある依頼を受けて実行することを強制されない．この場合，良心条項は定言命法的である．
- 尊厳をもって死ぬ権利は通常の権利ではない．第三者に付与された殺す権利が問題ではない．そうではなく，その権利は，意識を持つ自由な人間が，**自分の生に終止符を打つ**という例外的な依頼をすることにおいて，**理解され**，そして助けを得ることができるという権能として表現される．
- 安楽死の論議における倫理的定言命法とは，同意された死の幇助の依頼あるいは積極的安楽死の依頼は，人間がそれに対する権利を有する，自由の究極空間であり続けるということを決して忘れない，ということに立脚するであろう．この権利のいかなる没収も，たとえそれが取り消し可能なものであれ，不条理な治療への固執にとどまることをよしとしないならば，正当化され得ないであろう．そのような固執は非とされることで意見が一致していることは周知のことであった．

司法的な観点からすると，死の幇助の非刑罰化は，各人の自由を十分に保護し，事実上の隠蔽とそれに付随するさまざまな逸脱が生じないように備えるものでなければならないだろう．

しかしながら，積極的安楽死はそれでもなお何らかの侵害であり続け

るかもしれない．しかし，ある状況においては，死を幇助する者の有責性に関する例外と免除が認められるであろう．かくして以下のようになる．

- ある人の実存的・心理的・感情的苦しみが耐え難く，制御し難いものであり，その人がそれを終わらせることを依頼している時，第三者が生命を断つことは，罪を帰せられるべきものではなかろう[24]．
- 患者の苦痛が耐え難いものであること，緩和するための他の解決策がないということを，治療する医師ともう1人の医療従事者が裏付けなければならないであろう．
- 生命を断つことの依頼は，医療の行為ではなく，個人の自由に依存する文化的なものである．それは透明で，反復され，自由でなければならない．それは書面による証言によって明確にされるが，その書面は代理人に託すこともでき，代理人は意識を失ったあるいは自分の意思を表明できない状態に陥った人に代わることができる．あるいはその他，明示的なあらゆる手段が使われる．介入する第三者はこの依頼を充足させるためにいかなる個人的あるいは利己的な関心も持ってはならない．
- 同意された死の幇助の依頼は，自由に，意識的に，明晰に，反復される形で表されなければならない．この依頼は取り消し可能であるが，それは個人の自由と人格の自律性を守るためである．

論議における上記の2つの見地は，重い価値を持ち，留意と尊重に値するものである．本委員会は，全体としてそのことを認め，強調する．しかし，両者は和解不可能のように思われ，対立したままでまさに何もできない状態になるように見える．あきらめて無為を受け入れ，前進を拒否せねばならないのであろうか．

このディレンマに直面して，本委員会は問題に別様に取り組むことを提案する．

4．連帯的参加(engagement solidaire)と安楽死の例外(exception)

　本委員会は，第三者に，ある生命を終わらせるよう要求できるという可能性を，場合によっては利用可能な権利と考えることを拒否する．故殺の禁止が持つ価値は依然として基本的なものであり，個人の生命の質を改善するためにあらゆることを動員するよう訴えることも同様である．さらに，社会の中に個人的な契約の追加しか見ないような物の見方はあまりに短絡的であり，とりわけ医療従事者がサービス業従事者とだけしか考えられないとした場合はそうである．⁽²⁵⁾

　しかし，原理の次元そして理屈に訴える議論の次元では受け入れ難いことも，**人間的な連帯と同情**はわがものとすることができる．何らかの**悲痛な状況**に直面して，どんなに治療しても希望は空しく，苦痛が耐え難い時，人が考慮せざるを得なくなる事実とは，人間存在が規則というものを超えており，単純な心遣いが**避けがたいことに全員で直面する**最後の手段として時に現れるという事実である．そして，このような見地は**連帯的参加**と称することができるだろう．

　実際，このような連帯が動員され得るのは，――たぶん稀ではあろうが――次のような場合である．すなわち，上記で示唆した3つの手続き（緩和ケア，命の終わりに寄り添うこと，治療への妄執の拒否）を決然と実行しても生命の終わりを耐えることのできるものとして与えることが不可能なことが明らかになる場合である．

　利用可能な手段を用いても苦痛を軽減することができないような場合を例として援用できるだろう．生命維持装置に完全かつ決定的に依存している人がその停止を求める，コミュニケーション能力が回復不可能なほどに奪われた人が自分の生命が引き延ばされるのを見たくないとしていた，食物摂取のできる新生児が極度の治癒不可能な神経学的後遺症を患っており，親はそのことを知らされていたような場合がそうである．

そのような悲痛な状況は同情と心遣いを求める．確かにこのような言葉は，パターナリスティックな仕方で，つまり憐れみや惻隠の情を喚起するものとして理解することもできる．しかし，尊敬の念と結び合わされ，正真正銘のパートナーシップを追求するという刻印を帯びるなら，同情と心遣いは人間性へ，心優しさへ，そして連帯へと人を向かわせる．
　それらは道徳的権利と権利の請求のリストに記載されるだけでなく，ある共通状況を分かち合うことにより正当化される先例のない打開の道を開くことになる．
　この**例外的な道**は「同意する」と「同意」という観念をめぐってその意味が明らかにされる．

　これらの用語によって開かれる意味論的な領野は，実際，連帯的参加を構造化する3つの決定的な要素を含んでいるが——この領野では，定義により，1つの共通の戦いに「取り込まれた」複数の人々が問題となっている——その構造化は固有できちんとしたある方向に向けられている．
　・「同意する」とは，明らかに自分の同意を「与える」か「与えた」ということである．それは自分の状態の評価に参加し，自分の意思を表明することができる，あるいはできた人々の場合，あるいはさらに，自分の終わりの時にはできないのだが，事前に書面で自分の意思を形式通りに記し，それを第三者に委ねた人々の場合である．この点に関しては，CCNEは自らの「インフォームドコンセントに関する報告」[26]を想起する．そこでは，「すべての人が自分のために〈代理人〉（〈受任者〉あるいは〈保証人〉），当人が自分自身で自分の選択を表明できる状態でなくなっているとき医師との交渉相手になる責任がある人を指定できる」，と提案している．
　既に援用した，食物摂取のできる新生児が極度の治癒不可能な神経学的後遺症を患っているような場合，親の承諾が同意の印として得られね

ばならないであろう．

　同意がなければ，安楽死をもたらすいかなる行為も企てられてはならないであろう．したがって，第三者がいない場合（たとえば住所不定の人々にとって），そのような行為はごく端的に承認し難いことが明らかである．

- 「同意する」とは，あることが起こることを「認める」，「承認する」こと，どう見ても件のことが避けられないように思われる時，それを妨げることに固執しないことである．終末期に，戦いの果て，近づいている死に直面して最も至当な行動手段とは，致命的な出来事を隠したり，避けたりせず，それに直面する，すなわちそれに同意するということに存するのではないか．
- 「同意する」とは，結局，「**ともに感ずる**」こと，その理想的な目標がコンセンサスのレベルにあるようなある過程に「**参加する**」ことである．あり得べき安楽死をもたらす行為の決定は，**単独の**，多かれ少なかれ**恣意的な行為**として表明されてはならないであろう．そうではなく共通の試行錯誤の結果得られたもの，「共―感覚的（con-sensuelle）」な熟慮の賜物であると同様，極限状況に直面して最小悪の解決の実施に同意した，ある**チーム**の，ある関係者集団の直中で可能な熟慮の賜物としてでなければならないのである．

　したがって，同意が突きつけるさまざまな要求に直面するということは，その状況下で，連帯することへと人を向かわせ，行為を許容する．その行為は，非人格的で，責任の所在を明確にしないような規則の盲目的な適用を意味しない．そうではなく，それは**最小限の悪**を伴ってもあえて行動するという，慎重に考慮，熟慮された決定なのである．

　さらに，ある社会にとって明確な形を持った規則と人々の生きる現実

の間に非常に重要な隔絶があるということは決して健全なことではない．連帯的参加は，事実上，現実のものであるが，多かれ少なかれ人目についておらず，不平等な仕方かつ「無政府状態」で実行されている．かくして2つのレベルで一種の倫理否認が慣習化している．すなわち，一方で偽善や隠蔽があり，他方でどの訴訟手続きや裁判管轄によるかに応じて不平等な結果が出ることである．

　しかし法律の次元では，非刑罰化へ向かってはならないであろう．刑法の告訴に関する条文は修正されてはならないであろう．条文の適用という責任を持つ裁判所は，自分たちの判決や裁定を下すのに必要な技術的手段が条文中に認められないならば，やむなく司法的な言い逃れをすることなく自分たちの決定を表現する手段を入手しなければならないであろう．

　刑事訴訟に従えば，解決策を得ることができるだろうが，その内容の子細を定義することはCCNEの管轄外である．せいぜいCCNEができることは，考察に役に立つような性質を持った一二の示唆を述べようとすることであろう．

　安楽死をもたらす行為は，司法機関の判断に委ねられるということが継続されねばならないであろう．しかし，その行為者によってそのような行為として示された場合，ある特別な審査が安楽死をもたらす行為には留保されねばならないだろう．ある種の**安楽死の例外**は，法によって予想され得るかもしれないが，生命が絶たれるに至ることがあり得る例外的な状況を，その実現の条件と同様，事実認定の対象とすることを許すかもしれない．この例外は，予審あるいは学際的な委員会による討議の開始時に審査の対象となるはずであろう．その委員会は，事実上そして法律上の有責性ではなく，当事者に行為を促した動機という視点から当事者の申し立ての中で何が最も根拠のあるものかを認定する責任を負う．また行為を促した動機としては，苦痛を縮減したいという配慮，患者によって正式に表明された依頼の尊重，避けがたいことへ直面しての

同情がある．もちろん裁判官が決定を主導し続けるであろう．

　他の解決策を試みることもできるだろうが，同じ結果へ到る傾向になるだろう．すなわち，上級裁判所も下級裁判所も，このような状況で法と人間存在の間の隔絶が実際に自分たちに提起してくるディレンマを逃れるための法律的な手段を使うのである．

　いずれにせよ，以下のような倫理的要求が考慮されねばならないであろう．
  ・問題になり得ると見なされるのは，そのようなものとして認められている限界状況あるいは極限の場合のみである．
  ・患者の自律性が形式的に尊重され，正式な（自由で，反復され，状況により口頭で表明されたり，あらかじめ書類によって表明された）嘆願によって明らかにされねばならないであろう．

　しかしながら，司法用語に翻訳するとどうなるにせよ，連帯的参加は，倫理的な手続きそれ自体として，明確な確実性はないにせよ，とにもかくにも，人間の全存在の本質的な限界の1つ，神秘の1つであり続けるものに対して全員で立ち向かう必然性があるということを明確にする．

　　　　　　生命の終わりと生命を終わらせるという困難で悲痛な問題に直面して，CCNEは，固有の意味での安楽死の問題は，医療技術が，その明らかな質の高さのみならずその限界によって強く特徴づけられる世界において，今日，死という事実が表現するより大きな文脈から分離することはできないと断言する．社会が直面していると気づく本当の挑戦とは，結局，各人が最もよく（あるいは悪い程度なら最低限で）自分の死を生きること，そして死を自分のものとすることができないことができる限りないようにすることに帰

着する．緩和ケアという方針，命の終わりに差しかかった人々に寄り添うこと，治療への妄執の拒否をしっかりと実行することがそこに導入されねばならない．そのように決定すれば，固有の意味での安楽死の依頼を稀で例外的な状況に限定することがもっとできるに違いない．とはいえ，首尾よく安楽死の問題はもはや提起されないということにはならないにしても．

　そういった場合の安楽死の問題に直面することで，個人の自由に関するものと同様，個人的であると同時に社会的な生活の尊重からくる諸要求に関する諸価値と諸原則が明確になる方向に向かう．これらの諸価値と諸原則は最大限の考慮に値する．しかし，実際は，それらは互いに対立し合っており，矛盾し合うことが明らかであり，かくして目が眩みかねないようなディレンマを発生させている．ところで，ディレンマそのものは倫理学の源泉である．倫理学が生まれ，生きるのは，反論を許さない確実性によるというよりは，さまざまな緊張と，繰り返し現れては人を悩ますという性格を持つ，人間の条件の基本的な側面を表現する諸問題に，これを限りとばかりに決着をつけるのを拒否することによってである．

　かくしてCCNEにとっては，参加と連帯に依拠する見地は，各自のまっとうな確信には道理があるということを示し，現実に行われている慣行を覆い隠す偽善と隠蔽のヴェールを取ることができるように思われる．連帯的参加というこの見地は，効力あるものとしての同意という現実の諸側面（人の同意の尊重，避けられないものから逃れることの拒否，議論と集団的な決定の必要性）によって活用されることにより，連帯性を作動させようとするが，しかしこ

の連帯性は最小悪を伴って行動することしか目指さないような行為が示す危険から身を離すことができないかもしれない．この連帯性は安楽死の例外の創設において司法的に翻訳され得るのかもしれない．

　死を与えるということは，状況や正当化がいかなるものであれ，ひとつの侵犯である．しかし，時に蘇生の停止，生命を終わらせることは，不可侵と考えられねばならないものへの侵犯というパラドックスを担うことに到るのである．

　具体的な状況で，生命を終わらせるという決定が，極限において，承認可能な行為に思えるとしても，その行為は倫理的に明晰な根拠があると誇ることはできない．そのような決定は平凡な実践ではあり得ないし，未来永劫そうなってはいけないのである．人の取り消し不可能な諸権利の尊重に根拠を持つそのような実践は，生命自身の直中に生命の終わりと，場合によってはそれを終わらせることをしっかりと記し，人間的な世界の外へは，与えられた実存の最後の瞬間をも出させないことを目指すべきなのである．

参考文献

［1］Abiven M.,Chardot C.,Fresco R.（2000），「安楽死．選択肢と論争」，パリ，Presses de la Renaissance.

［2］国立医学アカデミー，「終末期ケア」のための1999年5月18日会議，国立医学アカデミー会誌，1999年，183（5），p.917-949.

［3］アメリカ胸部医学会，「生命維持治療の差し控えと中止」アメリカ呼吸器疾患雑誌，1991年，144巻，3号，p.726-731.

［4］英国医師会（1999），「延命治療の差し控えと中止―意思決定のためのガイド」，ロンドン，BMJ Books.

[5] Chochinov H.C.他「終末期患者の生きる意志」, Lancet, 1999, 354巻, p.816-819.

[6] ケアの組織化と終末期の患者に寄り添うことに関する1986年8月26日付け本省通達.

[7] CCNE,「欧州議会, 環境・公衆衛生・消費者保護委員会により1991年4月25日に採択された, 死に逝く人々への援助に関する決議案に関する見解」第26号, 1991年6月24日, パリ.

[8] CCNE,「生殖に対する医学的補助の発達に関する見解」第42号, 1994年3月30日, パリ.

[9] CCNE,「治療や研究に身を委ねる人々への情報提供とインフォームドコンセントに関する報告と提案」第58号, 1998年9月14日, パリ.

[10] CCNE,「技術の発達, 健康と社会の模範:集団的な選択の倫理的次元」第57号, 1998年5月25日, パリ.

[11] CCNE,「高齢化に関する報告」第59号, 1998年10月8日, パリ.

[12] 教理聖省「安楽死に関する宣言」1980年, 第1790号.

[13] 欧州評議会, 欧州議会, 社会問題・健康・家族委員会, 1999年,「人権の保護と治癒不可能な患者と死に逝く者の尊厳」. 報告, 第8421文書, 15頁.

[14] D.Decisier, 経済社会評議会, 1999年,「生命の終わりに差しかかった人々に寄り添うこと」:経済社会評議会の見解. 社会問題部門を代表する報告者Donat Decisier氏によって提示された見解. パリ, CES, 87頁.

[15] H.Delbecque (1994),「緩和ケアと終末期の患者に寄り添うこと」, 健康と都市に関する活動報告, 厚生社会問題省, パリ:Documentation française.

[16] INSERM (国立衛生医学研究所), 1997年,「超未熟児, 検診とリスクの予防」, 専門家グループ報告, パリ, 国立衛生医学研究所版.

[17] 病院改革に関する1991年7月31日法律第98-748号, JO 02 08 1991.

[18] 緩和ケアへのアクセス権の保障を意図する1999年6月9日法律第99-

477号，JO 10 06 99: 8487.
[19] フランス医師会，1995年，「医の職業倫理規範」，Louis René による序論と註釈，Paul Ricoeurによる序文．
[20] フランス医師会，1996年，「医の職業倫理と緩和ケア」，パリ，フランス医師会，31頁．
[21] ピウス12世，「蘇生の宗教的，道徳的問題」，Ducumentation catholique，1957年，第1607集第1267号．
[22] 「無痛法の宗教的，道徳的問題」，Ducumentation catholique，1957年，第337－340集第1247号．
[23] フランス緩和ケア協会，看護コレージュ，1999年，看護師と緩和ケア，パリ，Masson.

意見聴取をした専門家：

M. Gilles BERNHEIM，ラビ

Dr Yvannick BLANLOEUIL，蘇生麻酔担当者

Dr Géry BOULARD，蘇生麻酔担当者，フランス麻酔学会会長

Dr Marilène FILBET，アリクス・ホスピス，リヨン市民ホスピス緩和ケア責任者，老人病担当課長

Professeur Bernard GLORION，医師会会長

Dr Jean-Marie GOMAS，パリ・聖ペリンヌ病院緩和ケアセンター責任者

M. Adelbert Josephus JITTA，オランダ地方検事

Professeur Yvon KENIS，がん専門家，ベルギー尊厳死の権利協会会長

Professeur Jean KERMAREC，呼吸器学者，Val-de-Grâce 教授資格者，緩和ケア普及協会副会長

Mme Elizabeth LAROCHE-LAMBERT，Limeil-Brévannes（パリ病院公共援護会）Emile Roux病院長

Pasteur Claude-Jean LENOIR

Mme Jeanne MARCHIG，スイスフランス語圏EXIT（この世をさる）尊

厳死の権利協会会長

Père Bernard MATRAY, Sèvresセンター医療倫理部門

Soeur NATHANAÀLLE, Reuilly社会奉仕婦人団員, Versailles, Claire Demeure精神病院緩和ケア班

Mme Béatrice PICCINI, 看護師

M. Hocine RAÏS, パリ第5大学イスラム法教授, パリ・モスク文化部長

Professeur Meinrad SCHÄR, スイスドイツ語圏EXIT（この世をさる）尊厳死の権利協会会長

M. Pierre SIMON, フランスグランドロッヂ名誉会頭

Dr Aycke O. A. SMOOK, オランダ腫瘍学外科医

補遺
安楽死：諸外国委員会の見解

　患者の依頼に応じてその生命に終わりをもたらす行為をある場合には認めることを目指した1991年の欧州議会の発議に際して感じた衝撃を思い出す．CCNEは既に非常に速やかに，1991年6月24日の見解第26号によってこの提案に反応していたが，この提案はまだ議決されていない．しかしこの時期からいくつかの委員会が，安楽死問題の持つ倫理的危険性について深い考察をしていた．本研究は，ベルギー，カナダ，デンマーク，ルクセンブルク，ポルトガルの諸委員会の内容をまとめ，主要な結論を紹介する[27]．カナダ上院を除くすべての報告は公式の倫理機関の尽力の成果である．ポルトガルの報告を除くすべての報告は安楽死に関する法制化の予想される修正に関する問題を提起している．

扱われているテーマ

ベルギー：自発的積極的安楽死．

カナダ：自殺幇助，緩和ケア，苦痛の軽減（生命を縮める危険を伴う治療，完全な鎮静）；延命治療の差し控えと中止；事前指示；自殺幇助；非自発的な安楽死（患者の意思を知らないで実行されたもの），自発的安楽死，

反自発的安楽死（患者の意思に反して実行されたもの）．

デンマーク：自発的積極的安楽死，ペインコントロール，生命の終わりにおける支援と看護，緩和ケア．

ルクセンブルク：緩和ケア，治療への妄執，自殺幇助，自発的安楽死（多数のケース），非自発的，反自発的安楽死，重度の奇形の新生児のケース．

ポルトガル：緩和ケア，治療への妄執，事前指示，自殺幇助，延命治療の差し控えと中止，自発的ならびに非自発的安楽死．

安楽死の定義

カナダ：苦痛を終らせるために他人の死を意図的に引き起こすことで成立する行為．

ベルギー：本人の依頼によりある人の生命を意図的に終らせる第三者によって実行された行為．

ルクセンブルク：患者，障害を持つ人，重度の奇形を持つ新生児の死を熟慮の上で引き起こす行為で，問題になっている人の明白な依頼によってか，明白な依頼なしにか，あるいは，その意思に反してすらなされる行為．安楽死の動機は，とくに患者や障害を持つ人の自律性の尊重から憐れみ，またいみじくも想起されるが，優生学的なものにまでその範囲がわたりうる．

デンマーク：耐え難い痛みを伴う生命を短縮するための医学的援助．

ポルトガル：誰かによって，とりわけ医学的決定に基づいて引き起こされる意図的な患者の死．「依頼」そして／あるいは「同情」という形でなされるにしろ．

絶対的なコンセンサス

　　ある種の行為や態度について**絶対的なコンセンサス**が存在する．とりわけ以下のこと．：緩和ケアの発達を促進する必要性（医療編成，緩和ケアユニットの設立，重い病気の患者を治療しているすべての医療部門において緩和ケアの方法を普及させることによる）そして生命を短縮する危険を冒してでもペインコントロールをする必要性．

－終末期ケアに**家族**が含まれること．

―医学的,倫理的視点から,**効果がなくなった治療を差し控えるか中止すること**の承認可能性,ただし条件として患者の快適さと安らぎを確保するためにあらゆる手段を動員すること(これを消極的安楽死と呼ぶ人々もいる).

1992年にデンマーク議会が消極的安楽死法を採決したということに留意すべきである.この法律の言葉に従えば,患者は治療,特にその患者の生命を人工的に維持することを目指す治療を拒否できる.そのような治療が無益であるならば,医師はそのような治療を実行することを差し控えねばならない.患者が非情にも死に行く過程にある(死が数日後あるいは数週間後に予想される)ならば,死を遅らせるだけでしかない治療を拒み,緩和ケアを施すことが認められる,たとえ緩和ケアが死を早めることになっても.この法律の精神は,1996年の治療への妄執に関する**ルクセンブルクの委員会報告**にも見られる.すなわち,「判断能力を持つ,成人で,情報を十分に与えられた患者は,自分の決定結果に関する慎重な熟慮をした上で,治療の開始あるいは継続を拒否する権利を有する」.ルクセンブルクの委員会は,しかしそのような条件が充足されていることを確証することを可能にするような手続きが設定されねばならないと強調している.

他の国々では,そのような決定は職業倫理の定めるところに従っている.しかしながら,そのようなやり方が不可能とはいわないが困難である,あるいはまだコンセンサスが得られていない「グレー」ゾーンが残っている.**カナダとルクセンブルク**の報告は,法的に無能力な患者,たとえば,意識を失った大人,子ども,新生児,医師が無益と考える治療を望む患者がいる場合の処し方に関する問題を提起している.

カナダの報告は,法律の特殊な条項でこのような行為の承認を確定することにどのような利益があり得るかという問題を提起している.「自由,自律……といった有力な諸価値があるために,生物医学の職業倫理領域と司法の領域は消極的安楽死と呼ばれるもの(延命治療の差し控えあるいは中止)は道徳的観点から合法的であり,それゆえ法律によって許されねば

ならないだろうということを認める方向にあった」．この報告は結論としてカナダ刑法の修正を提案している．

強力だが絶対的ではないコンセンサス

諸報告を比較すると，その他の態度や行為についても，**強力だが絶対的ではないコンセンサス**が明らかになる[29]．しばしば各々委員会内でも不一致が存在する．

——**自殺幇助**はポルトガルの委員会全員，カナダの委員会の大多数，ルクセンブルクの委員会の何人かによって非とされている．カナダの報告は，人々が承認し得るような代替策として可能な解決策を模索するよう要望を表明している．

——**自発的安楽死**は，ポルトガルの委員会（たとえ「依頼」そして／あるいは「同情」という形であれ，誰か，とくに医師によって引き起こされる患者の意図的な死を法律の力によって可能とすることを理論的に正当化するような，いかなる倫理的・社会的・司法的・職業倫理的な論証も存在しない），カナダの委員会の大多数，デンマークとルクセンブルクの委員会の過半数により非とされている．ベルギーの委員会はさまざまな意見が社会に存在することを認めてはいるが，数は挙げていない．

——諸委員会の多数意見は，**安楽死に関して法を改正することに反対している**．しかし，ベルギー，カナダ，そしてデンマークの報告中，少数ではあるが改正に賛成の者がいることが注記されている．

さまざまな立場

事前指示の持つ強制的な性格に関する問題で委員会による見解が異なる．どういう態度をとるかは各国において事前指示がどのような法的身分を既に与えられているかということに明らかに影響されている．カナダでは，州の立法当局の大多数がこの件に関する法律を採用するか立法しようとしている．上院の委員会はそのような法律が多大な利点を持つと考えている．ルクセンブルクの報告は「リビングウイルを考慮に入れること」に好意的である（終末期にある患者が自分の生命を短縮する危険を冒してでも苦痛

の面倒を見てくれるように依頼している場合にその患者によって文書が作成されている場合なお一層のこと）．同報告は，欧州評議会の生命倫理条約が，「考慮に入れられ」ねばならない「前もって表明された要望」に法的資格を課しているということを想起している．**ポルトガル**は，自分の意思を表明することができないような状況で，たとえ当該状況が自分の生命を深刻な危険にさらす時になっても，ある種の治療の適用を禁止するという指示を，正常で意識のある時にしておいた患者の状況について検討している．そのような場合，「医師は，患者の生命が救われる合理的な蓋然性があれば，原則として事前の指示に従う義務はない」．

諸委員会の審議方法

　最終報告から遡って，各機関の審議方法について結論を出すというのはたぶん危険である．しかし，採用された審議方法と各報告の結論との間の関係についていくつか所見を提出することができる．**カナダ上院の特別委員会**は，「来るべき何ヶ月，何年間にわたる広範な国民的議論のためのたたき台を準備しよう」と試みた．問題に対する人々の態度を総括できるようにするため，数多くの「証人」からの聴取を行い（北米の公聴会の原則によると関係するすべての人々が含まれ得る），議論を紹介する際にそれらの証言から非常に多くのものを取り込んでいる．この開かれた聞き取りに基づいて，委員会は結論として，法律の変更に反対する気持ちを大多数の人が持っていると断言している．反対に，**ポルトガルの委員会**は，適当な医療態度について考察するための規範的，職業倫理的な枠組みを提出することから始めている．同委員会は次に，さまざまな状況をはっきりと規定しそれについて保持するべき命題を導出する．それらの命題は反対命題を一挙に排するような断定的な様相で表現されている．**デンマークの委員会**は，安楽死に賛成の議論と反対の議論を紹介している．**ベルギーの委員会**はどうかというと，意見の中には「解消し難い多様性」があると認めているが，それぞれが社会において現実的にいかなる重要性を持つか明言していない．他方，法改正に関する4つの提案について議論し，集団的な諮

問をした後の，安楽死も含む生命の終末に関する最重要の医学的決定に対するア・プリオリな「手続き」の規則化をよしとする提案にわずかながら賛意を示している．ルクセンブルクの委員会は，その報告の序論において，安楽死についての議論の用語に多くの部分を割いている．同委員会は**カナダ**の報告で提案されている用語を補足し十全なものにしている．そしてカナダ同様，「安楽死についての議論の社会的背景」についての所見をその考察の中に含めている．同委員会は問題を3つの視角，すなわち，倫理的，職業倫理的，司法的の3つの視角から研究することを自らに課してる．そして安楽死に対する賛成と反対の議論を紹介してから，多くのケースとの関連でそれらを議論している．この委員会は，自分たちの議論を通じて各々の立場が近づいたことを強調し，同委員会が，「深い不一致がいくつかあるにせよ獲得された限定的なコンセンサス」と称するゆえんのものの内容を明らかにしている．

社会的な不一致の問題

諸委員会のこれらの報告は安楽死の問題をめぐって社会がどれほど多様な意見に分かれているか十分に証言している．このことは，明らかに各機関による論議以前のものであったが，各機関に対応を求めるものであった．社会倫理のレベルで，根本的な問題は，安楽死に関する様々な感じ方に関する錯綜した今日の表現を乗り越えることの可能性に関わっている．すなわち，諸倫理委員会固有の議論の過程からして最小限のコンセンサスに達することは可能であろうか．次の3つのアプローチを指摘することができる．

——対立する立場を承認することの拒否．ポルトガルの報告で再確認された統一的な立場は，個人や団体の義務がそこから派生する医師の使命と職業倫理への参照に基づいている．この古典的な立場に敵対する人たちの議論に対しては沈黙している．

——調停によって決することの拒否．ベルギーの報告は，「倫理的な志向と生死に関する考え方が相違するような議論においては，問題を調停によ

って決することはできない，いやそうしてはいけない，と考えている」．しかしながら同委員会は，自ら審議を経験してみて，いつの日か，断絶したり，画定されたりしてはいない諸立場を近づけることができるだろうと考えている．

——最小限のコンセンサスの探求．ルクセンブルクの報告は，自殺幇助と安楽死に対する反対を主張する議論と賛成を主張する議論を紹介し，そして予想されるいくつかのケース（自発的安楽死，意識がないが，リビングウイルを作成している患者，非自発的安楽死，新生児，反自発的安楽死）についてそれらを再吟味している．同委員会は委員会内部に深い対立がいくつかあるということを隠さないが，議論のおかげで，そういった対立があるにもかかわらず安楽死に関して限定的なコンセンサスに達したと記している．かくして同委員会の何人かのメンバーは，原則として安楽死を非とするが，（……）「にもかかわらず，限定されたコンテクストしかも非常に制限された状況では，自分たちが非とするある種の決定と行動が，その状況についての道徳的に真摯で尊敬に値する価値評価から生ずるということを認めるのに吝かではない，ということである．その結果，その人々は安楽死のある種の行為とそうでないものの間に道徳的に適切な区別を行い，自分たちが非とするようなある種の行動の当事者が道徳的に非難される必要は公明正大に見てないことを認めようとしているのである」．

グエン・テルノワール（Gwen TERRENOIRE）

注

（1）CCNEは「高齢化にかんする見解」[11]において長寿化増大のデータと問題点について紹介した．男性の平均余命は女性のそれよりわずかに短い．

（2）この語のギリシャ語源によれば，「よきbonne (eu)」「死mort (thanatos)」となる．

（3）フランス緩和ケア協会による定義，1996年．完全な引用は[23]参照．

（4）通達はGeneviève Laroque女史を長とする委員会の結論を周知させている．

（5）保健法L-711-4条は，保健施設が患者に対してその状態からして必要なら，予防，治療，緩和ケアを施し，入院や収容から始まるその継続に留意することを予想している．

（6）とくに1998年9月24日付け通達DGS／DH，第98－586号を参照．

（7）［18］を参照．

（8）Louis René,「医の職業倫理」の評釈［19］．

（9）「無痛法の宗教的，道徳的問題」，Ducumentation catholique, 1957年，第337－340集第1247号［22］．

（10）特に，「命の終わりに寄り添うこと」のための1999年5月18日会議における医学会のセッションにおける，精神的結合で結ばれた団体の代表者によりなされた様々な声明については［2］を参照．

（11）生命の終わりに差しかかった人々を担当し，荘厳な現象の出現に直面した場合に医療態度を変更させた諸要因の分析については，フランス医師会，1996年，「医の職業倫理と緩和ケア」，パリ，フランス医師会，31頁，［20］．

（12）悲痛な状態におかれた新生児に直面した場合にとるべき態度の問題は，倫理的レベルで，いくつか特殊なことを示しているが，それについてCCNEは本見解とは別の報告で扱うことになるだろう．

（13）この件に関しては，INSERM（国立衛生医学研究所），「超未熟児，検診とリスクの予防」，専門家グループ報告，INSERM編，1997年［16］およびCCNE，「生殖に対する医学的補助の発達に関する見解」第42号，1994年3月30日［8］を参照．

（14）この件に関しては，アメリカ胸部医学会の提案，「生命維持治療の差し控えと中止」，アメリカ呼吸器疾患雑誌，1991年，144巻，3号，p.726-731［3］を参照．

（15）詳細については以下が参照可能．英国医師会（1999），「延命治療の差

し控えと中止―意思決定のためのガイド」，ロンドン，BMJ Books, 10頁以下［4］．

(16) かくして，退院後，患者がそこで死ぬために戻りたいというなら，直ちにその患者の要約された医療情報が入手可能な医療従事者が受け入れるということが不可欠である．その患者にかかりつけの医師がいるなら，予めその医師は患者が退院したこと，どのようなケアを必要としているかを知らされていなければならない．そうでなければ，病院の医師が自ら患者が家庭へ戻る段取りをし，ケアのネットワークによる担当を編成しなければならない．さもないと，緊急時が発生するとすぐに，狼狽した家族は救急活動に助けを求めねばならないだろう．事情を全く知らない駆けつけた医師は不十分な対応状態でその患者を再入院させたり，緊急時の唯一の治療である蘇生を行う恐れがある．これが反自発的な治療への妄執という様態となる．同じ理由から緊急医療チームが恒常的に病院にある当該患者の医療情報，ならびに患者の事前の願望を出来る限り入手可能であるということが重要である．

(17) この件に関しては，CCNE，「技術の発達，健康と社会の模範:集団的な選択の倫理的次元」第57号，1998年5月25日［10］を参照．

(18) 様々な機関，委員会による定義と立場についてはG.Terrenoireその他により収集，紹介されているので補遺参照．

(19) ［9］を参照．

(20) こちらの問題は行政のレベルにあり，ケアの組織化，技術的発達の別な形態に関わることになるだろう．註［16］参照．

(21) 大部分の宗教が力強く，人間生命の崇高で聖なる価値をはっきり認めている．この問題に関する主要な諸宗教の立場について非常に見事な記述がAbiven M., Chardo C., Fresco R.によってなされている．「安楽死．選択肢と論争」，Presses de la Renaissanc, 2000年，85-108頁［1］．

(22) この件に関しては，Chochinov H.C.他「終末期患者の生きる意志」，Lancet, 1999, 354巻, p.816-819［5］を参照．

(23) この立場は，とくに尊厳死の権利協会（ADMD）によって支持されている．

(24) いくつかの民主主義国，とくにオランダとスイスは，既に安楽死を法制化している．スイスの場合，刑法第114条は請託による安楽死を非とするが，他方，第115条は，介入する第三者の個人的あるいは利己的な利益が少しも関わっていないならば，自殺幇助を認めている．（スイスの）連邦参事会（内閣）で現在討議中の法案によると治癒不可能な患者の依頼に応じた積極的安楽死が承認されることになるだろう．

(25) 「明確な同意に関する報告」［9］においてCCNEは強権的でパターナリスティックなケア（患者から自律性を奪うようなケア）の概念ともっぱら契約によるケアの概念を峻別するのは望ましくないとした．当時CCNEは，（依然として大部分たどられるべき）正しい道は，人々の自律性の尊重を要求することと社会生活に結びつく道徳命題を結合することでなければならないだろうと明言していた．

(26) ［9］の重要事項5参照．

(27) ここで年次に従って各報告を紹介すると以下の通り．生命科学のための国家倫理評議会（ポルトガル），「終末期に治療を受けた患者に対する医療の倫理的諸側面に関する見解」1995年，安楽死と自殺幇助に関するカナダ上院特別委員会，「生と死について—最終報告」1995年，デンマーク倫理諮問会議，「安楽死，公開の議論のための報告の要約」1996年，「安楽死の法制化の時期に関する生命倫理諮問委員会（ベルギー）の見解第1号」1997年，生命と健康に関する科学のための国家倫理諮問委員会（ルクセンブルク），「自殺幇助と安楽死見解1」，1998年．イタリア語の知識不足のため，イタリア国家生命倫理諮問委員会の報告，「人間生命の終わりに関わる生命倫理の問題（Questioni bioethiche rerative alla fine della vita umana）」1995年を研究対象に入れることができなかった．すべての報告はINSERM（国立衛生医学研究所）の倫理に関する文献センター（パリ，75007，サン・ドミニク街71）で照会可能である．

(28) このテーマは既にCCNE1996年1月の見解で深く考察した．
(29) 引用されていない国々はその委員会がこのテーマをまだ扱っていない国々である．

訳注

＊Cf.市原豊太訳『ラ・フォンテーヌ寓話』白水社，1997年，110頁（第5巻 9）

[片桐茂博・石川悦久・飯田亘之]

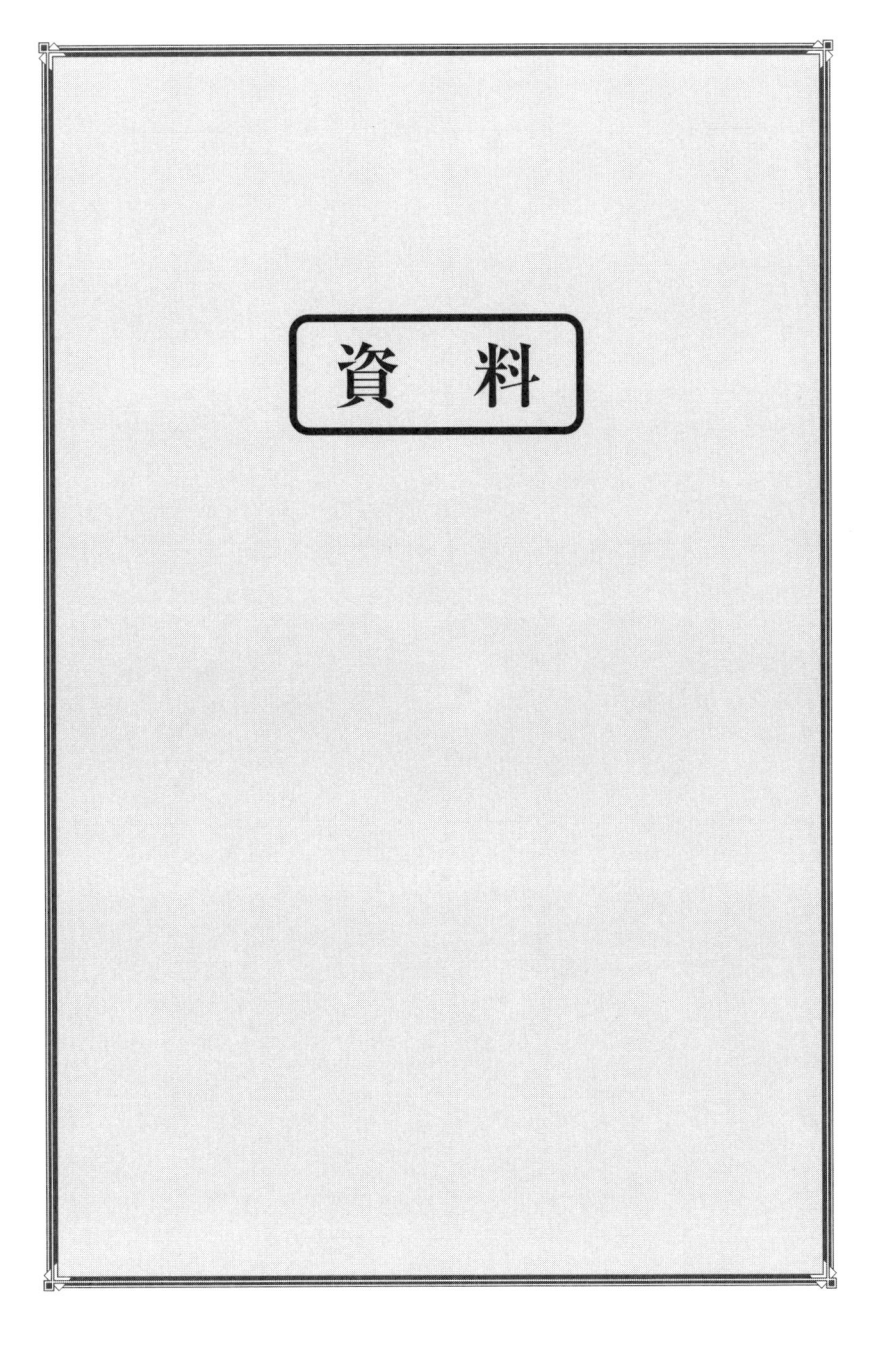

資料

終末期医療に関する判例

1．東海大学病院事件判決（横浜地方裁判所平成7年3月28日）
　［判例時報1530号28頁，判例タイムズ877号148頁］（一部要約）

（1）治療行為の中止の要件について
「治療行為の中止は，意味のない治療を打ち切って人間としての尊厳性を保って自然な死を迎えたいという，患者の自己決定を尊重すべきであるとの患者の自己決定権の理論と，そうした意味のない治療行為までを行うことはもはや義務ではないとの医師の治療義務の限界を根拠に，一定の要件の下に許容されると考えられるのである」．

　①「患者が治癒不可能な病気に冒され，回復の見込みがなく死が避けられない末期状態にあることが，まず必要である」．「治療の中止が患者の自己決定権に由来するとはいえ，その権利は死そのものを選ぶ権利，死ぬ権利を認めたものではなく，死の迎え方ないし死に至る過程についての選択権を認めたにすぎないと考えられ，また，治癒不可能な病気とはいえ治療義務の限界を安易に容認することはできず，早すぎる治療中止を認めることは，生命軽視の一般的風潮をもたらす危険があるので，生命を救助することが不可能で死が避けられず，単に延命を図るだけの措置でしかない状態になったときはじめて，そうした延命のための措置が，中止することが許されるか否かの検討の対象となる」．「死の回避不可能の状態に至ったか否かは，医学的にも判断に困難を伴うと考えられるので，複数の医師による反復した診断によるのが望ましい」．また，この状態は，当該対象行為の死期への影響の程度によって相対的に決してよい．

　②治療行為の中止を求める患者の意思表示が中止の時点で存在するこ

と．この「意思表示は，患者自身が自己の病状や治療内容，将来の予想される事態等について，十分な情報を得て正確に認識し，真摯な持続的な考慮に基づいて行われることが必要」であり，そのためには，病名告知やいわゆるインフォームド・コンセントが重要である．しかし，現実の医療現場においては治療行為中止の検討段階で患者の明確な意思表示が存在しないことがはるかに多く，一方では家族から中止を求められたり家族に意向を確認したりすることも少なくない．「こうした現実を踏まえ，今日国民の多くが意味のない治療行為の中止を容認していることや，将来国民の間にいわゆるリビング・ウィルによる意思表示が普及してゆくことを予想し，その有効性を確保することも必要であることなどを考慮すると，中止を検討する段階で患者の明確な意思表示が存在しないときには，患者の推定的意思によることを是認してよいと考える」．

　まず，事前の文書による意思表示（リビング・ウィル等）あるいは口頭による意思表示は，推定的意思確認の有力な証拠となる．「こうした事前の意思表示も，中止が検討される段階で改めて本人によって再表明されれば，それはその段階での意思表示となることはいうまでもないが，一方，中止についての意思表示は，自己の病状，治療内容，予後等についての十分な情報と正確な認識に基づいてなされる必要があるので，事前の意思表示が，中止が検討されている時点と余りにかけ離れた時点でなされたものであるとか，あるいはその内容が漠然としたものに過ぎないときには，……家族の意思表示により補って患者の推定的意思の認定を行う必要があろう」．

　つぎに，事前の意思表示が何ら存在しない場合，医療現場での現実や，国民の大多数が延命医療中止を容認しつつも具体的には事前の意思表示がある場合が圧倒的に少ないという現実間のギャップの存在，中止に際しては医師による医学的観点からの適正さの判断がなされ，家族の意思だけで全措置が中止されるわけではないこと，さらに，患者の過去の日常生活上の断片的言動からよりもむしろ家族の意思表示による方がはる

かに中止検討段階での患者の意思を推定できることなどを考慮すると，「家族の意思表示から患者の意思を推定することが許されると考える」．これを推定するには，「意思表示をする家族が，患者の性格，価値観，人生等について十分に知り，その意思を適確に推定しうる立場にあることが必要であり，さらに患者自身が意思表示をする場合と同様，患者の病状，治療内容，予後等について，十分な情報と正確な認識を持っていることが必要である．そして，患者の立場に立った上での真摯な考慮に基づいた意思表示でなければならない．また，家族の意思表示を判断する医師側においても，患者及び家族との接触や意思疎通に努めることによって，患者自身の病気や治療方針に関する考えや態度，患者と家族の関係の程度や親密さなどについて必要な情報を収集し，患者及び家族をよく認識し理解する立場にあることが必要である．このように，家族及び医師側の双方とも適確な立場にあり，かつ双方とも必要な情報を得て十分な理解をして，意思表示をし，あるいは判断するときはじめて，家族の意思表示から患者の意思を推定することが許されるのである．この患者の意思の推定においては，疑わしきは生命の維持を利益にとの考えを優先させ意思の推定に慎重さを欠くことがあってはならないといえる」．

　③「治療行為中止の対象となる措置は，薬物投与，化学療法，人工透析，人工呼吸器，輸血，栄養・水分補給など，疾病を治療するための治療措置及び対症療法である治療措置，さらには生命維持のための治療措置など，すべてが対象となってよいと考えられる．しかし，どのような措置を何時どの時点で中止するかは，死期の切迫の程度，当該措置の中止による死期への影響の程度等を考慮して，医学的にもはや無意味であるとの適正さを判断し，自然の死を迎えさせるという目的に沿って決定されるべきである」．

(2) 安楽死の要件について

①「患者に耐えがたい激しい肉体的苦痛が存在することが必要である」．この苦痛の存在は，「現に存在するかまたは生じることが確実に予想される場合も含まれる」が，「精神的苦痛はなお一層，その有無，程度の評価が一方的な主観的訴えに頼らざるを得ず，客観的な症状として現れる肉体的苦痛に比して，生命の短縮の可否を考える前提とするのは，自殺の容認へとつながり，生命の軽視の危険な坂道へと発展しかねないので，現段階では安楽死の対象からは除かれる」．

②「患者について死が避けられず，かつ死期が迫っていることが必要である」．死期の切迫性の程度は相対的なものであり，直ちに死を迎えさせる積極的安楽死については高度のものが要求されるが，間接的安楽死についてはそれよりも低いもので足りる．

③「患者の意思表示が必要である」．「その苦痛に耐えながら生命の存続を望むか，生命の短縮があっても苦痛からの解放を望むか，その選択を患者自身に委ねるべきであるという患者の自己決定権の理論が，安楽死を許容する一つの根拠であるから，安楽死のためには患者の意思表示が必要である」．

④方法として許される安楽死．（ⅰ）苦痛を長引かせないため延命治療を中止して死期を早める不作為の消極的安楽死は，治療行為中止の範疇に入る行為としてその許容性を考えれば足りる．（ⅱ）「間接的安楽死といわれる方法は，死期の迫った患者がなお激しい肉体的苦痛に苦しむとき，その苦痛の除去・緩和を目的とした行為を，副次的効果として生命を短縮する可能性があるにもかかわらず行うという場合であるが，こうした行為は，主目的が苦痛の除去・緩和にある医学的適正性をもった治療行為の範囲内の行為とみなし得ることと，たとえ生命の短縮の危険があったとしても苦痛の除去を選択するという患者の自己決定権を根拠に，許容されるものと考えられる」．この場合，「患者の意思表示は，明示のものはもとより，この間接的安楽死が客観的に医学的適正性をもっ

た治療行為の範囲内の行為と考えられることから，……患者の推定的意思（家族の意思表示から推定される意思も含む．）でも足りると解される」．

（ⅲ）「積極的安楽死といわれる方法は，苦痛から解放してやるためとはいえ，直接生命を絶つことを目的とする」．「末期医療の実際において医師が苦痛か死かの積極的安楽死の選択を迫られる場面に直面することがあるとしても，そうした場面は唐突に訪れるということはまずなく，……様々な手段を尽くしながらなお耐えがたい苦痛を除くことができずに，最終的な方法として積極的安楽死の選択を迫られることになるものと考えられる」．名古屋高判昭和37・12・22（高刑集15巻9号674頁）は，積極的安楽死許容要件の1つとして原則として医師の手によることを要求しているが，それは，肉体的苦痛の存在や死期の切迫性の認定が医師により確実に行われなければならないということ，さらに，医師により苦痛の除去・緩和のため容認される医療上の他の手段が尽くされ，他に代替手段がない事態に至っていることが必要であるということであり，この要件に代えられるべきである．そして，医師による末期患者に対する積極的安楽死は，「苦痛から免れるため他に代替手段がなく生命を犠牲にすることの選択も許されてよいという緊急避難の法理と，その選択を患者の自己決定に委ねるという自己決定権の理論を根拠に，認められる」．この場合の意思表示は，生命短縮に直結する選択であるだけに，それを行う時点での明示の意思表示が要求され，推定的意思では足りない．なお，名古屋高判は，もっぱら病者の死苦の緩和の目的でなされることと，その方法が倫理的にも妥当なものとして認容しうるものであることも要件として挙げているが，「末期医療において医師により積極的安楽死が行われる限りでは，もっぱら苦痛除去の目的で，外形的にも治療行為の形態で行われ，方法も，例えばより苦痛の少ないといった，目的に相応しい方法が選択されるのが当然であろうから，特に右の二つを要件として要求する必要はないと解される」．

「したがって，本件で起訴の対象となっているような医師による末期患者に対する致死行為が，積極的安楽死として許容されるための要件をまとめてみると，①患者が耐えがたい肉体的苦痛に苦しんでいること，②患者は死が避けられず，その死期が迫っていること，③患者の肉体的苦痛を除去・緩和するために方法を尽くし他に代替手段がないこと，④生命の短縮を承諾する患者の明示の意思表示があること，ということになる」．

2．川崎協同病院事件第1審判決（横浜地方裁判所平成17年3月25日）
[判例タイムズ1185号114頁]

末期医療における治療中止について

「このような事例，すなわち，末期医療において患者の死に直結し得る治療中止の許容性について検討してみると，このような治療中止は，患者の自己決定の尊重と医学的判断に基づく治療義務の限界を根拠として認められるものと考えられる．

生命が尊貴であり，生命への権利・生命の最大限の保護がその担い手の生存期間の長短，健康，老若，社会的な評価等において段階付けられることなく保障されなければならないことはいうまでもない．とりわけ，医療において，生命が最大限尊重され，その救助・保護・維持が可能な限り追求されるべきであることは論を待たない．しかしながら，既に指摘されているように，近時の高度な延命医療技術発展の結果，過去の医療水準であれば人間の自然な寿命が尽きたと思われる後も，種々の医療機器等の活用によって生物学的には延命が可能な場合が生じ，過剰医療との批判も生じてきている．そのような状況が，患者に，自己の生の終わりをどのような形にするか，自己の生き方の最後の選択として，死の迎え方，死に方を選ぶという余地を与えるとともに，医師の側には，実

行可能な医療行為のすべてを行うことが望ましいとは必ずしもいえないという問題を生ぜしめて来ているものと思われる．この前者が患者の終末期における自己決定の問題であり，後者が治療義務の限界の問題である．

　したがって，末期，とりわけその終末期における患者の自己決定の尊重は，自殺や死ぬ権利を認めるというものではなく，あくまでも人間の尊厳，幸福追求権の発露として，各人が人間存在としての自己の生き方，生き様を自分で決め，それを実行していくことを貫徹し，全うする結果，最後の生き方，すなわち死の迎え方を自分で決めることができるということのいわば反射的なものとして位置付けられるべきである．そうすると，その自己決定には，回復の見込みがなく死が目前に迫っていること，それを患者が正確に理解し判断能力を保持しているということが，その不可欠の前提となるというべきである．回復不能でその死期が切迫していることについては，医学的に行うべき治療や検査等を尽くし，他の医師の意見等も徴して確定的な診断がなされるべきであって，あくまでも『疑わしきは生命の利益に』という原則の下に慎重な判断が下されなければならない．また，そのような死の迎え方を決定するのは，いうまでもなく患者本人でなければならず，その自己決定の前提として十分な情報（病状，考えられる治療・対処法，死期の見通し等）が提供され，それについての十分な説明がなされていること，患者の任意かつ真意に基づいた意思の表明がなされていることが必要である．もっとも，末期医療における治療中止においては，その決定時に，病状の進行，容体の悪化等から，患者本人の任意な自己決定及びその意思の表明や真意の直接の確認ができない場合も少なくないと思われる．このような場合には，前記自己決定の趣旨にできるだけ沿い，これを尊重できるように，患者の真意を探求していくほかない．この点について，直接，本人からの確認ができない限り治療中止を認めないという考え方によれば解決の基準は明確になる．しかし，その結果は，そのまま，患者の意に反するかも

しれない治療が継続されるか，結局，医師の裁量に委ねられるという事態を招き，かえって患者の自己決定尊重とは背馳する結果すら招来しかねないと思われる．そこで，患者本人の自己決定の趣旨に，より沿う方向性を追求するため，その真意の探求を行う方が望ましいと思われる．その真意探求に当たっては，本人の事前の意思が記録化されているもの（リビング・ウイル等）や同居している家族等，患者の生き方・考え方等を良く知る者による患者の意思の推測等もその確認の有力な手がかりとなると思われる．そして，その探求にもかかわらず真意が不明であれば，『疑わしきは生命の利益に』医師は患者の生命保護を優先させ，医学的に最も適応した諸措置を継続すべきである．

　治療義務の限界については，前述のように，医師が可能な限りの適切な治療を尽くし医学的に有効な治療が限界に達している状況に至れば，患者が望んでいる場合であっても，それが医学的にみて有害あるいは意味がないと判断される治療については，医師においてその治療を続ける義務，あるいは，それを行う義務は法的にはないというべきであり，この場合にもその限度での治療の中止が許容されることになる（実際には，医師が，患者や家族の納得などのためそのような治療を続ける場合もあり得るがそれは法的義務ではないというべきである．）．なお，この際の医師の判断はあくまでも医学的な治療の有効性等に限られるべきである．医師があるべき死の迎え方を患者に助言することはもちろん許されるが，それはあくまでも参考意見に止めるべきであって，本人の死に方に関する価値判断を医師が患者に代わって行うことは，相当ではないといわざるを得ない．もちろん，患者が医師を全面的に信頼し全てを任せるということも自己決定の一つとしてあり得る．さらに，医師と患者・家族の揺るぎない信頼関係が確立され，死に方の問題も医師の判断・英知に委ねるのが最も良い解決法であるとの確信が一般化しているような状況があれば（それは終末医療の一つの理想ともいえよう．），医師の裁量に委ねることは望ましいこととともいえよう．しかし，残念ながら，そのよう

な状況にあるとはいえない現状であることは大方の異論のないところであろう」．

3．川崎協同病院事件第2審判決（東京高等裁判所平成19年2月28日）
［判例タイムズ1237号153頁］

「（ア）いわゆる尊厳死について，終末期の患者の生命を短縮させる治療中止行為（以下，単に「治療中止」という．）がいかなる要件の下で適法なものと解し得るかを巡って，現在さまざまな議論がなされている．治療中止を適法とする根拠としては，患者の自己決定権と医師の治療義務の限界が挙げられる．

（イ）まず，患者の自己決定権からのアプローチの場合，終末期において患者自身が治療方針を決定することは，憲法上保障された自己決定権といえるかという基本的な問題がある．通常の治療行為においては患者の自己決定権が最大限尊重されており，終末期においても患者の自己決定が配慮されなければならないとはいえるが，患者が一旦治療中止を決定したならば，医師といえども直ちにその決定に拘束されるとまでいえるのかというと疑問がある．また，権利性について実定法上説明ができたとしても，尊厳死を許容する法律（以下「尊厳死法」という．）がない状況で，治療中止を適法と認める場合には，どうしても刑法202条により自殺関与行為及び同意殺人行為が違法とされていることとの矛盾のない説明が必要となる．そこで，治療中止についての自己決定権は，死を選ぶ権利ではなく，治療を拒否する権利であり，医師は治療行為を中止するだけで，患者の死亡自体を認容しているわけではないという解釈が採られているが，それはやや形式論であって，実質的な答えにはなっていないように思われる．さらに，自己決定権説によれば，本件患者のように急に意識を失った者については，元々自己決定ができないこと

になるから，家族による自己決定の代行か家族の意見等による患者の意思推定かのいずれかによることになる．前者については，代行は認められないと解するのが普通であるし，代行ではなく，代諾にすぎないといっても，その実体にそう違いがあるとも思われない．そして，家族の意思を重視することは必要ではあるけれども，そこには終末期医療に伴う家族の経済的・精神的な負担等の回避という患者本人の気持ちには必ずしも沿わない思惑が入り込む危険性がつきまとう．なお，このような思惑の介入は，終末期医療の段階で一概に不当なものとして否定すべきであるというのではない．一定の要件の下で法律にこれを取り入れることは立法政策として十分あり得るところである．ここで言いたいのは，自己決定権という権利行使により治療中止を適法とするのであれば，そのような事情の介入は，患者による自己決定ではなく，家族による自己決定にほかならないことになってしまうから否定せざるを得ないということである．後者については，現実的な意思（現在の推定的意思）の確認といってもフィクションにならざるを得ない面がある．患者の生前の片言隻句を根拠にするのはおかしいともいえる．意識を失う前の日常生活上の発言等は，そのような状況に至っていない段階での気楽なものととる余地が十分にある．本件のように被告人である医師が患者の長い期間にわたる主治医であるような場合ですら，急に訪れた終末期状態において，果たして患者が本当に死を望んでいたかは不明というのが正直なところであろう．このように，自己決定権による解釈だけで，治療中止を適法とすることには限界があるというべきである．

　(ウ) 他方，治療義務の限界からのアプローチは，医師には無意味な治療や無価値な治療を行うべき義務がないというものであって，それなりに分かりやすい論理である．しかし，それが適用されるのは，かなり終末期の状態であり，医療の意味がないような限定的な場合であって，これを広く適用することには解釈上無理がある．しかも，どの段階を無意味な治療と見るのか問題がある．結果回避可能性のない段階，すなわ

ち，救命の可能性がない段階という時点を設定しても，救命の可能性というものが，常に少しはある．例えば，10％あるときは，どうなのか，それとも０％でなければならないのかという問題がつきまとう．例えば，脳死に近い不可逆的な状況ということになれば，その適用の余地はかなり限定され，尊厳死が問うている全般的局面を十分カバーしていないことになる．少しでも助かる可能性があれば，医師には治療を継続すべき義務があるのではないかという疑問も実は克服されていない．医師として十中八，九助からないと判断していても，最後まで最善を尽くすべきであるという考え方は，単なる職業倫理上の要請にすぎないといえるのかなお検討の余地がある．しかも，治療義務限界説によれば，治療中止を原則として不作為と解することが前提となる点でも，必ずしも終末期医療を十全に捉えているとはいい難い．本件でも，ミオブロックの投与行為は，明らかに作為というべきで，これもまた治療行為を中止する不作為に含めて評価するのは，作為か不作為かという刑法理論上の局面に限れば，無理があるといわざるを得ない．

（エ）こうしてみると，いずれのアプローチにも解釈上の限界があり，尊厳死の問題を抜本的に解決するには，尊厳死法の制定ないしこれに代わり得るガイドラインの策定が必要であろう．すなわち，尊厳死の問題は，より広い視野の下で，国民的な合意の形成を図るべき事柄であり，その成果を法律ないしこれに代わり得るガイドラインに結実させるべきなのである．そのためには，幅広い国民の意識や意見の聴取はもとより，終末期医療に関わる医師，看護師等の医療関係者の意見等の聴取もすこぶる重要である．世論形成に責任のあるマスコミの役割も大きい．これに対して，裁判所は，当該刑事事件の限られた記録の中でのみ検討を行わざるを得ない．むろん，尊厳死に関する一般的な文献や鑑定的な学術意見等を参照することはできるが，いくら頑張ってみてもそれ以上のことはできないのである．しかも，尊厳死を適法とする場合でも，単なる実体的な要件のみが必要なのではなく，必然的にその手続的な要件も欠

かせない．例えば，家族の同意が一要件になるとしても，同意書の要否やその様式等も当然に視野に入れなければならない．医師側の判断手続やその主体をどうするかも重要であろう．このように手続全般を構築しなければ，適切な尊厳死の実現は困難である．そういう意味でも法律ないしこれに代わり得るガイドラインの策定が肝要なのであり，この問題は，国を挙げて議論・検討すべきものであって，司法が抜本的な解決を図るような問題ではないのである．

（オ）他方，国家機関としての裁判所が当該治療中止が殺人に当たると認める以上は，その合理的な理由を示さなければならない．その場合でも，まず一般的な要件を定立して，具体的な事案をこれに当てはめて結論を示すのではなく，具体的な事案の解決に必要な範囲で要件を仮定して検討することも許されるというべきである．つまり，前記の二つのアプローチ，すなわち患者の自己決定権と治療義務の限界の双方の観点から，当該治療中止をいずれにおいても適法とすることができなければ，殺人罪の成立を認めざるを得ないことになる．ここで重要なのは，いずれのアプローチが適切・妥当かということを前提とするのではなく，単に仮定しているということである．いずれかのアプローチによれば，もちろん，双方によってでもよいが，適法とするにふさわしい事案に直面したときにはじめて，裁判所としてその要件の是非を判断すべきである．ことに本件については，以下に述べるように，いずれのアプローチによっても適法とはなし得ないと判断されるのである．そうすると，尊厳死の要件を仮に定立したとしても，それは，結局は，本件において結論を導き出すための不可欠の要件ではない傍論にすぎないのであって，傍論として示すのは却って不適切とさえいえよう」．

［甲斐克則］

厚生労働省「終末期医療の決定プロセスのあり方に関する検討会」「終末期医療の決定プロセスに関するガイドライン」(平成19年(2007年)5月)

1　終末期医療及びケアの在り方

①医師等の医療従事者から適切な情報の提供と説明がなされ，それに基づいて患者が医療従事者と話し合いを行い，患者本人による決定を基本としたうえで，終末期医療を進めることが最も重要な原則である．

②終末期医療における医療行為の開始・不開始，医療内容の変更，医療行為の中止等は，多専門職種の医療従事者から構成される医療・ケアチームによって，医学的妥当性と適切性を基に慎重に判断すべきである．

③医療・ケアチームにより可能な限り疼痛やその他の不快な症状を十分に緩和し，患者・家族の精神的・社会的な援助も含めた総合的な医療及びケアを行うことが必要である．

④生命を短縮させる意図をもつ積極的安楽死は，本ガイドラインでは対象としない．

2　終末期医療及びケアの方針の決定手続

終末期医療及びケアの方針決定は次によるものとする．

(1) 患者の意思の確認ができる場合

①専門的な医学的検討を踏まえたうえでインフォームド・コンセントに基づく患者の意思決定を基本とし，多専門職種の医療従事者から構成される医療・ケアチームとして行う．

②治療方針の決定に際し，患者と医療従事者とが十分な話し合いを行い，患者が意思決定を行い，その合意内容を文書にまとめておくものとする．

　　　　上記の場合は，時間の経過，病状の変化，医学的評価の変更に応じて，また患者の意思が変化するものであることに留意して，その都度説明し患者の意思の再確認を行うことが必要である．
　③このプロセスにおいて，患者が拒まない限り，決定内容を家族にも知らせることが望ましい．
（2）患者の意思の確認ができない場合
　患者の意思確認ができない場合には，次のような手順により，医療・ケアチームの中で慎重な判断を行う必要がある．
　①家族が患者の意思を推定できる場合には，その推定意思を尊重し，患者にとっての最善の治療方針をとることを基本とする．
　②家族が患者の意思を推定できない場合には，患者にとって何が最善であるかについて家族と十分に話し合い，患者にとっての最善の治療方針をとることを基本とする．
　③家族がいない場合及び家族が判断を医療・ケアチームに委ねる場合には，患者にとっての最善の治療方針をとることを基本とする．
（3）複数の専門家からなる委員会の設置
　上記（1）及び（2）の場合において，治療方針の決定に際し，
・医療・ケアチームの中で病態等により医療内容の決定が困難な場合
・患者と医療従事者との話し合いの中で，妥当で適切な医療内容についての合意が得られない場合
・家族の中で意見がまとまらない場合や，医療従事者との話し合いの中で，妥当で適切な医療内容についての合意が得られない場合
　　等については，複数の専門家からなる委員会を別途設置し，治療方針等についての検討及び助言を行うことが必要である．

「病者の権利および生命の末期に関する2005年4月22日の法律370号」による改正を経た，法典の関連する規定[1]

下線部が2005年法による改正，（　）内は2005年法の条文番号

公衆衛生法典（Code de la santé publique, CSP）

第1部　健康の一般的保護
第1編　健康に関する人の保護
第1章　病者および保健制度の利用者の権利
序　節　人の権利

L.1110-5条①すべての者は，本人の健康状態および必要とされる介入の緊急性に鑑み，最適なケアを受け，証明された医学的知見に照らし，その有効性が認められ最良の衛生的安全を保証する治療を受ける権利を有する．予防，診察またはケアの行為は，医学的知見の状況からして，期待される利益に比べ不均衡な危険を本人に冒させるものであってはならない．
②これらの行為は，不合理な固執によって続行されてはならない．これらの行為が無益，不均衡，または生命の人工的な維持という効果のみをもたらすに過ぎない場合には，これらの行為を停止または差し控えることができる．この場合に医師は，L.1110-10条に規定されるケアを与えつつ，死に逝く者の尊厳を守り，この者の生命の質を確保する．（1条）

注
（1）Loi n°2005-370 du 22 avril 2005 relative aux droits des malades et à la fin de vie: JO n° 95 du 23 avril 2005, p.7089; JORF du 23 avril 2005.

③1項の規定は，保健製品を供給するすべての者に課される安全配慮義務，およびこの法典の第1部第1編第2章の規定を遵守した上で適用される．

④すべての者は，苦痛緩和のためのケアを受ける権利を有する．この苦痛は，あらゆる状況において，予防され，評価され，考慮され，および治療されなければならない．

⑤保健専門家は，各人に死に至るまで尊厳ある生命を保証するために，利用できるすべての手段を用いる．<u>いかなる原因であれ，重篤かつ治療不可能な疾患が進行した，または末期の段階にある者の苦痛を和らげることができるのは，生命を短縮させる副作用をもちうる治療法の適用のみであると医師が確認した場合には，医師はそのことを，L.1111-2条4項の規定に違反することなく病者，L.1111-6条に規定される受託者（personne de confiance），家族，またはそれがいない場合には近親者の1人に知らせなくてはならない．遂行される手続は診療録（カルテ）に記載される．</u>（2条）

L.1110-10条　緩和ケアとは，施設または自宅において学際的なチームにより行われる積極的かつ継続的なケアをいう．これは，苦痛を緩和し，精神的苦しみを和らげ，病者の尊厳を守り，その周囲の者を支えることを目的とする．

第1節　保健制度の利用者に関する情報およびその者の意思表示
第1款　<u>一般原則</u>（10条Ⅱ）

L.1111-2条④第三者が伝染〔遺伝または感染―訳者注〕の危険に晒される場合を除き，診断または予後について知らないでいるという本人の意思は尊重されなければならない．

L.1111-4条　①すべての者は，保健専門家とともに，本人に提供された情報および勧奨を考慮に入れて，自らの健康に関する決定を行う．

②医師は，本人の選択の結果に関する情報を提供した上で，その者の意思を尊重しなければならない．すべての（3条）治療を拒否または中止するという意思により本人の生命が危険に晒される場合には，医師は必要なケアを受けるよう説得するためのあらゆる措置を講じなければならない．医師は医療チームの他のメンバーに相談することができる．あらゆる場合において病者は，合理的期間の後に決定を繰り返さなくてはならない．これは診療録（カルテ）に記載される．医師は，L.1110-10条に規定されるケアを与えつつ，死に逝く者の尊厳を守り，この者の生命の末期の質を確保する．（4条，2005年5月20日の修正により1つの項となる）

③いかなる医療行為も治療も，本人の自由かつ明白な同意なしに行われてはならず，この同意はいつでも撤回することができる．

④本人が意思を表明できなくなった場合には，いかなる介入も診察も，緊急または不可能な場合を除き，L.1111-6条に規定される受託者，または家族，またはそれがいない場合には近親者の1人の意見を参照することなく，行われてはならない．

⑤本人が意思を表明できなくなった場合には，その者の生命を危険に晒す可能性のある治療の制限または停止は，医師の職業倫理規範に規定される合議による手続を遵守することなく，かつL.1111-6条に規定される受託者，または家族，またはそれがいない場合には近親者の1人の意見を，場合によっては本人の事前の指示書を参照することなく，行われてはな

らない．治療の制限または停止に関する理由を付した決定は，診療録（カルテ）に記載される．（5条）
⑥未成年者または成年被後見人が意思を表明し決定に参加する能力を有する場合には，その者の同意は一貫して追求されなくてはならない．親権者または後見人による治療拒否が，未成年者または成年被後見人の健康に重大な結果をもたらす危険がある場合には，医師は必要なケアを施す．

L.1111-5条 ①民法典371-2条〔親の扶養教育義務—訳者注〕の例外として，未成年者の健康を保護するため治療または介入が必要となる際になされる医療上の決定について，本人の健康状態に関する秘密保持のため1人または複数の親権者に相談することをこの未成年者が明らかに拒否している場合には，医師は親権者の同意取得を免れることができる．但し，医師は最初に，この相談への未成年者の同意を得るよう努めなければならない．未成年者が拒否し続ける場合には，医師は治療または介入を行うことができる．この場合，未成年者は，自らの選んだ成年者に付き添ってもらう．

L.1111-6条 ①すべての成年者は，受託者を1人指名することができ，この者は親，近親者または主治医であり，本人が意思を表明することや，その目的のために必要な情報を受けることができなくなった場合に意見を求められる．この指名は書面により行われる．それはいつでも撤回することができる．病者が望む場合には，その意思決定を助けるために，受託者はその過程に付き添い，診察に立ち会う．
②保健施設へのすべての入院の際に，病者に対し，前項に規定される要件において受託者を指名するよう提言がなされる．

　　　　　この指名は，病者が他に指定しない限り，入院期間中有効となる．

L.1111-9条　国務院のデクレにより，この款（10条Ⅲ）の適用の要件が定められる．人の健康に関する情報へのアクセス方法，とりわけそのアクセスへの付添いは，保健当局により作成され保健担当大臣のアレテにより認可される，適正実務に関する勧告の対象となる．

第2款　生命の末期にある病者の意思表示（10条Ⅰ）

L.1111-10条①いかなる原因であれ，重篤かつ治療不可能な疾患が進行した，または末期の段階にある者が，あらゆる治療の制限または停止を決定する場合には，医師は，本人の選択の結果に関する情報を提供した上で，本人の意思を尊重する．病者の決定は診療録（カルテ）に記載される．
②医師は，L.1110-10条に規定されるケアを与えつつ，死に逝く者の尊厳を守り，この者の生命の末期の質を確保する．
（6条）

L.1111-11条①すべての成年者は，将来意思を表明できなくなる場合のために，事前の指示書（directives anticipées）を作成することができる．これらの事前の指示書は，治療の制限または停止の要件に関する生命の末期についての本人の願望を示す．これらはいつでも撤回することができる．
②本人が意識不明の状態になる前の3年未満にこれらの指示書が作成されたことを条件として，医師は，本人に関する診察，介入または治療の決定すべてについて，これらを考慮に入れる．

③国務院のデクレにより、事前の指示書の有効性、機密性および保管の要件が定められる。（7条）

L.1111-12条　いかなる原因であれ、重篤かつ治療不可能な疾患が進行した、または末期の段階にある者が、意思を表明できず、L.1111-6条の適用される受託者を指名していた場合には、受託者の意見は、緊急または不可能な場合を除き、医師による診察、介入または治療の決定において、事前の指示書以外のすべての他の非医療的な意見に優越する。（8条）

L.1111-13条①いかなる原因であれ、重篤かつ治療不可能な疾患が進行した、または末期の段階にある者が意思を表明できなくなった場合には、医師の職業倫理規範に規定される合議による手続を遵守し、L.1111-6条に規定される受託者、家族、またはそれがいない場合には近親者の1人の意見を、場合によっては本人による事前の指示書を参照した上で、医師は、無益、不均衡または本人の人工的な延命のみを目的とするに過ぎない治療の制限または停止を決定することができる。
②医師は、L.1110-10条に規定されるケアを与えつつ、死に逝く者の尊厳を守り、この者の生命の末期の質を確保する。（9条）

第6部　保健の施設および部局
第1編　保健施設
第1章　保健施設の活動の編成
第4節　入院に関する地域機関により締結される複数年契約

L.6114-2条 ①L.6114-1条に規定される契約は，施設，保健協力団体および許可権者の戦略方針を，保健組織の計画に基づき決定する．
②これらの契約は，緩和ケアが与えられる部局を確認し，それぞれについて，養成されるべき緩和ケアの指導者数，ならびに緩和ケア病床と認められなければならない病床数を規定する．(11条)

第4章　保健に関する公施設
第3節　理事会および長〔保健施設法制を簡易化する2005年5月2日のオルドナンス(2)1条Iにより「理事会，長および執行委員会」と改正される―訳者注〕

L.6143-2-2条（12条）
①医療計画には，「部局における緩和活動」という分冊が含まれる．これは，緩和ケアが与えられる施設の部局を確認する．これは，L.6114-1条およびL.6114-2条に定められる複数年契約に関する規定が適用されなければならない措置を明示する．
②この条文の適用方式は，デクレにより定められる．〔保健施設および公務員に関する諸規定を定める2005年9月1日のオルドナンス1112号(3)1条Ⅵにより廃止〕

（2）Ordonnance n° 2005-406 du 2 mai 2005 simplifiant le régime juridique des établissements de santé: JO n° 102 du 3 mai 2005, p.7626.
（3）Ordonnance n° 2005-1112 du 1er septembre 2005 portant diverses dispositions relatives aux établissements de santé et à certains personnels de la fonction publique hospitalière: JO n° 207 du 6 sept. 2005, p.14501.

社会施策・家族法典（Code de l'action sociale et des familles）

第3編　施設および部局により実施される社会および社会医療施策
第1章　許可に服する施設および部局
第1節　一般規定

第2款　利用者の権利

L.311-8条　社会的もしくは社会医療の各施設または部局において，目的，とりわけ調整，協力，ならびに活動および給付の質に関する評価，さらに構造および機能の様式について定める，施設または部局の計画が作成される．場合によって，この計画は，緩和ケアが与えられる社会的もしくは社会医療の施設または部局を確認し，L.313-12条に定められる複数年協定の規定が適用されなければならない措置を明示する．（13条Ⅰ．Ⅱ：この条文の適用方式は，デクレにより定められる．）この計画は，社会生活評議会への諮問後，または場合によっては他の協力形態の実施後，最長5年の間に作成される．

第3節　社会的もしくは社会医療の施設または部局の権利および義務

第3款　複数年の契約または協定——財政法律に関する2001年8月1日の組織法律692号の適用に関して——

L.313-12条Ⅰ　この法典のL.312-1条1項6号に規定される高齢者の宿泊を保証する施設，および公衆衛生法典L.6111-2条2号に規定される長期のケアを与え，デクレにより定められる値を上回る率で依存する高齢者を受け入れる保健施設は，2005年12月31日または建築・住宅法典L.633-1条に規定される施設について

は2006年12月31日までに〔網かけ部分は，2006年の社会保障財政に関する2005年12月19日の法律1579号(4)48条Ｉにより「遅くとも2007年12月31日までに」と改正される―訳者注〕国家疾病保険機構および県議会議長の代表者による意見を得た後に，省令により定められる負担目録を遵守する，県議会議長および国家管轄当局との複数年協定を締結した場合にのみ，L.232-2条に規定される自立喪失の要件を満たす高齢者を受け入れることができる．この複数年協定は，場合によっては，緩和ケアが与えられる部局を確認し，それぞれについて，養成されるべき緩和ケアの指導者数，ならびに緩和ケア病床と認められなければならない病床数を規定する．(14条)

　財政法律に関する2001年8月1日の組織法律692号(5)51条7号の適用により，本年度の財政に関する法案に添付される一般付属文書は，緩和ケアおよび自宅での付添いに関して，保健施設および社会医療施設において遂行される政策を2年ごとに提示する．(15条)

〔本田まり訳〕

（4）Loi n° 2005-1579 du 19 déc. 2005 de financement de la sécurité sociale pour 2006: JO n° 295 du 20 déc. 2005, p.19531.
（5）Loi organique n° 2001-692 du 1er août 2001 relative aux lois de finances: JO n° 177 du 2 août 2001, p.12480.

解説「病者の権利および生命の末期に関する2005年4月22日の法律」

フランス

はじめに

フランスにおいて制定された2つの法律では，"安楽死"および"尊厳死"という語が用いられず，名称の最初に「病者の権利」が置かれている．2002年には「病者の権利および保健制度の質に関する法律」(以下，2002年法）が，2005年には「病者の権利および生命の末期に関する法律」(以下，2005年法）が制定された．2002年法で病者の自己決定が尊重され，2005年法で特に末期状態について規定が設けられたかたちになる．本稿では，"尊厳死"法として扱われる2005年法を中心に紹介する．

I 立法の背景および目的

ナチス・ドイツによる安楽死計画への反省もあって，ヨーロッパでは"安楽死"がタブー視されている．意図的な殺害行為（故殺，刑法221-1

注

〔インターネット上のサイトはすべて，2008年4月1日時点のもの〕

（1）Loi n°2002-303 du 4 mars 2002 relative aux droits des malades et à la qualité du système de santé: JO n°54 du 5 mars 2002, p.4118.

（2）Loi n°2005-370 du 22 avril 2005 relative aux droits des malades et à la fin de vie: JO n°95 du 23 avril 2005, p.7089; Christian BYK, RID comp. 2006, pp.658-671. ビク氏の講演について，島岡まな訳「フランス法における安楽死」阪大法学56巻3号（2006年）349-368頁．

（3）邦語文献として，磯部哲「フランスの生命倫理への視点」高橋隆雄編『熊本大学生命倫理論集I　日本の生命倫理：回顧と展望』（九州大学出版会，2007年）329－354頁，とりわけ336－342頁．

232

条）および致死性の物質により生命に侵害を加える行為（毒殺，221-5条）は，30年の懲役に処せられる．危険な状態にある人に対する救助を意図的に差し控えた者は，5年の禁錮および75,000ユーロの罰金に処せられる（不救助罪，223-6条2項）．

国家倫理諮問委員会による「生命の末期，生命の停止，安楽死に関する答申」63号（2000年1月27日[4]）では，過剰医療を拒否するという枠組みの中で消極的安楽死が語られている．「尊厳をもって死ぬこと（mourir dans la dignité）」に関しては，苦痛を受け容れて生きることにも苦痛を避けて人間らしく死ぬことにも尊厳があり，尊厳という語は流行の定義し難いものであって，法的というよりも哲学的であるがゆえに無用な概念だとの指摘もある[5]．

15ヶ条からなる2005年法は，「不合理な固執（obstination déraisonnable）」（無駄な延命治療）を避けることを主な目的とする．それまでは「治療上の執拗さ（acharnement thérapeutique）」という語が用いられていたが，これは不明確であるとして変更された．キリスト教ローマ・カトリックは「治療上の執拗さ」を否定し，生命尊重は肉体的苦痛の緩和であるとする．また，積極的安楽死についても否定的な見解を示す．

2005年法は，刑法典に言及することなく公衆衛生法典を一部改正する．「これらの行為は不合理な固執によって続行されてはならない．これら

（4）http://www.ccne-ethique.fr/docs/fr/avis063.pdf 同意する（consentir）とは「共に感じる（sentir avec）」ことであり，共感（compassion）および連帯（solidarité）が重視される．この答申に至るまでの議論の流れは，稲葉実香「フランスにおける安楽死議論の歩み（1）（2）―『人間の尊厳』原理の憲法化の中で―」法学論叢152巻1号・3号（2002年）に詳しい．

（5）Jean PRADEL, D.2005, Chron. p.2109.

の行為が無益,不均衡,または生命の人工的な維持という効果のみをもたらすに過ぎない場合には,これらの行為を停止または差し控えることができる」(公衆衛生法典L.1110-5条2項) という規定は,医師の職業倫理規範 (code de déontologie médicale) から影響を受けている.この規範では,2004年の改正により「ケアの継続または着手がもはや病者に利益をもたらさず,生命の人工的な維持という結果になるに過ぎないことが示される場合には,緩和ケアのみに制限することができる」(37条) という規定が設けられていた.その後37条は2005年法に準じて改正され,医師会 (Conseil National de l'Ordre des medecins) の提案に基づき同様の規定が公衆衛生法典R.4127-37条に設けられている(7).

さらに間接的安楽死に関連するものとして,「重篤かつ治療不可能な疾患が進行した,または末期の段階にある者の苦痛を和らげることができるのは,生命を短縮させる副作用をもちうる治療法の適用のみであると医師が確認した場合には,医師はそのことを」病者または受託者 (personne de confiance)(8) 等に知らせなくてはならず,「遂行される手続は診療録 (カルテ) に記載される」(公衆衛生法典L.1110-5条5項).「二重の効果をもつ」治療は苦痛緩和のための処置であり,その目的は死ではないと論じられる.立法に際しては,「死なせる (faire mourir) のではなく,死ぬにまかせる (laisser mourir)」と繰り返されていた.

立法に拍車をかけたのが,アンベール事件である.当時19歳だったヴァンサン・アンベール (Vincent HUMBERT) は,2000年9月交通事

(6) レオネッティによる報告1929号で確認することができる.
http://www.assemblee-nationale.fr/12/rapports/r1929.asp

(7) Décret n°2006-120 du 6 févr. 2006, art.1: JO n°32 du 7 févr. 2006, p.1974.

(8) 直訳すると「信頼された者」「信頼できる者」となるが,「信任人」「預信者」等の訳語が挙げられる.

故に遭い,四肢麻痺,盲目および発声障害を伴うものの意識は明確で苦痛を感じていた.彼はシラク大統領に宛てて死ぬ権利を要求する書簡を送り,これは2003年9月に発刊されている[9].致死量のバルビツール剤を注入した母親は警察に連行され保護処分となったが,その後医師が呼吸器を外すことによってヴァンサンは死亡する[10].この事件にはフランス中が動揺し,翌10月には「生命の末期の付添いに関する情報調査団」が設立された[11].代議士かつ医師であるジャン・レオネッティ(Jean LEONETTI)が長を務めたこの調査団は,安楽死を認める立法を既に行っていたオランダおよびベルギーを訪問している.レオネッティにより翌2004年10月に提出された法案が,国民議会および元老院において全会一致で採択され,法律として公布される.

II 立法の内容

2005年法により,公衆衛生法典の第1節が2つの款に分けられた.第1款では本人の意思表示に関する一般原則が,第2款では末期状態にある病者の意思表示に関する規定が設けられている.

---

(9) ヴァンサン・アンベール著/山本知子訳『僕に死ぬ権利をください』(NHK出版,2004年).

(10) 2006年2月27日,母および医師に対して,検察官の請求に従った予審判事により免訴の決定が下されている.

(11) 調査団の活動については,藤野美都子「終末期:延命治療の拒否」ジュリ1299号(2005年)157頁が詳しい.「看取り」という訳も充てられる"accompagnement"という語は,終末期に限らず,未成年者が治療を受ける際に「成年者に付き添ってもらう(se fait accompagner)」という規定で用いられる(L.1111-5条).

1. 病者の意思

1804年の民法典起草者も念頭に置いていたように，フランス法においては個人の意思および自由が重視される．2002年法により，公衆衛生法典に「すべての者は，保健専門家とともに，本人に提供された情報および勧奨を考慮に入れて，自らの健康に関する決定を行う」（L.1111-4条1項）という規定が設けられた．この背景には，エホバの証人輸血拒否事件という国務院（行政の最高裁判所）の判例がある(12)．国務院は，本人の意思よりも医師の治療介入義務を優先させた．

さらに2005年法により，治療の拒否または中止に関して，単なる「治療」という文言が「すべての治療」（L.1111-4条2項）に改正された．これは人工的な栄養補給も拒否できることを示す．次いで，3つの手続的な措置が規定される．すなわち，「医師は医療チームの他のメンバーに相談することができる．あらゆる場合において病者は，合理的期間の後に決定を繰り返さなくてはならない．これは診療録（カルテ）に記載される」（同項）．

意識のない者に関しては，医師が合議による手続を遵守し（L.1111-13条），受託者，家族または近親者に相談した上で治療を制限または停止することとなる（L.1111-4条5項）．近親者等が情報提供や相談を受けるという臨床実務上の伝統的な解決には理論的根拠が欠けていたので，法律上近親者等の権利が認められたことは一つの進歩であったとされる．

2002年法により，「すべての成年者は，受託者を1人指名することができ，この者は親，近親者または主治医であり，本人が意思を表明することや，その目的のために必要な情報を受けることができなくなった場合に意見を求められる」（L.1111-6条）という規定が設けられた．書面によるこの指名は，いつでも撤回することができる．病者の希望に従い，

---

(12) CE, 26 oct. 2001, SENANAYAKÉ: D.2001, IR p.3253. CE, 16 août 2002: JCP G 2002, II 10184; D.2004, p.692.

その意思決定の過程に受託者は付き添い，診察に立ち会う．

2．末期状態にある病者の意思表示

死期が迫っている場合には，治療を制限または停止するという本人の選択の結果に関する情報を，医師は提供しなければならない（L.1111-10条）．時間的な制約が影響を及ぼし，一般的に必要となる3つの手続のうち，診療録（カルテ）への記載以外は要求されない．

2005年法上，リヴィング・ウィル（testament de la vie）という語は用いられていない．意識がないからといって死期が切迫しているとは限らないが，「意思を表明できなくなる場合のために，事前の指示書（directives anticipées）を作成することができる」（L.1111-11条1項）という規定は，末期状態に関する款に置かれている．事前の指示書は，意識不明の状態になる前の3年未満に作成されていることが要求される（L.1111-11条2項）．受託者の意見は，事前の指示書を除いた他のすべての非医療的な意見に優先する（L.1111-12条）．ただし，ここでも最終的な決定は医師が下す．

おわりに

2005年法により，病者と周囲の者の意思およびカルテへの記載に基づき，医師の行為は法的に正当化される．しかし，ヴァンサンの母が願っていた積極的安楽死は認められていない．立法後の動向としては，この法律は次に安楽死の権利を獲得するためのものだという主張と，この法律は十分なものであり，フランスは安楽死を許容することなく終末期について規定する独自の道を確立したという見解がある[13]．

2007年3月8日に，2,134人の医療者が署名した「安楽死を助けた」とする証言および安楽死の合法化を求める声明が，ヌーヴェル・オプセ

---

(13) PRADEL, préc. note (5), p.2113.

ルヴァトゥール誌に掲載された.末期がん患者に致死量の塩化カリウムを注入し,その死を助けたとされるローランス・トラモワ(Laurence TRAMOIS)医師およびシャンタル・シャネル(Chantal CHANEL)看護師に対し,ドルドーニュの重罪院は同月15日,医師に執行猶予付き禁錮1年(犯罪記録には記載されない)および看護師に無罪の評決を言い渡した.これは,ペリグーの寛大な評決(verdict clément à Périgueux)と言われる.

アンケート調査によると,87％のフランス人が,「治療不可能な疾患に侵された人が安楽死を求める可能性」に好意的な意見を示す.大統領選を控えていたニコラ・サルコジ(Nicolas SARKZOY)は安楽死に関する法律に反対するのに対し,セゴレーヌ・ロワイヤル(Ségolène ROYAL)は積極的安楽死の法制化に好意的であった.医師会は同月12日,すべての男女は平安のうちに死ぬ権利を有するが,いかなる場合にも医師は故意に死をもたらす権利を有するものではなく,法律による禁止に違反することは社会における大きな後退であるとする声明(Communiqués de presse)を発表している.パリのカトリック大司教アンドレ・ヴァントロワ(André VINGT-TROIS)およびユダヤ教の大祭司(ラビ)ダヴィド・メサ(David MESSAS)は4月2日,安楽死に関する共通の声明を公表した.これは「殺してはならない」という聖書の掟を貫くものであるが,一定の場合には「生命を短縮させる副作用をもちうる治療法を適用すること」の必要性が認められている.

2008年3月17日ディジョン大審裁判所は,シャンタル・セビール

(14) Nouvel Observateur du 8 mars 2007. 朝日新聞2007年3月9日.

(15) Le Monde du 17 mars 2007.

(16) Reuters du 16 et 26 mars 2007.

(17) http://www.conseil-national.medecin.fr/?url=presse/article.php&id=91

(18) Le Monde du 4 avril 2007.

(Chantal SÉBIRE）という，不治の腫瘍に罹患していた52歳の女性による積極的安楽死の請求を棄却した．同月19日夜セビールは自宅にて遺体で発見され，これにより生命の末期に関する討論が再燃することになる[19]．ディディエ・シカール（Didier SICARD）国家倫理諮問委員会・前委員長は，個人間の違いを無視して法律によりすべての問題を解決しようとするのは危険な試みだと述べ，安楽死に関する新たな法律に反対する[20]．これに対し，2005年法の起草者の中には「安楽死の適用除外（exception）に関する国家委員会」の創設を主張する者がいる[21]．

［本田まり］

---

(19) Le Monde du 19 mars 2008.
(20) Le Monde du 21 mars 2008.
(21) Nouvel Observateur du 20 mars 2008.

オーストラリアの医療における終末期の意思決定

ヘルガ・クーゼ，ピーター・シンガー，ピーター・ボーム，
マルコム・クラーク，モーリス・リカード
End-of-life decisions in Australian medical practice
Helga Kuhse, Peter Singer, Peter Baume, Malcolm Clark and Maurice Rickard
Med J Aust 1997; 166: 191-6.

　本稿は，H・クーゼらによる論文「オーストラリアの医療における終末期の意思決定」の部分翻訳である．論文の構成は，途中，図表（1～5）を示しながら，「概要」，「序章」，「方法」，「結果」，「考察」，「参考文献表」と続く．本稿では，論文中の「概要」，「図表」，「考察」のみをMJAおよび著者の承諾を得て訳出し，論文の前半部にあたる，調査の方法やその結果については必要最低限の情報のみを掲載した．そして，各章を論文に従い順に掲載した．
　本論文全体は，その位置づけの紹介などを含めたコメント付きで6年前にすでに要約されている．（『生命・環境・科学技術倫理研究Ⅳ－1』，千葉大学，2001年，pp.148-154.）.

Kuhse H et al., End-of-life decisions in Australian medical practice, MJA 1997;166: 191-6.
© Copyright 1997. The Medical Journal of Australia - reproduced with permission.

概要

目的
オーストラリアにおける終末期の医療上の意思決定の割合を推定し，それらの決定の特性を記述し，安楽死が隠すことなく（openly）行われているオランダのデータと比較すること．

調査計画
郵便による調査：自己記入式の質問紙を使用．質問紙は，1995年にオランダで行われた終末期の医療上の意思決定の実態を調査した際に使用したものを基に作成．

調査参加者
無作為標本：オーストラリアの各州および準州の現役医療従事者のうち，死が急性のものではない患者の主治医になる機会があり，それゆえ，終末期の医療上の意思決定をする機会がある諸専門領域の医師の中からとられた．

主要な結果の測定
オーストラリアにおいて終末期の医療上の意思決定とかかわりがある死亡の割合：標本となった医師たちの質問紙への回答を基に比率を推定した．回答率は64％であった．

結果
オーストラリアの全死亡例のうち，終末期の医療上の意思決定とかかわりがあった死亡の割合は，以下の通りである．安楽死1.8％（うち医師による自殺幇助は0.1％），患者の明白な依頼が伴うことなしに生命を終わらせること3.5％，延命可能な治療の差し控えあるいは中止28.6％，

生命短縮の効果をもたらすのに十分な量のオピオイドの服用による苦痛の軽減30.9％．オーストラリアの全死亡例の30％で，患者の生命を終わらせるという明確な意図を伴った終末期の医療上の意思決定が為されており，そのうちの4％が，患者からの直接的な依頼に応えて為されていた．全般的に見ると，オーストラリアにおいては，患者の依頼なしに意図的に生命を終わらせる事例の比率が，オランダと比べて高い．

結論
オーストラリアの法律は，医師たちが安楽死を実施することや，患者の依頼なしに患者の死期を早めることを明確に意図した終末期の医療上の意思決定をすることを防いではいない．

序章
「序章」では，終末期の医療上の意思決定についてのオランダにおける1990年と1995年の調査が言及された後，論文の目的が示されている（「概要」における「目的」の項を参照のこと）．オーストラリアとオランダとは人口規模，年間死亡率が近似しているため，比較することが可能である．そして，その比較によって次のことが明らかになると記されている．安楽死が隠すことなく行われている国では，患者からの明白な依頼なしに行われる終末期の医療上の意思決定の比率が，そうでない国と比べて高いかどうか．

方法
この項では，実際の調査の詳細や使用された統計学的手法の詳細が示されている．

質問紙
オランダの1995年の調査でファン・デル・マースら（van der Mass

et al.）が用いた質問紙の英語バージョンが使用された．

安楽死などの定義については**表**1に示されている．質問紙で調査されたのは，以下の項目である．「死に先立つ医療行為」・「医師の意図」・「患者からの明白な依頼の有無」・「死期を早めることへの表出された願望の有無」・「患者等との話し合いの有無」・「患者が依頼した際あるいは話し合いに参加した時，判断能力があったか否か」・「短縮された生存の時間の推定量」

表1　終末期の医療上の意思決定の定義

安楽死：
患者からの依頼による，患者の生命を終わらせるという明確な意図を伴った薬物の投与

医師による自殺幇助：
患者が自らの生命を終わらせる手段を与えるという明確な意図を伴った薬物の処方や供与

患者の明白な依頼なしに生命を終わらせること：
患者による明白な依頼が伴うことなしに患者の生命を終わらせるという明確な意図を伴った薬物の投与

オピオイドによる苦痛や症状の軽減：
生命短縮の効果をもたらすのに十分な量の投与

治療をしないという決定：
延命可能な治療の差し控えあるいは中止

医療従事者の標本

27000人のオーストラリア人医師から3000人を無作為抽出した．回答があったのは1918人（64％）からであり，そのうち，医療上の決定をす

る機会のあった1112人の医師に限定した（過去12カ月以内に患者の死亡に立ち会っていない者などが除かれた）．1112人のうち800人の医師は，生命を短縮することを意図して決定をしたか，あるいは，生命の短縮を予見しつつ決定を下していた．

表2　医師たちが終末期の医療上の意思決定をする可能性のある，オーストラリアにおける専門領域☆

グループA
救急医学・集中治療・新生児学・腫瘍学・緩和ケア・腎臓医学・心臓胸部外科

グループB
心臓病学・臨床血液学・老年医学・家庭医・免疫学・感染症・放射線腫瘍学・呼吸学・腹部外科・脳神経外科・血管外科・婦人科腫瘍学・耳鼻咽喉科学

グループC
乳房外科・内分泌学・胃腸病学・一般診療・一般外科・神経病学・泌尿器外科学

☆参加した医師たちには，自分の専門領域を含むグループを指定するよう依頼した．
　専門領域は，Australasian Medical Masterfile Database から抽出した．

統計的分析

詳細は原文を参照されたい．

結果

　この項では，質問紙への回答の詳細や，それを基に推定されたオーストラリア全体の比率の詳細が，示されている．ここでは，図表などに記されていることは省略し，図表を補う数値を中心に要約した．

表3 800人のオーストラリア人医師により報告された終末期の医療上の意思決定

各医師により報告された死亡の特性	安楽死(医師による自殺幇助を含む☆)(n=26人)	患者の明白な依頼なしに生命を終わらせること(n=51人)
決定に関する事前の話し合い		
患者による明白な依頼あり	26(100%)	—
明白な依頼はないが,願望の表出あり	—	11(22%)
明白な依頼,願望の表出ともにないが,話し合いあり	—	22(43%)
明白な依頼,願望の表出,話し合い,すべてなし	—	16(31%)
不明	—	2(4%)
患者の判断能力		
(患者との)話し合いか依頼があり,患者に判断能力あり	25(96%)	18(35%)(話し合いあり)
(患者との)話し合いか依頼があり,患者に判断能力なし	1(4%)	4(8%)(話し合いあり)
(患者との)話し合いも依頼もなく,患者に判断能力あり	—	3(6%)
(患者との)話し合いも依頼もなく患者に判断能力なし	—	24(47%)
不明	—	2(4%)
決定について患者との話し合いをしない理由		
患者が未成年	—	1(2%)
患者にとって明らかに最善である,あるいは,話し合いが役に立つというよりは害になったであろう	—	11(21%)
患者に意識なし	—	5(10%)
患者が痴呆,知的障害ないし精神医学的疾患	—	3(7%)
その他	—	1(2%)
不明(回答なし)	—	30(58%)
決定についての患者以外との話し合い†		
同僚	7(27%)	14(27%)
看護者	11(42%)	27(53%)
親族他	23(88%)	28(53%)
なし	3(12%)	8(16%)
短縮された生存の時間		
短縮時間なし	0	2(4%)
24時間以内	5(19%)	12(23%)
1日〜1週間	8(31%)	26(51%)
1週間〜4週間	8(31%)	10(20%)
1カ月〜6カ月	5(19%)	1(2%)
6カ月以上	0	0
不明	0	0

各医師により報告された死亡の特性	治療しない決定（n＝289人）		オピオイドの大量投与による苦痛の軽減(n＝434人)	
	死亡促進意図なし	明確な死亡促進意図	死亡促進意図なし	死亡促進意図あり
決定に関する事前の話し合い				
患者による明白な依頼あり	2(<1%)	37(13%)	16(4%)	11(3%)
明白な依頼はないが,願望の表出あり	7(3%)	38(13%)	26(6%)	22(5%)
明白な依頼,願望の表出ともにないが,話し合いあり	10(3%)	56(19%)	57(13%)	25(6%)
明白な依頼,願望の表出,話し合い,すべてなし	36(13%)	41(14%)	149(34%)	41(9%)
不明	0	62(21%)	87(20%)	0
患者の判断能力				
（患者との）話し合いか依頼があり,患者に判断能力あり	11(4%)	80(27%)	63(15%)	32(7%)
（患者との）話し合いか依頼があり,患者に判断能力なし	1(<1%)	13(4%)	9(2%)	4(1%)
（患者との）話し合いも依頼もなく,患者に判断能力あり	5(2%)	5(2%)	59(14%)	10(2%)
（患者との）話し合いも依頼もなく患者に判断能力なし	38(13%)	127(44%)	114(26%)	49(11%)
不明	0	9(3%)	90(21%)	4(1%)
決定について患者との話し合いをしない理由				
患者が未成年	1(<1%)	2(<1%)	4(1%)	0
患者にとって明らかに最善である,あるいは,話し合いが役に立つというよりは害になったであろう	8(3%)	29(10%)	53(12%)	20(5%)
患者に意識なし	19(6%)	55(19%)	46(11%)	11(2%)
患者が痴呆,知的障害ないし精神医学的疾患	10(3%)	28(10%)	26(6%)	11(2%)
その他	4(2%)	11(4%)	25(6%)	6(1%)
不明（回答なし）	13(4%)	109(38%)	181(42%)	51(12%)
決定についての患者以外との話し合い†				
同僚	21(7%)	108(37%)	46(11%)	30(7%)
看護者	10(3%)	107(37%)	56(13%)	42(10%)
親族他	22(8%)	164(57%)	90(21%)	48(11%)
なし	19(7%)	23(8%)	121(28%)	20(5%)
短縮された生存の時間				
短縮時間なし	28(10%)	21(7%)	142(33%)	22(5%)
24時間以内	9(3%)	36(12%)	36(8%)	24(5%)
1日〜1週間	10(3%)	115(40%)	56(13%)	41(9%)
1週間〜4週間	7(2%)	30(10%)	8(2%)	7(2%)
1カ月〜6カ月	0	24(8%)	5(1%)	0
6カ月以上	1(<1%)	2(<1%)	0	0
不明	0	6(2%)	88(20%)	5(2%)

表3の注
☆ 安楽死を報告した26人の医師のうち，4人の医師（15.4%）が医師による自殺の幇助を報告している．
† 複数回答可．そのためパーセンテージの合計は100を上回る．
各列におけるnの合計は，その列に記載されている種類の死亡を報告した医師の数である．カッコ内のパーセンテージは，nについてのパーセンテージである．
注（Note）：パーセンテージは調査に対する医師の回答を参照しているため，オーストラリアの死亡数の合計なりパーセンテージなりを直接的に算出するものではない．比率の推定が必要とされる．

調査回答率

質問紙の回答数は1918（64%）である．年齢については回答率に有意な差があり，35歳以下が74.9%，56〜65歳が50.5%であった．また，専門領域のグループ間にも回答率に有意な差があり，グループA，グループBからの回答率が高く，グループCからの回答率は低かった．

終末期の医療上の意思決定：医療従事者の標本

終末期の医療上の意思決定をした800人の医師が報告した死亡の特性は表3に示されている．性別，居住地域，専門領域については，決定を下した800人の医師と，決定を下していない312人の医師の間に有意な差は見られなかった．しかし，年齢分布にはわずかに有意な差があり，決定を下さなかった医師には，56〜65歳の医師が多かった．

800人の医師が報告した医療上の決定は以下の通りである．あわせて表3を参照されたい．

　安楽死：26人（3.2%）
　　患者の明白な依頼なしに患者の生命を終わらせること：51人
（6.4%）
　　治療をしないという決定：289人（36.1%）

　　　　死期を早めるという意図はなかった：55人（289人のうち19%）
　　　　死期を早めるという意図があった：234人（289人のうち81%）
　　オピオイドの多量投与による苦痛の軽減：434人（54.3%）
　　　　死期を早めるという意図はなかった：335人
　　　　　　　　　　　　　　　　　　　　　　　　　　　（434人のうち77.2%）
　　　　死期を早めるという意図が部分的にあった：99人
　　　　　　　　　　　　　　　　　　　　　　　　　　　（434人のうち22.8%）

終末期の医療上の意思決定：オーストラリア全体での死亡の割合
　オーストラリアにおいて終末期の医療上の意思決定と関わりのあった死亡の割合が，**表4**に示されている．それによれば，オーストラリアにおける全死亡例のうち，死期を早めること／延命をしないことを，部分的であれ明確にであれ意図して為された医療上の決定は，36.5%（±3.5%）である．また，そのうちの半数近く（17.8%（±2.9%））では，患者からの明白な依頼はなく，何らの話し合いもなく，しかも，医師は患者が死期を早めるという願望を表出していたと信じてもいなかった．

安楽死と医師による自殺幇助
　〔省略〕

患者からの明白な依頼なしに生命を終わらせること
　「患者からの明白な依頼なしに生命を終わらせる」という事例は，全死亡例の3.5%（±0.8%）にあたる．（**表4**を参照）．このうち，38%では死期を早めるという明白な依頼はなかったものの患者と話し合いがされた．しかし，事実上，残りの全てに関して医師は患者に判断能力があるとは考えていなかった．
　全死亡例の0.7%については，患者に意識がないこと，または，痴呆ないし知的障害を理由に，主治医たちは，患者と話し合いをしなかった．

全死亡例の0.5％において主治医たちが感じていたことは，死期を早める行為は「明らかに患者にとって最善のもの」ないし「話し合いは役に立つというより害になったであろう」ということであった．

表4 オーストラリアにおける終末期の医療上の意思決定についての，推定された割合

終末期の意思決定	オーストラリアの全死亡例に対する割合(%)
安楽死 （このうち0.1％〔0.02％〜0.18％〕は，医師による自殺幇助）	1.8％(1.2％-2.4％)
患者の明白な依頼なしに生命を終わらせること	3.5％(2.7％-4.3％)
治療をしないという決定	28.6％(25.7％-31.5％)
決定により死期を早めるという意図なし	3.9％
決定により死期を早めるという明確な意図あり	24.7％
死期を早めるに十分な量のオピオイドの投与による苦痛や症状の軽減	30.9％(28％-33.8％)
決定により死期を早めるという意図なし	24.4％
決定により死期を早めるという部分的な意図あり	6.5％
合計	64.8％(61.9％-67.9％)

パーセンテージはオーストラリアにおける全死亡例（1994年7月〜1995年6月，125771人）に基づいて比率の推定により算出された．カッコ内のパーセンテージは，95％の信頼区間である．

治療をしないという決定

延命をしない，あるいは，死期を早めるという明確な意図を伴った治療をしないという決定は，全死亡例の24.7％（±3.1％）に当たる．（表4を参照）．

以下は，その内訳である．

　明白な依頼あり：2.2％

　患者による願望の表出があったと医師は信じていたが，話し合いはない：3.2％

　明白な依頼，話し合い，願望の表出，すべてなし：14.3％

　（全死亡例の14.1％では，医師は患者に判断能力がないと考えていた．また，全死亡例の0.16％では，患者にその能力があると考えて

いたものの，話し合いをしなかった.)
不明：5％

　患者に意識がなかったことを理由に，治療の差し控えないし中止によって死期が早まる可能性について，主治医たちが患者と話し合いをしなかった事例は，全死亡例の10.5％にあたり，痴呆や知的障害が理由として挙げられたのは，全死亡例の2.6％である．全死亡例の1.6％において主治医たちが感じていたことは，治療をしないという決定は，「明らかに患者にとって最善のもの」ないし「話し合いは役に立つというより害になったであろう」ということであった．

オピオイドによる苦痛や症状の軽減（alleviation of pain and／or symptoms）
　オピオイドなどの処方を，苦痛や症状の軽減だけでなく，死期を早めるという意図をもって決定していた事例は，全死亡例の6.5％（±1.1％）にあたる（**表4**を参照）．そのうち，患者からの明白な依頼があったのは，全死亡例の0.9％であり，患者との話し合いがあり（明白な依頼ではないものの）患者が死期を早める願望を表出したと医師が信じていたのは，全死亡例の3.2％である．残りの（全死亡例の）2.4％では，明白な依頼も，話し合いもなく，医師は患者が願望を表出したと信じてもいなかった．

短縮された生存の時間
　死期を早めるという明確な意図を伴った治療をやめるという決定とかかわりのある死亡（全死亡例の24.7％《±3.1》）のうち，1週間以上死期が早められたと推定されたのは，全死亡例の3.6％であった．死期を早めることを明確に意図した，薬物の処方，供与，投与による死亡は，全死亡例の5.3％にあたる（「安楽死1.8％」と「患者からの明白な依頼なしに生命を終わらせること（3.5％）」の合計，**表5**を参照）．そのうち，

1週間以上死期が早められたと推定されたのは,全死亡例の1.1%であった.

表5 終末期の医療上の意思決定についての,オーストラリアとオランダとの比較☆

終末期の意思決定	オーストラリア	オランダ†	
	1995-1996	1990	1995
安楽死	1.8%(1.2%-2.4%)	1.7%(1.4%-2.1%)	2.4%(2.1%-2.6%)
医師による自殺幇助	0.1%(0.02%-0.18%)	0.2%(0.1%-0.3%)	0.2%(0.1%-0.3%)
患者の明白な依頼なしに生命を終わらせること	3.5%(2.7%-4.3%)	0.8%(0.6%-1.1%)	0.7%(0.5%-0.9%)
オピオイドの多量投与‡	30.9%(28.0%-33.8%)	18.8%(17.9%-19.9%)	19.1%(18.1%-20.1%)
治療をしないという決定§	28.6%(25.7%-31.5%)	17.9%(17.0%-18.9%)	20.2%(19.1%-21.3%)
合計	64.8%(61.9%-67.9%)	39.4%(38.1%-40.7%)	42.6%(41.3%-43.9%)

☆パーセンテージは,死亡数の合計に基づいている.オーストラリア:125771人1994年7月〜1995年6月,オランダ:128786人1990年,135546人1995年.カッコ内のパーセンテージは,95%の信頼区間である.
†オランダのデータは次のものを基にしている.
 van der Maas PJ, van der Wal, Haverkate I, et al. Euthanasia, physician-assisted suicide, and other medical practices involving the end of life in the Netherlands, 1990-1995. N Engl J Med 1996; 335: 1699-1705.
‡死期を早める意図のあるなしを問わず,オピオイドの多量投与の決定をすべて含んでいる.
§死期を早める意図のあるなしを問わず,治療をしないという決定をすべて含んでいる.

考察

本研究での主だった調査結果(の一つ)は,オーストラリアの全死亡例の30%(±3.3%)において,患者の死期を早めることを明確に意図した医療上の決定が〔死に〕先行していたということであった.医師による薬物の処方,供与,投与が,患者の生命を終わらせるという明確な意図を伴っていたのは,全死亡例の5.3%(±1%)においてであり,医師による延命治療の中止あるいは差し控えが,延命をしないという明確な意図ないし死期を早めるという明確な意図を伴っていたのは,全死亡例の24.7%(±3.1%)であった.

本研究が示したところによれば,オーストラリアでは,患者の同意な

しに意図的に生命を終わらせる〔事例の〕比率が，オランダに比べ，有意に高く，それは薬物の投与による場合だけでなく治療の差し控えあるいは中止による場合も，同じであった．全般的に見ると，オーストラリアの全死亡例の36.5%では，死期を早めるという意図か延命をしないという意図を部分的ないし明確（partly or explicitly）にもった医療上の決定が死亡とかかわっており，オランダの場合，〔その比率は〕19.5%であった．オランダのデータとのより詳細な比較を**表5**に示した．両国間での安楽死比率の違いは統計的に有意ではなかった．しかし，患者からの明白な依頼なしに意図的に生命を終わらせる〔事例の〕比率が，オーストラリアはオランダと比べ有意に高かった（P＜0.0001）．

オーストラリアの全死亡例の22.5%（±3.1%）は，医師による治療の差し控えあるいは中止が，患者の明白な依頼なしに，〔かつ，〕生命を終わらせるという明確な意図を伴って為されていた．オランダでの1995年の調査では，対応する数値は得られなかった（1991年での調査では5.3%である）が，死期を早めるという明確な意図ないし延命をしないという明確な意図を伴う，治療をやめるという決定は，オランダでの1995年の調査では，全部で13.3%であった．

もし安楽死を，「医師によって意図的に加速された」死として分類するならば，オーストラリアの全死亡例の30%（あるいは37000件）は安楽死の事例となるであろう．オランダでの1995年の調査では，16.6%であった．

質問紙の回答率64%というのは，オーストラリアにおける終末期の医療上の意思決定に関する大まかな描像を与えるに十分な量であったが，郵便によるどのような調査もある程度の非回答バイアスをこうむっている．

われわれの資料と比較の妥当性は，本研究がオランダの研究とどの程度比較可能であるかに制限されている．われわれはオーストラリアの医師の標本数をファン・デル・マースらの研究での標本数とできるだけ比

較可能なものにしようと努めたとはいえ，われわれが選んだ27に及ぶ専門領域は，彼らの研究における医師のグループ分けと正確には合致していなかったかもしれない．そのうえ，われわれの研究では，専門領域がグループAやグループBに属する医師からの回答率が高く，グループCに属する医師からの回答率は低かった（**表2**を参照）．カテゴリーごとの医師たちの回答に対する分析が示しているのは，その回答バイアスが結果に対して何かしら影響を与えているかもしれない以上，その影響は，ここで報告された，安楽死と明白な依頼なしに患者の生命を終わらせる〔事例の〕比率を減少させることになっているかもしれない，ということである．

　オーストラリアとオランダとの文化的な違いが，質問紙への回答にみられるいくつかの違いを説明できたかもしれない．オランダでは，コミュニティーとプライマリケアを行う医師とが，オーストラリアとは異なったかかわり方をしており，このことが結果の違いのいくつかを説明するかもしれない．オランダでは，ほとんどのプライマリケアがハウスアルツ（huisarts　ホームドクター），すなわち，一般開業医ないし家庭医によって，患者の自宅か医師宅の診察室で提供されている．オランダの患者には皆，自分のハウスアルツがいる．彼らハウスアルツは通常，およそ2300人の患者を受け持ち，その地域に住んで，患者が病気の際，頻繁に往診している．このことが，医師と患者の緊密で持続的なコンタクトを可能にし，オランダでのプライマリケアの提供と，オーストラリアでのますます制度化されるプライマリケアの提供とを区別するものである．しかしながら，本研究は次のような考えを覆してはいる．それは，医師たちが明白な依頼なしに意図的に患者の生命を終わらせる〔事例の〕比率は，安楽死が隠すことなく行われている国（オランダ）のほうが，オーストラリアのように安楽死が隠すことなく行われることが許されていない〔という点で異なる〕比較可能な国に比べて高い，とする考えである．

オーストラリアの法律は，治療を拒否する権利を認める一方，意図的に生命を終わらせることを，作為であれ不作為であれ，一般に禁止している(13)。われわれの調査結果が，前述のビクトリア州とニューサウスウェールズ州における医師についての研究(6)(7)とともに示唆しているのは，オーストラリアの法律は安楽死の実施あるいは患者の同意なしに意図的に生命を終わらせることを防いではこなかった，ということである．われわれの研究によれば，オーストラリアの全死亡例の30％（±3.3％）で，患者の生命を終わらせるという明確な意図を伴った作為ないし不作為が〔死亡に〕先行し，そのうち4％のみが患者からの明白な依頼に応えて為された決定であった．われわれのとった標本では，患者の死期を意図的に早めるために治療をやめる（差し控えるないし中止する）医師の方が，生命を終わらせるという明確な意図をもって薬物の処方，供与，投与を行う医師よりもはるかに多いのである．

比較研究という目的のため，われわれは，安楽死についての狭い定義（患者からの依頼による，患者の生命を終わらせるという明確な意図を伴った薬物投与）を使った．それはファン・デル・マースらが使ったのと同じ定義である．伝統的には，「安楽死」はより広く定義されてきた．「自然にであれ意図によるものであれ，作為なり不作為なりが死を引き起こし，その方法によってすべての苦痛が取り除かれることを目的とする」(14)．本研究が示唆しているのは次のことである．狭い意味での安楽死に重点をおく現代の考え方は，次のような条件の下では限定されすぎているのかもしれない．少なくとも，その目的として，患者の同意なしに為される終末期の医療上の意思決定によって彼らの生命が縮められることを防ぐということがあるならば．

本研究が提起するのは次のような問題である．なぜ多くのオーストラリア人医師が一部の患者の生命を終わらせるということを，特に患者に判断能力があり相談できた状況下において，患者の同意なしに意図的に選択するのか．この問題はさらに経験的調査をすべき課題であるが，既

存の法律が意図的に生命を終わらせることを禁止していることが理由となって，医師たちは患者たちと終末期の医療上の意思決定についての話し合いをしたがらないということであるのかもしれない．安楽死あるいは意図的に生命を終わらせるその決定を患者と共同して行ったと取られないようにするために．

参考文献

（1）The Royal Dutch Medical Association issues revised guidelines on euthanasia. Int Digest Health Legislation 1996; 47: 401-405.

（2）van der Wal G, Dillmann RJM. Euthanasia in the Netherlands. BMJ 1994; 308: 1346-1349.

（3）van der Maas PJ, van Delden JJM, Pijnenborg L. Euthanasia and other medical decisions concerning the end of life. Lancet 1991; 338: 669-674.

（4）van der Maas PJ, van der Wal, Haverkate I, et al. Euthanasia, physician-assisted suicide, and other medical practices involvingthe end of life in the Netherlands, 1990-1995. N Engl J Med 1996; 335: 1699-1705.

（5）Waddell C, Clarnette RM, Smith M, et al. Treatment decision-making at the end of life: a survey of Australian doctors' attitudes towards patients' wishes and euthanasia. Med J Aust 1996; 165: 540-544.

（6）Kuhse H, Singer P. Doctors' practices and attitudes regarding voluntary euthanasia. Med J Aust 1988; 148: 623-627.

（7）Baume P, O'Malley E. Euthanasia: attitudes and practices of medical practitioners. Med J Aust 1994; 161: 137-144.

（8）Encyclopaedia Britannica 1996 Year Book. Chicago: Encyclopaedia Britannica, Inc. 1996: 554, 679.

（9）Australian Bureau of Statistics. Australian Demographic Statistics, June 1996. Canberra: AGPS, Cat. No. 3101.0.

(10) Cochran WG. Sampling techniques. 2nd edition. New York: Wiley, 1963: section 3.2, 11.6: 49-52, 300-303.

(11) Scheaffer RL, Mendenhall W, Ott L (editors). Elementary survey sampling. 4th edition. Boston: PWS-Kent, 1990, section 9.5: 294-296.

(12) Keown J. Euthanasia in the Netherlands: sliding down the slippery slope? In: Keown J, editor. Euthanasia examined: ethical, clinical and legal perspectives. Cambridge: Cambridge University Press, 1995: 261-296.

(13) Crimes Act 1900 (NSW), s. 19 (1) (a).

(14) Sacred Congregation for the Doctrine of the Faith: Declaration on Euthanasia, Vatican City, 1980: 6.

著者

ヘルガ・クーゼ博士＝モナシュ大学ヒューマンバイオエシックス研究所所長

ピーター・シンガー＝オーストラリア人文科学院正会員、オーストラリア社会科学院会員、モナシュ大学ヒューマンバイオエシックス研究所所長代理

モーリス・リカード博士＝オーストラリア国立保健医療研究審議会研究員

ピーター・ボーム医学博士＝FAFPHN　ニューサウスウェールズ大学社会医学部教授

マルコム・クラーク博士＝モナシュ大学数学科上級講師

［村瀬智之・飯田亘之］

ヨーロッパ6カ国における終末期の意思決定：記述的研究 (要約)

A・ファン・デル・ヘイデ，L・デリエンス，K・フェスト，T・ニルストゥン，M・ノールプ，E・パーチ，G・ファン・デル・ヴァル，P・J・ファン・デル・マース，ユーレルド・コンソーシアムを代表して

End-of-life decision-making in six European countries: descriptive study.
A. van der Heide, L. Deliens, K. Faisst, T. Nilstun, M. Norup, E. Paci, G. van der Wal, P. J. van der Maas, on behalf of the EURELD consortium.
Lancet 2003 Aug 2; 362 (9381): 345-50

　本調査研究遂行時，安楽死をめぐる法制度上の大きな動きが見られた．オランダでは，2001年4月「安楽死法」が上院で可決成立し，翌2002年4月施行され，ベルギーでは，2002年5月「安楽死法」が成立し，9月施行された．本調査期間はこの2カ国の安楽死法の動向と重なり合った時期といえる．
　研究の背景には，終末期の意思決定に関する経験的データの乏しいことがある．本調査研究は，ベルギー（フランドル地区），デンマーク，イタリア（4地区），オランダ，スウェーデン，スイス（ドイツ語圏）のヨーロッパ6カ国における国際的な比較研究であり，終末期の意思決定の実施の頻度と特性を調査することを目指している．

要　約
　医療における終末期の決定には，人工呼吸，経管栄養，透析等，延命可能な治療を差し控えたり中止すること，オピオイド，ベンゾジアゼピ

ンやバルビツール剤を死期を早めるのに十分な量を用いて苦痛や症状を軽減すること，安楽死や医師による自殺幇助等が含まれる．

　2001年6月から2002年2月まで，20480の死亡例について調査対象国の医師に対して，郵送による調査が行われた．

　何らかの終末期の決定が先行する死亡の割合は23％（イタリア）と51％（スイス）との間を推移している．医師の幇助による死——死期を早めるという明確な意図を持った薬剤の投与（administration）——は全ての国で報告され，その比率は，デンマーク，イタリア，スウェーデン，スイスの1％以下から，ベルギーの1.82％とオランダの3.40％までの幅があった．安楽死は，オランダで最も高率（2.59％）であった．スウェーデンでの報告はなかった．医師による自殺幇助は，オランダで頻繁に見られるが（全死亡数の0.21％），スイスではさらに高い割合であった（0.36％）．ベルギーとデンマークでは極めて稀で，イタリアとスウェーデンではそれは見られなかった．患者の明白な依頼なしの生命の終了は，オランダを除き他の全ての国で安楽死以上に頻繁に起こった．

　死期を早める可能性を考慮に入れたり認識した上での苦痛や症状の軽減は，全ての国で医師の幇助による死以上に頻繁に見られた．その死亡率は，イタリアで最も低く（19％），デンマークで最も高かった（26％）．不治療の決定——延命可能な治療を差し控えたり中止する決定——の頻度は，同様に大抵の国で医師の幇助による死以上に高かったが，変動幅も大きかった．イタリアでは全死亡数の4％，ベルギー，デンマークとスウェーデンでは約14％，オランダは20％，スイスは28％であった．

　死期を早めた期間の推定が1カ月以上は稀であった．不治療の決定もあらゆる年齢層の患者に対してなされたが，80歳以上の患者に対してもっとも頻繁であった．この決定は，苦痛や症状の軽減と比較して，頻繁に1週間以上死期を早めたと推定された．

　全ての国で，終末期の意思決定は判断能力のない患者に対する場合が非常に頻繁であった．患者が判断能力がある場合，終末期の決定が患者

や親族と頻繁に話し合われた頻度はオランダでもっとも高く，イタリアとスウェーデンで最も低かった．イタリアとスウェーデンでは，終末期の決定の50％以上は，患者の判断能力の有無にかかわらず，患者とも親族とも話し合われなかった．

　医師が終末期の決定について同僚と相談したのは，オランダ，ベルギーとスイスの全患者の約40％の場合に対してであり，他の国々では20％以下であった．看護スタッフに意見を求めるのが最も頻繁であったのは，ベルギー（57％）とスイス（50％）の場合であった．

［石川悦久・飯田亘之］

　※表1，表2，表3，表4は次頁以降．

表1：回答率と死亡患者の特性（％）

	ベルギー*	デンマーク	イタリア*	オランダ	スウェーデン	スイス*
年間死亡数	55793	58722	22368	140377	93755	44036
回答率	59	62	44	75	61	67
研究事例数	2950	2939	2604	5384	3248	3355
性						
男性	51(51)	47(49)	48(49)	49(49)	47(48)	49(49)
女性	49(49)	51(51)	52(51)	51(51)	52(52)	51(51)
年齢						
0	―	0(0)	0(0)	0(1)	0(0)	0(1)
1－17	0(0)	0(0)	0(0)	0(0)	0(0)	1(0)
18－64	17(17)	19(19)	12(14)	19(18)	12(13)	17(16)
65－79	34(35)	34(35)	33(36)	35(35)	31(28)	29(29)
80以上	49(48)	46(45)	55(50)	46(46)	56(58)	53(53)
死因						
心血管疾患	30(28)	26(28)	39(42)	25(25)	50(46)	36(37)
悪性疾患	27(28)	27(27)	33(30)	28(27)	27(24)	25(24)
呼吸器疾患	10(12)	12(10)	8(7)	9(9)	4(7)	8(7)
神経系疾患	11(11)	10(10)	2(2)	10(11)	1(2)	11(9)
他／未詳	22(21)	25(24)	18(18)	28(28)	17(21)	20(23)
死亡場所						
病院	49(53)	39(50)	50(50)	33(33)	43(NA)	37(NA)
他	51(47)	59(50)	49(50)	67(67)	55(NA)	63(NA)

＊ベルギー，フランドル地区；イタリア，エミリア・ロマーニャ，トレント，トスカナ，ヴェネト地区；スイス，ドイツ語圏

表2：終末期の決定頻度（%）

	ベルギー	デンマーク	イタリア	オランダ	スウェーデン	スイス
研究対象死者数	2950	2939	2604	5384	3248	3355
突然死と予期せぬ死	34 (32-36)	33 (32-35)	29 (27-31)	33 (32-34)	30 (29-32)	32 (30-34)
非突然死，終末期の決定なし	27 (26-29)	26 (24-28)	48 (46-50)	23 (22-25)	34 (32-36)	17 (16-19)
終末期の決定	38 (37-40)	41 (39-42)	23 (22-25)	44 (42-45)	36 (34-37)	51 (49-53)
医師の幇助による死	1.82 (1.40-2.36)	0.79 (0.53-1.18)	0.10 (0.03-0.34)	3.40 (2.95-3.92)	0.23 (0.11-0.47)	1.04 (0.75-1.45)
安楽死	0.30 (0.16-0.58)	0.06 (0.01-0.26)	0.04 (0.00-0.27)	2.59 (2.19-3.04)	—	0.27 (0.14-0.51)
医師の自殺幇助	0.01 (0.00-0.28)	0.06 (0.01-0.26)	0.00 (—)	0.21 (0.12-0.38)	—	0.36 (0.20-0.63)
患者の明白な依頼なしの生命の終了	1.50 (1.12-2.01)	0.67 (0.44-1.04)	0.06 (0.01-0.29)	0.60 (0.43-0.84)	0.23 (0.11-0.47)	0.42 (0.25-0.70)
死期を早める可能性のある苦痛・症状の軽減	22 (21-24)	26 (24-28)	19 (17-20)	20 (19-21)	21 (20-22)	22 (21-23)
不治療の決定	15 (13-16)	14 (13-15)	4 (3-5)	20 (19-21)	14 (13-16)	28 (26-29)

表3：終末期の決定による患者の特性（％）

	医師の幇助による死						死期を早める可能性のある苦痛・症状の軽減						不治療の決定					
	BE	DK	IT	NL	SE	CH	BE	DK	IT	NL	SE	CH	BE	DK	IT	NL	SE	CH
事例数	74	31	5	373	9	35	846	915	689	1293	828	739	431	409	120	1097	490	930
年齢																		
1–17	3	0	—	0	0	0	0	1	—	0	0	0	0	0	—	0	0	0
18–64	25	25	40	34	78	29	18	16	16	18	10	15	12	16	11	14	13	14
65–79	52	42	60	38	38	35	57	44	36	30	27	30	31	32	29	33	31	27
80以上	20	31	0	28	14	37	44	48	46	46	62	55	60	50	59	53	55	61
性																		
男性	66	45	80	53	62	48	52	44	53	46	42	46	43	39	37	44	44	44
女性	34	54	20	47	38	52	48	55	46	54	58	54	57	60	62	56	55	56
死因																		
心血管疾患	12	17	0	7	0	18	14	22	20	14	36	24	28	20	27	14	45	28
悪性疾患	58	58	100	71	37	31	55	45	62	47	40	43	26	25	40	23	25	26
呼吸器疾患	5	0	0	5	16	8	8	10	5	9	5	10	12	15	10	12	4	11
神経系疾患	13	6	0	6	14	8	8	9	2	9	1	3	14	18	4	16	2	11
他／未詳	12	20	0	12	33	35	14	14	11	22	17	13	20	22	19	36	24	17
死亡場所																		
病院	50	23	60	24	52	12	55	36	40	27	42	48	55	49	49	42	56	46
他	50	77	40	76	48	88	45	64	60	73	57	52	45	51	51	58	43	54
死期短縮																		
1週間内	47	52	20	16	78	17	57	65	61	60	71	66	45	57	66	45	59	50
1月まで	46	48	60	69	0	54	27	12	5	19	5	18	32	4	24	36	31	39
1日以上	7	0	0	14	0	17	17	23	18	2	24	3	14	29	2	8	1	7
未詳	0	0	0	0	23	12	15	23	34	18	24	13	6	7	9	11	9	4

BE＝ベルギー；DK＝デンマーク；IT＝イタリア；NL＝オランダ；SE＝スウェーデン；CH＝スイス

表4：全タイプの終末期の決定に対する意思決定の特性（％）

	ベルギー	デンマーク	イタリア	オランダ	スウェーデン	スイス
研究事例数	1351	1355	814	2763	1327	1704
患者や親族との話し合い						
判断能力のある患者	23	22	9	35	15	32
患者との話し合い	67	58	42	92	38	78
患者の過去の願望表明	8	13	3	2	5	5
患者の親族との話し合い	71	52	42	81	36	72
患者・親族との話し合いなし	20	34	52	5	53	13
判断能力のない患者	66	58	59	48	64	58
患者との話し合い	15	8	6	19	6	16
患者の過去の願望表明	13	16	7	15	8	18
患者の親族との話し合い	77	52	39	85	39	69
患者・親族との話し合いなし	20	46	58	12	58	29
患者の判断能力の有無未詳	12	20	32	16	21	10
他の医療従事者との話し合い						
他の医師	43	18	18	43	18	37
看護スタッフ	57	38	12	36	30	50
話し合いなし	16	34	44	24	46	20
話し合いの有無未詳	7	20	32	14	18	8

© Copyright 2003, The Lancet-reproduced with permission.

余命短縮という副作用の可能性を持つ症状軽減に使用される薬剤：ヨーロッパ6カ国における終末期ケア (要約)

J・ビルセン，M・ノールプ，L・デリエンス，G・ミッチネージ，G・ファン・デル・ヴァル，R・レフマルク，K・フェスト，A・ファン・デル・ヘイデ，ユーレルド・コンソーシアムを代表して

Drugs Used to Alleviate Symptoms with Life Shortening as a Possible Side Effect:
End-of-Life Care in Six European Countries
J. Bilsen, M. Norup, L. Deliens, G. Miccinesi, G. van der Wal, R. Löfmark, K. Faisst, and A. van der Heide, MD, PhD, on behalf of the EURELD Consortium
Journal of Pain and Symptom Management, Vol. 31 No.2 Feb. 2006, 111-121

　本論文は，2003年ランセット誌に発表された論文「ヨーロッパ6カ国における終末期の意思決定：記述的研究」が依拠したのと同じ調査票のうち，さらに別の質問事項に対する回答を利用し，ヨーロッパ6カ国の終末期医療の実態を余命短縮可能な副作用のある「苦痛と症状の軽減 (alleviation of pain and symptoms：APS)」に限定し，その際の使用薬剤に焦点を置いた分析調査結果の報告である．
　この論文の目的は使用薬剤のタイプ，その投与の特性，オピオイドの用量，および患者に及ぼす推定余命短縮の効果に関して報告することとされている．しかし，要約者の関心に基づき倫理の議論にとって必要と思われる事柄に視点を置いた．

　この調査は終末期の決定 (ELD) が，苦痛と症状の軽減 (APS) と分

類されたすべての事例を含む．治療を差し控えるか中止する，あるいは患者の死期を早めるという明確な意図を持った薬剤の投与，供与，あるいは処方と分類された事例は含まれていない．APSの頻度は，イタリアの全死亡例の19％からデンマークの全死亡例の26％に及ぶ．

　余命短縮効果の可能性がある全 5310 APS事例のうち4049（76％）（スウェーデンの全APS事例のうち66％からベルギーの84％）で，投与された薬剤に関する有益な情報が得られた（表1省略）．これらの事例のうち57％（デンマークとスウェーデン）から71％（オランダとスイス）において，APSの余命短縮可能な効果は単一薬剤の使用と関係していた．

　オピオイドが多くの場合，イタリアの76％からオランダの96％に至るまで使用されていた．少数事例で，オピオイドが余命短縮効果の可能性のある他の薬剤，例えば，ベンゾジアゼピン類（スイスの６％からオランダの15％まで）や抗精神病薬（ベルギーの２％からイタリアの８％まで）と混用されていた．

　非オピオイド性鎮痛薬，ベンゾジアゼピン類，あるいは他の神経系に作用する薬剤が，全APS事例のうち２％（スイス）から12％（イタリア），余命短縮効果の可能性があると報告されている．

　全事例のうちごく少数で，死期を早めるためにAPSがなかば意図されていた（スウェーデンの全死亡例の0.4％からベルギーの2.9％の患者数）．全ての国で，なかば余命短縮の意図のあるAPS事例では，そのような意図のない事例より頻繁に，１週間ないしそれ以上の余命短縮をしたと推定され，また，患者，親族およびその他の医療従事者との話し合いがなされた．イタリアとスイスを除き，なかば余命短縮を意図したAPSで死亡前24時間以内に使用されたオピオイド量は，余命短縮を意図しないAPSで使用された用量より多い傾向があったが，統計的に有意なのはベルギーとオランダの場合だけだった．

　　※表5は次頁． ［石川悦久・飯田亘之］

表5：余命短縮可能な効果のあるAPSと医師の幾ばくかの余命短縮意図の有無：治療の特性とオピオイド投与量

国	ベルギー		デンマーク		イタリア		オランダ		スウェーデン		スイス	
年間死亡数	55793		58722		22368		140377		93755		44036	
余命短縮意図	いいえ	はい	いいえ	はい	いいえ	はい	いいえ	はい	いいえ	はい	いいえ	はい
事例数	731	115	837	78	650	39	1192	101	813	15	655	84
APS, 全死亡例の%	19	2.9	24	2.2	18	1.0	19	1.5	21	0.4	20	2.5
	(18-21)	(2.1-3.7)	(22-26)	(1.6-2.9)	(16-20)	(0.7-1.6)	(18-20)	(1.2-2.0)	(19-22)	(0.2-0.7)	(18-21)	(1.9-3.2)
薬剤処方医師												
一般開業医	45	45	36	40	45	42	38	59	49	67	69	70
専門医	52	55	64	60	38	42	28	30	46	17	31	30
その他	2.5	—	—	—	17	15	34	11	5.4	17	—	—
P-value	0.43		0.58		0.93		<0.001		0.05		0.99	
患者との事前の話し合い	38	54	30	49	10	31	53	71	11	18	47	63
P-value	0.01		0.003		0.007		0.002		0.37		0.01	
親族との事前の話し合い	66	90	39	74	30	59	76	92	22	52	60	77
P-value	<0.001		<0.001		<0.001		0.001		0.02		0.003	
医療者との事前の話し合い	66	90	45	59	29	56	59	63	24	74	70	83
P-value	<0.001		0.04		0.009		0.55		0.001		0.02	
推定余命短縮												
<1週間	71	42	87	60	95	64	75	62	94	74	79	60
≥1週間	29	59	13	40	5.2	36	25	38	6.5	26	21	40
P-value	<0.001		<0.001		<0.001		0.02		0.04		<0.001	
使用薬剤の種類	(n=603)	(n=108)	(n=609)	(n=70)	(n=448)	(n=34)	(n=926)	(n=96)	(n=537)	(n=10)	(n=527)	(n=81)
オピオイドのみ	69	71	62	71	52	61	75	74	63	56	78	75
オピオイド＋他の薬剤	24	27	25	25	23	26	20	22	28	33	15	24
他の薬剤のみ	7.1	1.3	14	3.6	25	13	4.6	3.9	8.4	11	7.0	1.2
P-value	0.10		0.06		0.87		0.95		0.65		0.03	
オピオイド量（死亡24時間以内）	(n=436)	(n=80)	(n=389)	(n=48)	(n=276)	(n=23)	(n=792)	(n=83)	(n=387)	(n=6)	(n=423)	(n=69)
299mg以下	86	61	86	76	86	87	90	79	93	67	90	90
300mg以上	14	39	14	24	14	13	10	21	7	33	10	10
P-value	<0.001		0.08		0.50		<0.001		0.04		0.91	

© Copyright 2006, Journal of Pain and Symptom Management-reproduced with permission.

持続的な深い鎮静：ヨーロッパ6カ国における医師の経験 (要約)

G・ミッチネージ，J・A・リチェンス，L・デリエンス，E・パーチ，G・ボスハルト，T・ニルストゥン，M・ノールプ，G・ファン・デル・ヴァル，ユーレルド・コンソーシアムを代表して
Continuous Deep Sedation: Physicians' Experiences in Six European Countries
G. Miccinesi, J.A. Rietjens, L. Deliens, E. Paci, G. Bosshard, T. Nilstun, M. Norup, G. van der Wal; on behalf of the EURELD Consortium
Journal of Pain and Symptom Management, 2006, Vol. 31, Issue: 2, pp.122-129.

本論文は，同一掲載誌の論文「余命短縮という副作用の可能性を持つ症状軽減に使用される薬剤：ヨーロッパ6カ国における終末期ケア」と対をなすユーレルド国際共同研究の成果のひとつである．

鎮静剤は，死を間近にした，激しい苦しみを持つ患者を治療するのにかなり頻繁に使用され，緩和ケアの枠内で，鎮静剤使用率の推定は15％から60％以上と幅がある．さらに，北米と英国の緩和ケア専門医の調査では，回答者の77％が死を間近にした患者に深い鎮静を1回適用し，日本の研究では，緩和ケア医とがん専門医の64％－70％が激しい身体的苦しみに何らかの深い鎮静を施したと報告されている．これらの推定値は，設定や定義の違いから比較は難しい．人工栄養補給・水分補給なしの持続的な深い鎮静（CDS）は，意図したか予見された余命短縮効果のために特殊な鎮静（「終末期鎮静」）と考えられている．

　イタリアとベルギーでCDSの割合が最も高く，それぞれ全死亡例の

8.5%と8.2%である．デンマークとスウェーデンは頻度が最も低く，それぞれ2.5%と3.2%で，スイスは4.8%でその中間であった．鎮静剤を投与された全ての患者のうち35%−64%は，人工栄養補給か水分補給を受けなかった．

全頻度の各国間の変動は，主として人工栄養補給か水分補給の継続を伴うCDS利用の変動によった．その場合，主な意図は，耐え難い苦しみを緩和することで死期を早めることではない．

緩和ケアでのCDSに関する最初の報告以来，死が切迫した患者の「難治性」症状の管理に鎮静剤を使用する妥当性が明らかにされてきた．同時に，この医療処置の余命短縮可能な作用に関して倫理的議論が起こってきている．深い鎮静を施された患者で人工栄養補給と水分補給を停止することは余命を短縮するか，そして，もしそうだとすれば，これは許容し得る医療行為と考えられるか議論されている*．最近の研究から，オランダで人工栄養補給と水分補給を伴わないCDSの17%が死期を早める明確な意図を持って実施されたことも分っている**．

要約者注

*人工栄養補給と水分補給を断つことが医学的適切性を持つ場合があるが，この見地から深い鎮静を施された患者に対してなされた研究がある．Morita T. et al, Artificial Hydration Therapy, Laboratory Findings, and Fluid Balance in Terminally III Patients with Abdominal Malignancies, Journal of Pain and Symptom Management, 2006, vol.31, Issue 2, 130-139 他．

**Rietjens J.A.C. et al, Physician Reports of Terminal Sedation without Hydration or Nutrition for Patients Nearing Death in the Netherlands, Ann Intern Med, 2004; 141: 178-185.

[石川悦久・飯田亘之]

表1：ヨーロッパ6カ国における人工栄養と水分補給（ANH）の有無による持続的な深い鎮静（CDS）の頻度

	ベルギー	デンマーク	イタリア	オランダ	スウェーデン	スイス
回答率	59	62	44	75	61	67
対象死亡数	2950	2939	2604	5384	3248	3355
CDS, ANHあり	120 5.0 (4.2-6.1)	24 0.9 (0.5-1.3)	191 5.5 (4.7-6.5)	89 2.0 (1.6-2.6)	52 1.4 (1.0-1.8)	64 1.9 (1.5-2.4)
CDS, ANHなし*(A)	118 3.2 (2.6-3.0)	62 1.6 (1.3-2.2)	123 3.0 (2.4-3.6)	247 3.7 (3.2-4.2)	74 1.8 (1.4-2.3)	96 2.9 (2.3-3.5)
全CDS (B)	238 8.2 (7.1-9.4)	86 2.5 (2.0-3.2)	314 8.5 (7.5-9.6)	336 5.7 (5.0-6.4)	126 3.2 (2.6-3.9)	160 4.8 (4.1-5.5)
A/B比率	0.39	0.64	0.35	0.64	0.56	0.60

*人工栄養と水分補給の差し控えと中止を含む．

© Copyright 2006. Journal of Pain and Symptom Management-reproduced with permission.

安楽死法施行下のオランダにおける終末期医療（要約）

A・ファン・デル・ヘイデ，B・D・オンブテアカーフィリプセン，M・L・ルルプ，H・M・バイティング，J・J・M・ファン・デル・デン，J・E・ハンセン−デ・ヲルフ，A・G・J・M・ヤンセン，H・R・W・パスマン，J・A・C・リチェンス，C・J・M・プリンス，I・M・デーレンベルフ，J・K・M・ゲヴェルス，P・J・ファン・デル・マース，G・ファン・デル・ヴァル

End-of-Life Practices in the Netherlands under the Euthanasia Act
A. van der Heide, B. D. Onwuteaka-Philipsen, M. L. Rurup, H. M. Buiting, J. J. M. van Delden, J. E. Hanssen-de Wolf, A. G. J. M. Janssen, H. R. W. Pasman, J. A. C. Rietjens, C. J. M. Prins, I. M. Deerenberg, J. K. M. Gevers, P. J. van der Maas, and G. van der Wal.
N Engl J Med. 2007 May 10; 356 (19): 1957-65.

　医師による生命の終了（the ending of life）を規制する法律がオランダにおいて2002年発効後，3年を経た2005年，安楽死，医師の自殺幇助および他の終末期医療の追跡調査が実施された．

　1990年，1995年および2001年の大規模な実態調査と同規模の，死亡証明書に基づく調査が実施された．2005年8月と11月の間に起きた全43959死亡例のうち，6860件につき調査票が医師に郵送され，返送されたのは5342通（回答率，77.8％）であった．

　重要な質問は，意思決定の過程，用いられた薬剤のタイプ，および医師が推定する死期が早められた程度に関するものである．患者が死亡に至るまで深い持続的な鎮静の処置がなされたかどうかも尋ねられた．

　オランダの全死亡例のうち，2005年，安楽死は1.7％，医師の自殺幇助は0.1％であり，それは2001年の安楽死2.6％，自殺幇助0.2％という結

果より有意に低かった．安楽死か自殺幇助の大半は一般医によって実施された．0.4％は患者による明白な要請のない生命の終了の結果であった．

症状軽減を強化する頻度は2001年の20.1％から2005年の24.7％にと増加した．延命可能な治療の差し控えあるいは中止は，頻度が2001年の20.2％から2005年の15.6％に減少した．

2005年の全死亡患者のうち8.2％は，死亡に至るまで持続的な深い鎮静を施された．死期を早める可能性と関連して用いられた持続的な深い鎮静は，2005年は7.1％で，2001年の5.6％から有意に増加した．残る1.1％は，死期を早める可能性のある決定と関連して提供されたものではなかった．

オランダの安楽死の法制化には，安楽死，自殺幇助，および患者による明白な要請のない生命の終了の割合のわずかな減少と，持続的な深い鎮静の増加が見られた．この知見は，1990年と2001年の間に見られた終末期の意思決定の傾向に対する有意な逆転を表わしている．これは，緩和的鎮静のような他の終末期ケアの治療法の適用が増加した結果であるかもしれないとの推測がなされている．

［石川悦久・飯田亘之］

※表1は次頁．

表1 オランダにおける安楽死、自殺幇助、およびその他の終末期医療行為の年度別頻度 *

変数	1990	1995	2001	2005
調査対象死亡数†	5197	5146	5617	9965
調査票数	4900	4604	5189	5342
多分死期を早めた最重要医療行為—%(95%CI)				
安楽死	1.7 (1.5-2.0)	2.4 (2.1-2.6)‡	2.6 (2.3-2.8)‡	1.7 (1.5-1.8)
自殺幇助	0.2 (0.1-0.3)	0.2 (0.1-0.3)	0.2 (0.1-0.3)‡	0.1 (0.1-0.1)
患者の明白な要請なしの生命の終了	0.8 (0.6-1.0)‡	0.7 (0.5-0.9)‡	0.7 (0.5-0.9)	0.4 (0.2-0.6)
症状軽減の強化	18.8 (17.9-19.9)‡	19.1 (18.1-20.1)‡	20.1 (19.1-21.1)‡	24.7 (23.5-26.0)
延命治療の差し控えか中止	17.9 (17.0-18.9)‡	20.2 (19.1-21.3)‡	20.2 (19.1-21.3)‡	15.6 (15.0-16.2)
全体	39.4 (38.1-40.7)‡	42.6 (41.3-43.9)	43.8 (42.6-45.0)	42.5 (41.1-43.9)
持続的な深い鎮静§	NA	NA	NA	8.2 (7.8-8.6)

* 全ての比率(割合)は、抽出率、無回答および無作為抽出偏差に対して加重された。CIは信頼区間、NAは利用不可能を表わす。
† 死因が医師による死の幇助を排除する全死亡例を含み、対するに他の調査年はこれらの死亡例の12分の1しか含まれないため、死亡数は2005年が最大。
‡ 2005年の頻度と比較してP<0.05
§ 持続的な深い鎮静は、死期を早めた可能性のある行為と関連して提供されたかもしれない。

© Copyright 2007. Massachusetts Medical Society. All rights reserved. Translated with permission.

［表１の調査対象死亡数・調査票数に関する要約者注］

１．当該の全死亡例43959は，１から５の印をつけられた５層の１つに割り当てられた．自動車事故による突然死等，医師による死の幇助が提供され得なかったことが明瞭な場合，それは層１に割り当てられた．これらの事例は標本として保持されたが，さらなる情報は必要とされなかったので，調査票は医師に送られなかった．医師による死の幇助が提供された可能性が高いと考えられた場合，その死亡は層５に割り当てられた．最終標本は，層５の事例の半数，層４の事例の25％，層３の事例の12.5％，層２の事例の8.3％，および層１の全事例から成っている．（pp.1958－1959）

２．1990，1995，2001の調査に関する研究報告によれば，層４は：「がんによる死と多分長期の不治の病気が先行していた死」，層３は：「慢性疾患によるもので，突然死ではないもの」，層２は：「既に病気を得ていたうえでの突然死」で，これら３回の調査におけるサンプルの比は層１，２は12分の１，層３は８分の１，層４は４分の１，層５は２分の１，となっており，層１に属するものに関しては2005年の調査同様，医師に質問票は送られていない．それぞれの調査年度の回収率は76％，77％，74％で，表１の5197, 5146, 5617の数値は回答された質問票と層１の数値の合計である．

Euthanasia and other end-of-life decisions in the Netherlands in 1990, 1995, and 2001.
B. D. Onwuteaka-Philipsen, A. van der Heide, D. Koper, I. Keij-Deerenberg, J. A. C. Rietjens, M. L. Rurup, A. M. Vrakking, J. J. Georges, M. T. Muller, G. van der Wal, P. J. van der Maas
Lancet 2003; 362: p.396.

英国開業医による終末期の決定の全国調査

クライブ・シール

National survey of end-of-life decisions made by UK medical practitioners
Clive Seale
Palliative Medicine 2006 Jan; 20（1）: 3-10

概要（翻訳）
背景：本研究は，英国の医療における様々な終末期の決定（ELDs）の頻度を推定し，それを他の国々と比較し，現行の英国法の妥当性に関する医師の見解を評価する．
方法：他の国々で用いられた質問紙を利用した，857人の英国開業医への郵送調査．
結果：ELDを伴う英国の死亡例の割合は，（1）自発的安楽死0.16%（0－0.36），（2）医師の自殺幇助0.00%，（3）患者による明白な依頼のない生命の終了0.33%（0－0.76），（4）余命短縮可能な効果を持つ症状の軽減32.8%（28.1－37.6），（5）不治療の決定30.3%（26.0－34.6）であった．ELDの1と2は，有意にオランダとオーストラリアほど頻繁ではなかった．ELDの2も，スイスほど頻繁ではなかった．ELDの3は，ベルギーとオーストラリアほど頻繁ではなかった．英国とニュージーランドの一般開業医の比較では，英国のELDの4と5の割合が低いことが示された．ELDの5は，ヨーロッパの他の多くの国々より頻繁に行われ

Clive Seale, National survey of end-of-life decisions made by UK medical practitioners. Palliative Medicine 2006 Jan; 20(1): 3-10.

© Copyright 2006. Palliative Medicine-reproduced with permission.

た．死に立ち会う医師のうち，英国法が患者の望ましい管理を抑制ないし妨げている（医師の4.6％（3.1－6.1％））か，新たな法律があればよりよい処置を促したであろう（医師の2.6％《1.4－3.8％》）と感じたものは少数である．

解釈：英国における，医師の幇助による死を伴うELDが比較的低率で，不治療の決定が比較的高率なのは，緩和ケアの哲学に培われた医療上の意思決定の文化が基にあると考えられる．

本文（要約）

医療上の終末期の決定には，安楽死と医師の自殺幇助（患者の依頼に基づく生命の終了のための薬剤の投与ないし供与），患者による明白な依頼のない生命の終了を意図した措置，延命可能な治療を中止するか差し控えること（「不治療の決定」（NTD）），および死期を早める可能性か確実性が考慮される苦痛ないし他の症状の軽減がある．

1990年の3696死亡例の代表標本調査では，2.4％で安楽死の依頼があったが，その依頼に基づく医療行為がなされたかは不明[1]．1994年の312人のNHS*医師対象の調査では，12％の医師が死期を早める依頼に応じたと報告した[2]．それ以来，英国の有意味で信頼に足る調査は公表されていない．

英国の情報不足は他の多くの国々と好対照をなしている．オランダの調査では，特定のELDがなされる死亡例の割合が実証され[3]，オランダの質問紙の翻訳を用いた同様の調査が，オーストラリア[4]，ニュージーランド[5]，ベルギー[6]およびヨーロッパ6カ国（ベルギー，デンマーク，イタリア，オランダ，スウェーデン，スイス）[7][8]で行われている．

表2は，英国における（自発的）安楽死，医師の自殺幇助および患者による明白な依頼のない生命の終了の割合の低さを示している．

表3は，2004年の英国の研究とヨーロッパ「6カ国」の研究を比較している．英国のELDsとその枠内でのNTDsは，ベルギー，デンマーク，

表2　英国とオーストラリアにおけるELDsの頻度；%

	英国(2004)	オーストラリア(1996)
全ELDs	63.6 (57.2-76.4)	64.8 (61.9-67.9)
安楽死（自発的）	**0.16 (0-0.36)**	1.8 (1.2-2.4)
医師の自殺幇助	**0.00**	0.1 (0.02-0.18)
患者の明白な依頼なしの生命の終了	**0.33 (0-0.76)**	3.5 (2.7-4.3)
余命短縮効果のある症状軽減	32.8 (28.1-37.6)	30.9 (28.0-33.8)
不治療の決定	30.3 (26.0-34.6)	28.6 (25.7-31.5)

太字体は英国が有意に低いことを示す．
オーストラリアの数字はKuhse et al., table 4による．

イタリアおよびスウェーデンより頻繁である．医師の幇助による死は，ベルギーやオランダほど頻繁ではなく，そしてその下位範疇は他の国々と有意な相違も低い割合をも示しているわけではない．

　表4は，英国の一般開業医とニュージーランドの一般開業医との直接比較である．英国の一般開業医の報告によれば，全般的かつ個々全てのELDsでのその割合は有意に低い．

　英国における医師の幇助による3種類全ての死（自発的安楽死，医師の自殺幇助および患者による明白な依頼のない生命の終了）の割合は極めて低い．医師の幇助による3種類全ての死は，オーストラリアより低く，他のヨーロッパ6カ国より低いか有意に異なるわけではなかった．ELDsはヨーロッパ6カ国のうち4カ国より頻繁に行われた．

　死に立ち会う医師が，英国法が患者の望ましい管理を抑制ないし妨げているとか，この分野で新たな法律を制定することが望ましいと感ずることは稀であった．

［石川悦久］

※表3，表4は次頁以降．

表3 ELDsの頻度：ヨーロッパ諸国との比較；%

	英国 (2004)	ベルギー (2001-2002)	デンマーク (2001-2002)	イタリア (2001-2002)	オランダ (2001-2002)	スウェーデン (2001-2002)	スイス (2001-2002)
急死でない死亡数	629	1942	1963	1852	3574	2248	2282
非ELD	29.8 (23.1-36.5)	41.0 (38.8-43.2)	38.9 (36.7-41.1)	67.5 (65.4-69.6)	34.6 (33.1-36.2)	49.1 (47.0-51.2)	25.0 (23.2-26.8)
全ELDs	70.2 (63.6-76.8)	**59.0** (56.8-61.2)	61.1 (58.9-63.3)	**32.5** (30.4-34.6)	65.4 (63.8-67.0)	**50.9** (47.0-51.2)	75.0 (73.2-76.8)
医師幇助による死	0.54 (0-1.16)	**2.78** (2.05-3.51)	1.17 (0.7-1.64)	0.16 (0-0.34)	**5.12** (4.4-5.84)	0.31 (0.08-0.54)	1.53 (1.03-2.03)
安楽死（自発的）	0.17 (0-0.51)	0.46 (0.17-0.75)	0.10 (0-0.24)	0.05 (0-0.15)	**3.89** (3.49-4.29)	—	0.39 (0.13-0.65)
医師の自殺幇助	0.00	0.05 (0-0.15)	0.10 (0-0.24)	0.00	**0.31** (0.13-0.49)	—	0.52 (0.22-0.82)
患者の明白な依頼なしの生命の終了	0.36 (0-0.87)	**2.26** (1.59-2.93)	1.02 (0.57-1.47)	0.11 (0-0.26)	0.90 (0.59-1.21)	0.31 (0.08-0.54)	0.61 (0.29-0.93)
余命短縮効果のある症状軽減	36.3 (29.9-42.6)	33.4 (31.2-35.6)	38.9 (36.7-41.1)	**26.7** (24.7-28.7)	30.1 (28.6-31.6)	30.3 (28.4-32.2)	32.3 (30.4-34.2)
不治療の決定	33.4 (27.1-39.8)	**22.8** (20.9-24.7)	20.9 (19.4-22.4)	**5.6** (4.6-6.6)	30.1 (28.6-31.6)	**20.2** (18.5-21.9)	41.1 (39.1-43.1)

英国が有意に低い数字は太字体で，英国が有意に高い数字はイタリックで下線を付す．
英国以外の国々の数字はvan der Heide et al, table2の数値に基づいて計算された値を表す．突然死を除く．

表4　英国とニュージーランドの一般開業医によるELDsの頻度

	英国 (2004)一般医	ニュージーランド (2000)一般医
(1) 死期が早められた可能性		
(a) 治療を差し控える	**41/415** **9.9(7.0-12.8)**	258/1255 20.2(16.9-23.5)
(b) 治療を中止する	**32/412** **7.8(3.0-10.4)**	200/1255 15.9(13.9-17.9)
(c) 苦痛か症状の軽減を強化する	**142/420** **33.8(29.3-38.3)**	588/1255 46.9(44.1-49.7)
(2) 苦痛か症状の軽減を強化する意図はなかば生命の終了であった	**17/421** **4.0(2.1-5.9)**	172/1255 13.7(11.8-15.6)
(3) 延命しないか死期を早める明確な目的の行為		
(a) 治療の差し控え	**15/417** **3.6(1.8-5.4)**	130/1255 10.4(8.7-12.1)
(b) 治療の中止	**11/413** **2.7(1.1-4.3)**	71/1255 5.7(4.4-7.0)
(4) 死を引き起こす薬剤の供与か投与	6/422 1.4(0.3-2.5)	39/1255 3.1(2.1-4.1)
何らかのELD	**166/424** **39.2(34.6-43.8)**	693/1255 55.2(52.4-57.9)
過去1年に死に立ち会った	352/424 83.0(79.4-86.6)	1100/1255 87.6(85.8-89.4)
死に立ち会わなかった	72/424 17.0(13.4-20.6)	155/1255 12.4(10.6-14.2)
全 (=100%)	424	1255

太字体は英国一般開業医がニュージーランド一般開業医より有意に低いことを示す．
ニュージーランドの数字はMitchell and Owens報告データによる．

注

（1）Seale CF, Addington-Hall J. Euthanasia: why people want to die earlier. Soc Sci Med 1994; 39: 647-54.

（2）Ward BJ, Tate PA. Attitudes among NHS doctors to requests for euthanasia. BMJ 1994; 308: 1332-34.

（3）Onwuteaka-Philipsen BD, van der Heide A, Koper D, et al. Euthanasia and other end-of-life decisions in the Netherlands in 1990, 1995, and 2001. Lancet 2003; 362: 395-99.

（4）Kuhse H, Singer P, Baume P, et al. End-of-life decisions in Australia medical practice. Med J Aust 1997; 166: 191-96.

（5）Mitchell K, Owens G. National survey of medical decisions at end of life made by New Zealand general practitioners. BMJ 2003; 327: 202-203.

（6）Deliens L, Mortier F, Bilsen J, et al. End-of-life decisions in medical practice in Flanders, Belgium: a nationwide survey. Lancet 2000; 356: 1806-11.

（7）Van der Heide A, Deliens L, Faisst K, et al. End-of-life decision-making in six European countries: descriptive study. Lancet 2003; 362: 345-50.

（8）Bosshard G, Nilstun T, Bilsen J, et al. Forgoing treatment at the end of life in 6 European countries. Arch Intern Med 2005; 165: 401-407.

要約者注

＊National Health Service：国民医療サービス

あとがき

　本書は日本医学哲学・倫理学会企画の「生命倫理コロッキウム」シリーズの1つである．

　本書そのものの企画は4年余り前に遡る．2003年の秋，日本医学哲学・倫理学会のコロッキウムで「安楽死」がテーマとして取り上げられ，他のシリーズ本と同様，その討論参加者中心の論文集出版の企画がなされた．編集にあたり唄孝一先生にご相談し，甲斐克則氏にも編集のご援助をいただくことになった．編集作業が手間取る間，国内で安楽死，尊厳死関連の事件が発生した．終末期の意思決定に関する国内外の政策論議も様々な展開を見せ，ヨーロッパを中心になされた数々の実態調査の報告も次々と出されるに至った．

　この論文集は一覧してお分かりのように終末期医療研究資料集というのがその内容により一層ふさわしい名称とも思われる．すなわち，これは通常の終末期医療に関する論文，フランス国家倫理諮問委員会の終末期医療に関する意見書，日本医師会諸報告書の比較検討，わが国の最近の裁判の判決文，フランス尊厳死法，ヨーロッパやオーストラリアの終末期医療の調査報告等から成っている．ヨーロッパを中心になされた実態調査報告書の中には，全訳して掲載するにふさわしいものも何点かあったが翻訳権取得のための費用が高額ゆえそれは断念した．

　掲載外国語文献のキーワード等の翻訳につき一言ふれておきたい．それらの用い方は，言うまでもなく，それぞれの文化的相違，文献の性格，文脈，あるいは掲載誌によってすら若干異なっている．加えてわれわれ訳者の学術上の背景とその相違も邦語充当にあたり，若干の制約ないしは影響を与えている．

　ここに掲載された論考のうちには依頼後時を移さずいただいたものもある．生命倫理をも含め，応用倫理関連の論文の多くは特定時の状況と

深く関わっている．それゆえ，寄稿していただいた論文のうち幾つかのものにつき執筆年月等を記させていただく．

　秋葉悦子「積極的安楽死違法論再構築の試み」：平成17年1月．なお同氏の論文は本書が所定の時期に出版されない恐れがあったため『応用倫理学研究』3号（応用倫理学研究会，北海道大学大学院文学研究科倫理学講座坂井研究室気付，平成18年，1月）に掲載させていただいた．

　松島英介他「わが国の医療現場における『尊厳死』の現状——告知の問題——」：平成18年10月．

　加藤尚武「終末期医療のガイドライン——日本医師会のとりまとめた諸報告書の比較検討」：平成18年10月．（平成20年4月加筆）

　人名カタカナ表記に関して各国大使館の方々の親切で，迅速なご教示に与った．
ここにその名を記し感謝の意を表したい．
　オランダ大使館　報道・文化部　バルクス・バスValckx Bas氏
　デンマーク大使館　文化部文化担当参事官　ベンツ・リンドブラッド Bent Lindblad 氏
　スウェーデン大使館　広報部　速水　望氏

　出版が遅くなり，早くから原稿をお寄せいただいた方々，学会の「生命倫理コロッキウム」企画の方々に心からお詫びを申し上げなければならない．太陽出版の籠宮良治氏にもお詫びとお礼を申し上げなければならない．本書は出版にあたり同氏の寛容と示唆に多くを負っている．
　唄孝一先生には編集当初様々なご指導をいただいたが，健康上の理由により先生は編集作業を途中で辞退された．

　　2008年4月　　　　　　　　　　　　　　　　　　　飯田亘之

執筆者一覧

秋葉悦子：富山大学経済学部教授

飯田亘之：千葉大学名誉教授

石川悦久：城西国際大学薬学部講師

甲斐克則：早稲田大学大学院法務研究科教授

片桐茂博：東海学園大学人文学部教授

加藤尚武：京都大学名誉教授，鳥取環境大学名誉学長

小林未果：東京医科歯科大学大学院心療・緩和医療学分野大学院生

野口　海：メンタル・コンシェルジュ代表

本田まり：芝浦工業大学工学部助教

松下年子：埼玉医科大学保健医療学部看護学科教授

松島英介：東京医科歯科大学大学院心療・緩和医療学分野准教授

松田彩子：東京医科歯科大学大学院心療・緩和医療学分野大学院生

村瀬智之：千葉大学大学院人文社会科学研究科博士課程

（50音順）

生命倫理コロッキウム④
終末期医療と生命倫理

2008年7月1日　第1刷
2011年2月25日　第2刷

[編者]
飯田亘之・甲斐克則

[発行者]
籠宮良治

[発行所]
太陽出版

東京都文京区本郷4-1-14　〒113-0033
TEL 03(3814)0471　FAX 03(3814)2366
http://www.taiyoshuppan.net/
E-mail info@taiyoshuppan.net

装幀＝中村浩(セイエ)
[印刷]壮光舎印刷　[製本]井上製本
ISBN978-4-88469-578-1

© 2008 Printed in Japan

生命倫理コロッキウム

生命倫理学上の諸問題を倫理的・法的・社会的側面から
徹底究明する画期的シリーズ

① 生殖医学と生命倫理

生殖補助医療技術について／生殖医療と女性の権利／着床前診断に対する倫理的視座／人工生殖技術としてのクローン技術／「ヒト胚」の法的地位と尊厳／胚研究における人間概念／生殖補助医療において子どもの権利を考える／生殖医療における自己決定とは／「生殖補助医療技術」に関する報告の問題点／［付］資料
長島隆・盛永審一郎＝編　定価3,045円（本体2,900円＋税5％）

② 臓器移植と生命倫理

臓器移植法における同意要件／日本と韓国の臓器移植法に関する比較法的考察／臓器移植法施行後4年を過ぎて／医療システムの観点から見る脳死移植／「臓器の移植に対する法律」見直し案／「脳死見直し」案の検討／子どもの脳死をめぐって／異種移植／ヒト組織利用問題の倫理的検討／［付］資料
倉持武・長島隆＝編　定価3,780円（本体3,600円＋税5％）

③ 医療情報と生命倫理

IT技術を活用した地域医療ネットワーク／医療情報の活用と倫理／疫学と医療情報／疫学研究とバイオエシックス／オーダーメイド医療の実現と集団データベース計画／地域保健情報の活用と倫理／開業医から見た医療情報倫理／日本的インフォームド・コンセント／臨床決断と医療情報／医療情報と物語／看護情報学における情報倫理／看護と情報に関する倫理／［付］資料
板井孝壱郎・越智貢＝編　定価4,095円（本体3,900円＋税5％）